DR. MED. ANNE FLECK

ENERGY!

Der gesunde Weg aus dem Müdigkeitslabyrinth

Mit 30-Tage-Selbsthilfeprogramm

dtv

Die diesem Buch zugrunde liegenden medizinischen Forschungsergebnisse und die Empfehlungen wurden sorgfältig erarbeitet und geprüft. Eine Garantie kann jedoch nicht übernommen werden. Ebenso ist eine Haftung der Autorin bzw. des Verlags und seiner Beauftragten für Personen-, Sach- oder Vermögensschäden ausgeschlossen. Da sich die Medizin ständig weiterentwickelt, können zukünftige neue Erkenntnisse nicht ausgeschlossen werden. Dieses Buch ersetzt nicht eine individuelle, persönliche ärztliche Beratung. Die richtige Diagnose und Therapie von Erkrankungen müssen immer Sache des behandelnden Arztes sein.

Bildnachweis:
Illustrationen Lupe, Stift, Kreuz und Akupunkturpunkte: www.zweiband.de
Alle anderen Illustrationen: Dr. Anne Fleck

MIX
Papier aus verantwortungsvollen Quellen
FSC® C014889

5. Auflage 2025
Taschenbuchausgabe 2023

Tumblingerstraße 21, 80337 München
produktsicherheit@dtv.de

Redaktion: Andrea Löhndorf • Rezepte: Bettina Matthaei
Umschlaggestaltung: dtv nach einer Vorlage von Ruth Botzenhardt | buxdesign, München
Umschlagfoto: Asja Caspari
Layout und Satz: www.zweiband.de
Gesetzt aus der Kepler Std und Sofia Pro
Druck und Bindung: Friedrich Pustet, Regensburg
Printed in Italy • ISBN 978-3-423-35192-8

Dieses Buch ist …

für Sie, die Sie offen und neugierig sind.

Und – für alle Menschen, die sich auf den Weg machen, um neue Energie, Gesundheit und Lebensqualität zu gewinnen.

INHALT

ANHANG

ENERGIEGELADEN UND GESUND: DAS **ENERGY!-PRINZIP**

Wenn du die Richtung nicht änderst,
könntest du dort ankommen, wo es dich hintreibt.

Laotse

Wünschen Sie sich mehr Energie? Treibt Sie die Sehnsucht, ein erfülltes Leben in Vitalität und Gesundheit bis ins hohe Alter zu leben? Oder fühlen Sie sich oft so schlapp und angeschlagen, dass Sie abends die Zunge um den Küchentisch wickeln könnten? Leiden Sie unter einem seltsamen Strauß an Symptomen, haben häufig Infekte und straucheln wie ein Schlafwandler durchs Leben? Sind Ihre Blutwerte »alle im Normbereich«, aber Sie spüren, dass etwas nicht stimmt, obwohl man keine Erklärung findet? Sind Sie offen für neue Blickwinkel und bereit, Ihre Gesundheit aktiv in die Hand zu nehmen? Dann ist dieses Buch für Sie! Und es soll für Sie alle ein Weg der Hoffnung werden.

Nicht nur plötzliche Virusepidemien machen uns Menschen das Leben schwer. Müdigkeit und Herz-Kreislauf-Krankheiten, Entzündungs- und Autoimmunkrankheiten, Diabetes, Demenz, Übergewicht und Krebs – diese düstere Mannschaft walzt ähnlich einer Pandemie im Dauerschleifen-Modus über uns und unsere Gesellschaft. Der zermürbenden Welle des Energiemangels und des schleichenden Verlusts unserer Gesundheit ergeben wir uns scheinbar ohne Gegenwehr. Wir nehmen ein solches Leben auf Sparflamme hin. Dabei ist das Zurückerobern unserer Energie für jeden einzelnen Menschen bedeutsam. Nur wenn Sie energiegeladen und gesund sind, können Sie Ihr Potenzial ausschöpfen. An Ihrer Vitalität entscheidet sich, ob Sie Ihre Talente und

Visionen leben. Wie oft macht ein Mensch die Erfahrung, dass das, was er leistet, nicht mit dem identisch ist, wozu er »eigentlich« fähig wäre. »Eigentlich« ist die Arbeit erfüllend, »eigentlich« freut man sich über Einladungen von Freunden, »eigentlich« fährt man gerne Rad oder Ski. Im Gegensatz zur Depression oder zum Burnout fehlt es nicht an Begeisterung oder Antrieb, es fehlt einfach an Energie und Leistungsfähigkeit. Der Preis ist hoch: Der Energiemangel umhüllt unser Denken und Handeln, lähmt unsere Entscheidungsfähigkeit. Er untergräbt unsere Träume, trübt gute Laune, kriecht wie Gift in unsere Beziehungen, verhindert Erfolg und killt Lebensqualität. Lähmende Müdigkeit hat nichts Wohliges an sich. Sie hat nichts gemein mit der angenehmen Ermüdung nach Sport oder Sex.

In den vergangenen Jahrzehnten hat sich Energiemangel zu einem Massenphänomen entwickelt. Die chronisch Müden zeigen wie ein menschlicher Warnblinker an, dass in uns und um uns herum Energiestaubsauger wirken, die wir leider bisher zu oft verkennen. Seit Jahren begegne ich in der Praxis Menschen, die gesund sind und gesund bleiben wollen. Viel größer jedoch ist die Zahl der Menschen, die sich mit Energielosigkeit, schwachem Immunsystem und schlechter Gesundheit durch das Leben schleppen und um Hilfe bitten. Die meisten haben eine lange Odyssee durch medizinische Praxen hinter sich und machen Ärzte ratlos, da klassische Untersuchungen unauffällig sind: »Alles in Ordnung.« Leider ist nicht alles in Ordnung.

Diese Menschen sind gefangen in einem Labyrinth aus Symptomen und erkennen keinen Ausweg. Nicht selten raten ihnen Familie und Freunde, die Suche nach Ursachen aufzugeben, den Mangel an Energie und Gesundheit als Schicksal zu akzeptieren. »Jeder ist doch heute müde.« »Schlaf dich aus.« Oder: »So schlimm kann es um dein Immunsystem nicht stehen!« Viele haben sich schon so an den miesen Zustand gewöhnt, dass sie ihn für normal halten und sich freiwillig in die psychosomatische Ecke stellen. Sie fühlen sich nicht ernst genommen und stigmatisiert als »eingebildete Kranke« oder »Dr.-Google-Kranke«. Sie sind frustriert – zu Recht. Denn jeder chronische Verlust von Energie ist meist ein versteckter, gut gemeinter Hilferuf des Körpers.

Seit Jahren arbeite ich im Arztberuf und begeistere mich für eine neue Vorsorgemedizin, die das Individuum als Ganzes betrachtet und gesund erhält. Nie wollte ich nur Symptome managen und Krankheiten durch die ausschließliche Gabe von Medikamenten »glattbügeln«. Ich liebe es, wie ein Detektiv Ursachen zu suchen, die die natürliche Balance der regelhaften Abläufe des Körpers, die sogenannte Homöostase, stören, und so Krankheiten effektiv vorzubeugen sowie individuelle Therapien abzuleiten. Daraus habe ich über die Jahre die *Doc-Fleck-Methode* entwickelt, die auf bewährten Ansätzen der klassischen Medizin und der innovativen Präventiv-, Orthomolekular- und Ernährungsmedizin sowie validen Naturheilverfahren gründet. Diese Medizin setzt auf Ganzheitlichkeit und Ursachensuche, auf Gesundheit, nicht Krankheit. Die Heilerfolge bei meinen Patienten haben gezeigt, wie erfolgreich die medizinische Detektivarbeit und Veränderung des Lebensstils sein können. Heilerfolge, die ich mir vor 20 Jahren niemals hätte vorstellen können, erfüllen mich mit Demut.

WAS SIE VON DIESEM BUCH ERWARTEN KÖNNEN

Mit diesem Buch gebe ich Ihnen aktuelle Hintergründe und erprobte Heilansätze als wirkungsvolle Instrumente an die Hand. Sie werden eine neue Perspektive auf Ihre Gesundheit und spannende Einblicke in Ihren Körper gewinnen. Sie lernen, Ihrem Körper zu trauen. Ihr Körper lügt nicht. Er hat einen Grund, warum er Symptome wie Müdigkeit anklopfen lässt oder sein Immunsystem streikt. Es gibt meist eine Vielzahl von Ursachen, die sich wie ein buntes Mosaik zusammenfügen. Um dieses Mosaik zu erkennen, ist ein Detektiv gefordert, der die einzelnen Teilchen mit der Lupe aufspürt. Es sollte Sie bereits an dieser Stelle trösten: Sie sind mit solchen Problemen nicht allein – und es gibt eine Lösung! Die gute Nachricht lautet: Erkennen Sie das Mosaik der Ursachen, lässt sich ein Ausweg zu neuer Energie finden, der Ihre Selbstheilungskraft aktiviert.

In diesem Buch geht es um Sie, Ihre Gesundheit und Ihre Lebensenergie. Es geht darum, die Sprache Ihres Körpers zu verstehen und endlich ins Handeln zu kommen. Die auf der Basis der Doc-Fleck-Methode entwickelte Strategie des ENERGY!-Programms bietet Ihnen einen Weg, mit dem Sie Ursachen finden, Ihr bestes Gesundheitspotenzial entfalten und Ihre Lebensqualität deutlich verbessern können.

Lassen Sie sich begeistern: Wussten Sie beispielsweise, dass die Schleimhautbarriere des Darms eine der wichtigsten Bastionen Ihrer Gesundheit ist? Und dass es einfache Methoden gibt, sie zu stärken? Wussten Sie, dass Milchkaffee oder ein Bio-Dinkelvollkornbrötchen Energieräuber sein können, wenn Sie persönlich Milcheiweiß oder Gluten schlecht vertragen, ohne davon zu wissen? Dass stille Entzündungen, Störungen des Immunsystems und Infektionen mucksmäuschenstill in Ihrem Körper schlummern können und Ihnen Energie rauben? Wussten Sie, dass Metalle im Mund wie z. B. Amalgam, Gold, Titan oder Retainer genauso wie ein früheres Schleudertrauma der Halswirbelsäule die Energiekraftwerke Ihres Körpers, die Mitochondrien, schädigen und Sie deshalb müde und langfristig krank machen können? Diese und viele andere Dinge werden wir gemeinsam herausfinden.

Wenn Sie die Lupe ausgepackt haben und sich mithilfe dieses Buches systematisch auf die spannende Spurensuche begeben, bekommen Sie praktische Lösungen an die Hand, die den Grundstein für Ihr neues Leben voller Energie legen. Und dieser Teil der Tour wird nicht weniger spannend: Sie erfahren beispielsweise, wie Sie Lebensmittel als Energieräuber entschlüsseln, wie Sie Ihren idealen Zeitpunkt für Nahrungsaufnahme, Trinken, Bewegung und Schlaf finden und wie Sie in Ihren perfekten Rhythmus kommen. Indem Sie mit den einfachen Rezepten der cleveren ENERGY!-Ernährung anfangen und Ihren Lebensstil, soweit Sie das wollen, konstruktiv verändern, ist vieles möglich. Sie lernen, wie Sie Ihre Verdauung stärken, eine intakte Darmflora aufbauen, die körpereigene Entgiftung entlasten, Ihren Schlaf verbessern, versteckte Infektionen ausheilen und Stress im Alltag reduzieren.

DER WEG DURCH DAS MÜDIGKEITSLABYRINTH – UND HINAUS

Auf Ihrem Weg durch das »Labyrinth der Müdigkeit« lernen Sie beeindruckende Prozesse in Ihrem Organismus kennen, die das Gleichgewicht der gesunden Körperabläufe garantieren. Nehmen Sie nicht nur die Informationen auf, sondern denken Sie bereits beim Lesen daran, dass es in dem Moment um Sie und Ihren Körper geht. Genießen Sie es wie eine Reise in und durch Ihren Körper. Wenn Sie das Wort »Leber« oder »Darm« lesen, denken Sie in dieser Sekunde auch kurz daran, was Ihre fleißigen Organe genau in diesem Moment für Sie leisten. *Sensibilisieren Sie sich beim Lesen dieses Buches für Ihren Körper und seine überwältigenden, komplexen Heilabläufe.* Es geht mir bei jeder Zeile dieses Buches darum, Sie und Ihre Gesundheit zu stärken, damit Sie auch noch im hohen Alter »knusprig um die Ecke biegen« und viel Lebensqualität genießen. Lassen Sie sich nicht verunsichern, wenn Ihnen die Theorie manchmal wie eine »Bergtour« vorkommt oder Sie auf fachchinesische Begriffe und Abkürzungen stoßen. Sie finden in diesem Buch »Spickzettel für Ihren Arztbesuch« und Informationen über Untersuchungen, die explizit für medizinische Experten ausgeschildert sind. Sie müssen sich nicht alles merken, Sie müssen nur wissen, »wo es steht« – für Ihren nächsten Praxisbesuch.

Nutzen Sie ein Notizbuch, in dem Sie wichtige Details für Ihre Detektivarbeit festhalten. Es kann sein, dass Sie sich an verschiedenen Stellen wiedererkennen. Sie gewinnen vielleicht den Eindruck, dass viele Ursachen infrage kommen. Eventuell denken Sie sogar, alle Spuren gleichzeitig verfolgen zu müssen. Bleiben Sie gelassen. Denn: Sie bekommen den bewährten Lösungsansatz des ENERGY!-Programms an die Hand, mit dem Sie Ihre Energie und Gesundheit zurückerobern und, falls gewünscht, später tiefere Ursachen systematisch abklären können. Halten Sie deshalb Informationen schriftlich fest.

Sie werden feststellen, wie fesselnd das Wunderwerk Ihres Körpers ist und wie sich alle Prozesse wechselseitig beeinflussen. In Teil 1 lernen Sie geheime Ursachen für Energiemangel und potenzielle Auslöser für

Krankheiten im Detail kennen. Dabei helfen Ihnen Symptomlisten und ausgeklügelte interaktive, fundierte *Selbsttests*. Oft ist das Wahrnehmen von Symptomen aussagekräftiger als Blutwerte, die im »Normbereich« liegen und Sie auf der Spurensuche im Regen stehen lassen können. Die Ergebnisse dieser spannenden Selbsttests liefern interessante Spuren für Ihr weiteres Vorgehen. Auch gebe ich Ihnen Hinweise zu modernen Labortests, mit denen Sie die Spurensuche bei Ihrem Arzt verfeinern können.

Wichtig ist: Jede noch so sinnvolle Selbstbeobachtung kann bei anhaltenden Beschwerden die fachliche Bewertung und Therapie durch den erfahrenen Arzt nicht ersetzen. In diesem Buch widme ich mich den bisher oft unerkannten *körperlichen* Ursachen, die sich hinter Müdigkeit verstecken und die sich zu chronischen Krankheiten auswachsen können. Das Buch kann aber selbstverständlich nicht alle Ursachen erschöpfend darstellen. Andere schwere körperliche Erkrankungen und psychische Störungen, wie zum Beispiel Depression oder Burnout, sollten bei begründetem Verdacht durch den behandelnden Arzt ausgeschlossen werden.

DEN WEG FREIMACHEN FÜR NEUE ENERGIE UND GESUNDHEIT

In Teil 2 gebe ich Ihnen den Ariadnefaden für Ihren Ausweg aus dem Labyrinth an die Hand. Sie lernen die Elemente des ENERGY!-Heilprogramms im Detail kennen und bekommen die wirkungsvollsten Tipps zur erfolgreichen Lebensstilveränderung. Sie nehmen den Rhythmus der Körperabläufe, das Prinzip der ENERGY!-Ernährung, gesunden Schlaf, körpereigene Entgiftung und Mikronährstofftherapie unter die Lupe. Außerdem lernen Sie, wie Sie Ihre Darmgesundheit, Ihr Immunsystem, Ihre Regenerations- und Regulationsfähigkeit fördern.

In Teil 3 kommen Sie ins Handeln! Das *30-Tage-ENERGY!-Programm* ist das ideale Sprungbrett, um Ihr Wissen in die Tat umzusetzen. Sie feilen Ihren Rhythmus aus, enttarnen Energieräuber aus der Ernährung, reduzieren effektiv Ihren Stresslevel und entwickeln Ihre Formel für Gesundheit und Energie, denn moderne Medizin ist »maßgeschneidert«. Hier finden Sie auch wunderbar schmeckende, neue Koch-Rezepte. Sie werden sehen, Messer und Gabel sind wichtige Werkzeuge, um Ihre Energie zurückzugewinnen. Selbst wenn Sie sich nur an einige der Empfehlungen halten, werden Sie bald Veränderungen Ihres Energielevels und Ihrer Gesundheit bemerken. Indem Sie liebevoll in Ihrem eigenen Tempo Ihren Lebensstil umgestalten, werden Sie sich über viele positive Überraschungen freuen. Die praktischen *Checklisten* für eine weiterführende Diagnostik im hinteren Teil des Buches sind für einen späteren Arztbesuch gedacht. Sie helfen Ihnen, zusammen mit Ihrem Arzt noch tiefer nach Ursachen zu tauchen und langfristig funktionelle Störungen in Ihrem Körper aufzuspüren, um chronischem Energiemangel und Krankheiten vorzubeugen, und laden zu konkreten, praxisbewährten Lösungswegen ein.

Ich freue mich, wenn Sie, liebe Leserin, lieber Leser, Ihre Gesundheit in die Hand nehmen und auch nicht vor einem Energiemangel oder Beschwerden kapitulieren. Nutzen Sie *ENERGY!* als Ausweg aus Ihrem persönlichen Labyrinth von Müdigkeit, Infektanfälligkeit und anderen Beschwerden. Ich weiß, dass dieses Buch auch Ihren Energielevel, Ihre Gesundheit und die Ihrer Liebsten eindrucksvoll verändern kann. So hoffe ich, dass Sie es nutzen, um der Mensch zu werden, der Sie sind.

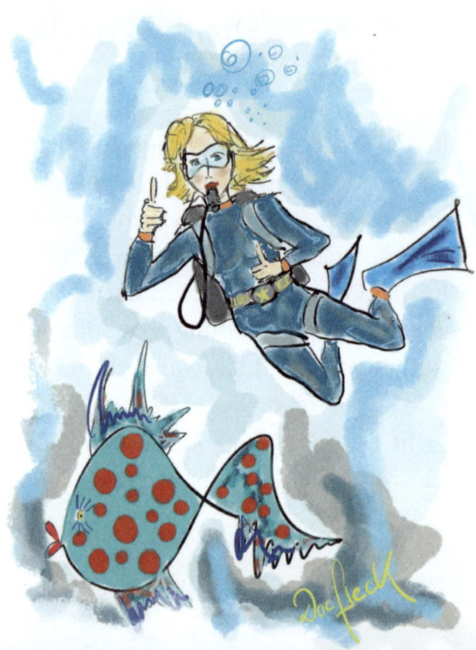

Die moderne Individualmedizin taucht nach versteckten Ursachen.

1

VERBORGENE ENERGIERÄUBER

Der Körper lügt nicht.

Unser Körper ist ein faszinierendes Wunderwerk. Alle Prozesse, die unseren Organismus am Laufen halten, greifen ineinander und sind voneinander abhängig. Das so einzigartige und clever ausgeklügelte System sorgt dafür, dass wir mit gesunder Lebensenergie im Leben stehen. Makro- und Mikronährstoffe, Enzyme und Botenstoffe durchzirkeln die Blutbahn und steuern Atmung, Herzschlag, Verdauung, Stoffwechsel, Muskulatur, Bewegung, Entscheidungskraft, Gefühle und Gedanken. Wird diese feinstoffliche Balance im Körper gestört, zerreißt die stabile Ordnung der Abläufe, die unsere Lebensenergie sichern. Wie zarter Sand im Getriebe, erst unmerklich, später brutal spürbar, verpufft die Energie, zerrinnt die Belastbarkeit. Müdigkeit und Infektanfälligkeit streuen sich als Symptome in den Tag und zermürben die Lebensqualität.

Sport, Sex, Mangel an Makro- und Mikronährstoffen, Frühjahrsmüdigkeit oder innerer Widerstand gegen unbeliebte Alltagsaufgaben sind allseits als Müdemacher bekannt. Gleichzeitig streunt eine nicht unerheblich große Herde an unerkannten Ursachen, riesigen Energiestaubsaugern de luxe, um uns herum. Diese Müdemacher existieren unter dem Radar der Wahrnehmung und jenseits der gängigen Behandlungspraxis. Aber wie gesagt: Ihr Körper lügt nicht. Er zeigt mit dem Symptom »Ich bin müde« wie bei vielen Millionen anderer Menschen auf der Welt potenziell ein verstecktes Problem an. Wenn Sie dauerhaft unter extremem Energiemangel leiden, der keine Ursache zu haben scheint, lassen Sie sich nie mehr mit banalen Floskeln à la »Ihnen fehlt nichts, machen Sie sich weniger Stress!« abspeisen. Einspruch! Es gibt sie, die heimlichen Energieräuber, die Sie so müde machen können, dass Sie sich wie eine E-Gitarre ohne Strom fühlen. Es ist höchste Zeit, solche Schlappmacher aufzudecken, auch weil sie sich langfristig unentdeckt zu chronischen Krankheiten auswachsen können. Lassen Sie uns versteckte Ursachen Ihres Energiedefizits entlarven und den Ausweg aus dem »Ich-bin-immer-müde-Labyrinth« finden. Tauchen wir ein!

WAS UNS **ENERGIE** UND **GESUNDHEIT** **RAUBT** ODER **SCHENKT**

Wenn wir energieraubende Ursachen erkennen, können wir nicht nur Energie, sondern auch die Gesundheit entscheidend verbessern.

Jeder von uns kennt das Gefühl, müde zu sein. »Gesunde« Müdigkeit ist ein völlig natürlicher Prozess des Körpers. Wohliges Müde-Sein signalisiert: »Ruh dich aus. Es ist Zeit für eine Pause oder um ins Bett zu gehen.« Müdigkeit folgt allerdings nicht immer einem eindeutigen, leicht verständlichen Ursache-Wirkung-Muster, so wie die Frühjahrsmüdigkeit durch die physiologische Umstellung des Körpers nach dem Winter oder die angenehme Müdigkeit nach einem langen Wanderausflug, einem erfüllten Arbeitstag, Sport oder Sex.

Täglich rattern in unserem Körper unzählige Vorgänge ab. In jeder Sekunde des Lebens wird unser Organismus gefordert, um unsere Gesundheit zu bewahren. Wie ein hochbegabter Zirkuskünstler jongliert er die komplexen Reaktionen des Körpers auf die inneren und äußeren Reize, die körperlich, seelisch oder mental auf uns wirken: zum Beispiel das Sprudeln von Stresshormonen, wenn Sie zu einem Termin hetzen, die Blutzuckerreaktion auf eine Tiefkühlpizza, die immunologische Abwehr von Viren und Bakterien bei der Fahrt in der U-Bahn oder das Loswerden von Giften aus unsichtbaren Schimmelpilzen auf dem Pausenbrot, aus der Umwelt und aus Chemikalien. Der Körper strebt nach dem gesunden Gleichgewicht aller Prozesse und versucht, innere und äußere Störfaktoren, die auf die gesunde Balance der körperlichen Abläufe einwirken, abzufedern. Dieses Streben Ihres Körpers nach dem gesunden

Gleichgewicht nennt man Homöostase. Doch ist diese innere Balance keine Selbstverständlichkeit. Fühlen wir uns körperlich auf einem geringen Energielevel, ist das nichts anderes als die strategische Anzeige des Körpers: »Es gibt gerade besondere Umstände, mit denen ich mich herumplagen muss!« Dabei sind es vermutlich nicht nur die Stressoren selbst, die uns müde und krank machen, sondern vielmehr das Unvermögen, mit ihnen fertigzuwerden.

Alle regulativen Systeme im Körper sind zerbrechlich, stress-sensibel und störanfällig. Das gilt für das Immunsystem, das Nervensystem, die Darmgesundheit etc. Zudem sind alle Prozesse miteinander verflochten. Sie greifen ineinander und stabilisieren sich wechselseitig, so wie die zarten Fäden eines zerbrechlichen Spinnennetzes. Wir spüren in der Regel nichts von den Akrobatikkünsten, die der Körper im Hintergrund vollbringt, haben Wahrnehmungslücken. Wir bemerken weder die feinen Attacken des Immunsystems gegen Bakterien und Viren, noch spüren wir die Botenstoffe der Immunzellen, die ihre Wirkung in allen Körperzellen entfalten. Wir fühlen nur selten etwas Außergewöhnliches, selbst dann nicht, wenn die wichtigen Energiekraftwerke in unseren Zellen, die Mitochondrien, in Not geraten. Wenn die Mitochondrien nicht optimal »versorgt« sind, gerät der filigrane Ablauf des Energiestoffwechsels ins Stottern, die biochemischen Prozesse laufen nicht mehr in korrekten Bahnen. Auch die Synthese von lebenswichtigen Enzymen (z. B. für die Verdauung und die Entgiftungs- und Stoffwechselarbeit der Leber) und Hormonen schwächelt. Ihr Körper kämpft sich dann weiter im »Energiesparmodus« durch.

Ein fataler, unentdeckter Nährstoffmangel, zum Beispiel an den Vitaminen D oder B12, ist viel häufiger, als wir vermuten. Als Folgen eines Vitamin-B12-Mangels können auftreten: etwa müde machende Anämie (Blutarmut), Haarausfall, trockene Haut und potenziell irreversible neurologische Störungen wie Sensibilitätsstörungen, brennende Zunge, Kribbeln an Armen und Beinen, Muskelschwäche, Gangunsicherheiten oder Depressionen. Auch der Mangel an Eisen zum Beispiel durch Menstruation macht müde. Er führt zu einem Defizit an roten Blutkörperchen (Anämie). Die Organe werden durch den Mangel an roten Blutkörperchen weniger gut mit Sauerstoff betankt, und man fühlt sich körperlich erschöpft. Ein weiterer Energieräuber: Während der Energieproduktion in den Mitochondrien fällt giftiger »Fabrikationsmüll« in Form von Sauerstoffradikalen, den sogenannten ROS, Reactive Oxygen Species, an. Bei einer optimalen Mikronährstoffversorgung werden Mitochondrien locker mit solchen Radikalen fertig. Mangelt es an Nährstoffen, können die ROS nicht mehr entsorgt werden und beschädigen die Energiekraftwerke. Um die Situation zu retten, schalten Mitochondrien einen »Gang herunter«, um sich vor einer Selbstvergiftung zu schützen. Es wird weniger Energie produziert, die »Energiewährung« des Körpers, das sogenannte Adenosintriphosphat (ATP), vermindert sich. Die Konsequenz ist ein Energiemangel par excellence, und das ist auch das, was wir von den heimlichen Intermezzos und dem Gerangel im Hintergrund spüren: Wir fühlen uns müde, kränklich und energielos.

Die gute Nachricht: Wenn wir energieraubende Ursachen erkennen, können wir Energielevel und Gesundheit entscheidend verbessern. Die gezielte Suche nach den Übeltätern schließt auch die Messung von Stoffwechselprodukten (Metaboliten) oder Nährstoffdefiziten ein. Diese spielen eine entscheidende Rolle für die Medizin der Zukunft, die die Krankheit verhindern will, statt nur die Symptome zu verwalten. Indem wir die Lupe auspacken, wie ein guter Medizindetektiv frühzeitig die physiologische und chemische Signatur ungünstiger Stoffwechselveränderungen aufdecken, lassen sich unmittelbare, präzise und individuelle Therapiestrategien ableiten und gesunde Lebensenergie zurückgewinnen.

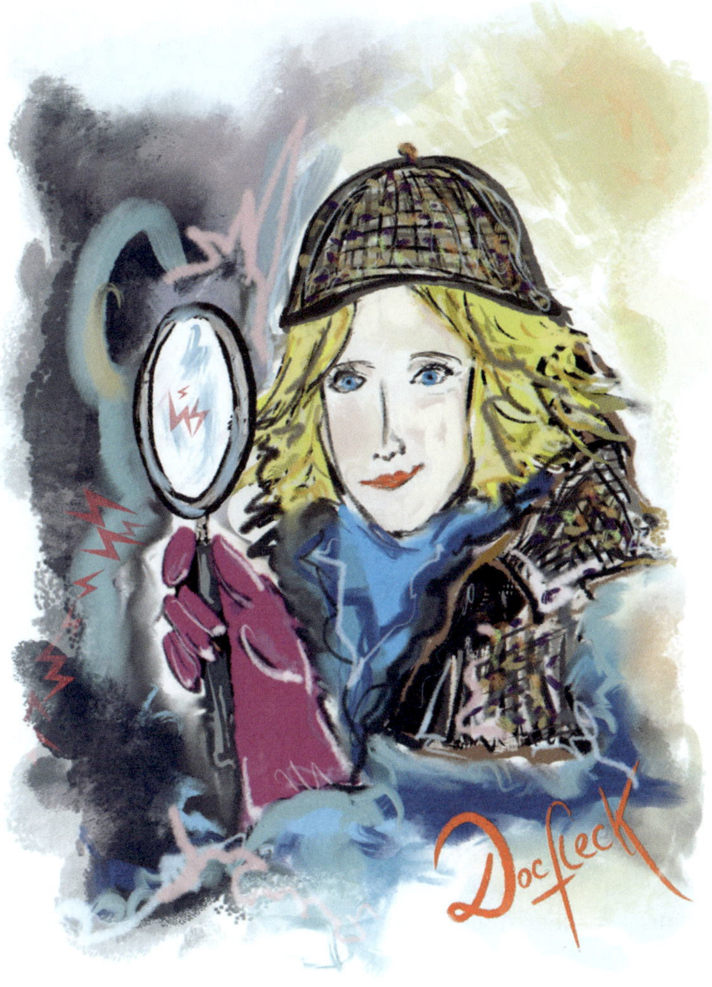

Die medizinische Detektivarbeit und Spurensuche sind wegweisend.

WENN DIE **VERDAUUNG** HEIMLICH **STOTTERT**

*Entscheidend ist nicht nur,
wie, wann und was wir essen,
sondern auch wie wir die Nahrung verdauen.*

Was hat Ihre Verdauung mit Energiemangel zu tun? Vieles! Kann Ihr Körper die Nährstoffe und die Flüssigkeit, die Sie ihm zuführen, nicht verwerten, fällt er in einen Mangelzustand. Das Ergebnis ist, dass Sie sich müde, elend, wie ausgespuckt fühlen. Entscheidend sind nicht allein die Fragen: Wie, was und wann esse ich? Noch wichtiger ist die Frage: Wie verdaue ich? Will heißen: Welche Stoffe nimmt mein Körper überhaupt auf?

Stellt der Arzt bei Ihnen einen Mangel an Mikronährstoffen und Vitaminen – zum Beispiel an Vitamin B12 – fest, kann das auch bedeuten: Sie verdauen nicht richtig. Sie wären damit nicht allein, vielen Menschen geht es so. Umso erstaunlicher ist es, dass viel zu wenige Menschen aktuell gezielt auf Nährstoffmängel untersucht werden. Vielleicht sind auch Sie ein bisher unentdeckter Verdauungsschwächling? Vielleicht. Ich bin selbst einer. Aber wenn man weiß, wo es bei der Verdauung hapert, kann man gezielt eingreifen. Das sollte man auch, denn nicht nur das Warnsignal Müdigkeit, auch viele Erkrankungen von Akne bis Zahnfleischentzündungen können sich aus chronischen Magen-Darm-Problemen entwickeln, die über Jahre nicht erkannt und nicht behandelt werden. Nehmen wir also gleich am Anfang unserer Reise durch das Mysterium des Körpers Ihre Verdauung unter die Lupe! Sie ist es wert.

IHR VERDAUUNGSSYSTEM – UND WIE ES FUNKTIONIERT

Solange die Verdauung scheinbar reibungslos funktioniert, kümmern wir uns nicht um sie. Leider. Erst wenn es »im Bauch nicht stimmt«, werden wir hellhörig, etwa wenn wir nach dem Essen aufstoßen, unter Sodbrennen, lästigem Durchfall oder Blähungen mit peinlichen Nebeneffekten leiden. Dabei ist der Verdauungsapparat das »Tor für Energie und Gesundheit«, und wir sollten ihn gut in Schuss halten. Er beherbergt etwa 80 Prozent Ihrer Immunzellen. Nicht übel, oder? Er nimmt Nährstoffe auf und entsorgt Unverdauliches und Giftstoffe. Genau darum ist ein krankes Verdauungssystem Energieräuber und Krankmacher Nummer eins.

Das Verdauungssystem ist komplex und besteht aus weit mehr als nur Ihrem Darm. Es umfasst: Mund, Speiseröhre (Ösophagus), Magen, Bauchspeicheldrüse (Pankreas), Dünndarm und Dickdarm sowie den Enddarm. Außerdem: Ihre Leber und Gallenblase, die heimlichen Stars der »Verdauungsszene«. Dazu gesellen sich die geheimnisvollen Bakterien, die in Ihrem Mund und Darm wohnen. Sie sind heimliche Dirigenten der Gesundheit und werden in ihrer Gesamtheit als *Mikrobiom* bezeichnet. Hinkt auch nur ein einziger Teil dieses von der Natur so klug ausgedachten Systems, leidet Ihr gesamter Organismus.

Ihre Verdauung beginnt im Mund. Bereits der erste, zarte Gedanke an Essen, der Anblick oder Geruch von Speisen stimulieren Ihre Speicheldrüsen. Über den Tag kommen so ein halber bis über ein Liter Speichel zusammen. Er erleichtert das Kauen und enthält fleißige Enzyme, die bereits im Mund Kohlenhydrate wie Stärke aufspalten und für den Körper verwertbar machen. Aber erst durch Ihr Kauen wird Nahrung ausreichend zerkleinert. Optimal sollte der Nahrungsbrei so gut gekaut sein, dass er einer zähen Flüssigkeit ähnelt oder anders gesagt: »bis es im Mund sabbert«.

Schlecht gekaute und mies vorverdaute Nahrungsbrocken landen in Ihrem Darm und fördern die Ansiedelung von »schlechten« Darmbakterien. Die so wachsende Überlegenheit der weniger nützlichen Darmbakterien schädigt die Darmschleimhautbarriere, weil »gute« Darmbakterien vertrieben werden, die wichtige Nährstoffe, wie zum Beispiel Buttersäure, produzieren, die es für die Integrität der Darmschleimhaut braucht. Miserables Kauen fördert so potenziell das Entstehen eines ungesunden Darmmilieus und einer löchrigen Darmschleimhautbarriere, was zu müde machenden Nahrungsmittelintoleranzen und Autoimmunkrankheiten (siehe Teil 1, Kapitel: *Nahrungsmittelintoleranzen* und *Autoimmunkrankheiten*) führen kann. Also: K-A-U-E-N Sie! Es entscheidet über Ihre Gesundheit und Ihren Energielevel stärker, als Sie ahnen!

Über die muskelstarke Speiseröhre gelangt die Nahrung in Ihren Magen, der den Nahrungsbrei wie Wäsche in einer Waschmaschine wälzt, wirbelt und weiter aufschlüsselt und so für die Aufnahme im Darm vorbereitet. Damit Ihr Magen diese turbulente Arbeit gekonnt umsetzen kann, braucht es ausreichend »Waschpulver«: den Magensaft, auch Magensäure genannt. Pro Tag werden circa drei bis vier Liter Magensaft von den Drüsen Ihrer Magenschleimhaut abgesondert. Er enthält unter anderem unterschiedliche Verdauungsenzyme und Salzsäure. Enzyme sind faszinierende kleine Helfer. Sie sind wichtig für ein gesundes Leben, sie unterstützen alle wichtigen Abläufe von Stoffwechsel und Verdauung. Ein Teil der Verdauungsenzyme, die sogenannten Pepsine, bewirkt, dass Eiweiß etwa aus Fisch, Fleisch, Eiern oder Pilzen aufgedröselt und so aufnahmefähig gemacht wird. Andere helfen bei der Fettverdauung. Die wertvolle Salzsäure hat einen knallharten Job als Bodyguard: Sie neutralisiert schädliche Bakterien, Viren und Parasiten, die sich manchmal ins Essen schummeln. Die Magenschleimhaut selbst schützt sich vor dem aggressiven Magensaft durch eine Säure abpuffernde Schleimschicht. Der Körper ist ein so kluges Mysterium.

Vom Magen zur Arbeit angefeuert, spuckt Ihre Bauchspeicheldrüse in die Hände beziehungsweise Verdauungsenzyme in den Dünndarm aus: Protease für Proteine, das heißt Eiweiße, Amylase für Kohlenhydrate und Lipase für Fette. Nebenbei produziert sie das Hormon Insulin, das den Blutzucker reguliert und eng mit dem Hormon Leptin, das »Ich-bin-satt-Hormon«, das im Fettgewebe gebildet wird, zusammenarbeitet. Leptin meldet dem Gehirn, wenn man ausreichend gegessen hat. Beide

Hormone arbeiten harmonisch Hand in Hand und signalisieren dem Gehirn, wenn ausreichend Nährstoffe aufgenommen wurden.

Dann bringt sich Ihre Leber in die Verdauungsarbeit ein. Sie ist eines Ihrer tüchtigsten und am meisten missachteten Organe. Ihr unermüdlicher Einsatz für die Gesundheit ist uns oft nicht bewusst. Die Fleißbiene Leber rastet quasi nie, ebenso wie das Herz und die Lunge. Sie steht extrem früh auf und wirft nachts zwischen 2 und 3 Uhr ihren starken Motor an. Wenn Sie oft zu dieser Uhrzeit wach werden, könnte das ein Alarmsignal dafür sein, dass die Leber ein Problem hat und dies auch die Ursache für Ihren Energiemangel ist. Nicht nur die Verdauung wird von der leise schuftenden Leber im Hintergrund gelenkt. Die Leber dient als Vorratskammer für Glukose, Vitamine und Mineralien, als Recyclingfabrik zur Bildung von Eiweißen und Botenstoffen, als Kontroll- und Filterorgan des Blutes, als Entgiftungsorgan und Müllabfuhr von körpereigenen Abfallprodukten oder fremden Schadstoffen. Außerdem produziert sie die Gallenflüssigkeit für die optimale Fettverdauung. Die »Galle« wird bei Bedarf zudem aus ihrem »Wohnzimmer«, der Gallenblase, portionsweise in den Dünndarm entlassen und mischt sich unter den vorbeifließenden Speisebrei.

Auch Ihr Dünndarm entpuppt sich als Verdauungsheld. Er stemmt den Löwenanteil der Verdauung im Darm und ist ein Faszinosum: Trotz einer Länge von über vier bis sechs Metern schmiegt er sich sanft in Ihre Bauchhöhle. Er beginnt als Zwölffingerdarm am Magenausgang und mündet in den Dickdarm. Nicht nur verdaut Ihr Dünndarm die Nahrung korrekt zu Ende, er vermag auch den Großteil aller Nährstoffe (Wasser, Elektrolyte, Vitamine) aus dem Speisebrei zu absorbieren. Diese Herkulesarbeit vollbringt er dank Verdauungsenzymen und winzigen Ausstülpungen der Darmschleimhaut, den Darmzotten. Die Darmzotten sind mit Milliarden von miniaturartigen fingerähnlichen Gebilden ummantelt. Diese erinnern optisch an einen filigranen Bürstensaum und vergrößern die Aufnahmeoberfläche des Dünndarms auf die Größe eines Tennisplatzes. Dabei greifen sie wie flatternde haardünne Finger in das Darmlumen, stochern gezielt im Nahrungsbrei herum und schnappen sich dabei ausgewählte Nährstoffe als Delikatessen für Ihre Gesundheit.

Die erbeuteten Nährstoffe werden dann kontrolliert über die klugen Zellen der Darmschleimhaut aufgesaugt.

Im weiteren Verdauungsprozess wird der Stuhl weiter bis zum Enddarm geschoben. Damit der Stuhl geschmeidig wird und optimal weiterfließen kann, ist die ausreichende Zufuhr von Ballaststoffen wichtig. Ballaststoffe beugen Verstopfung vor und verhindern Stuhlkrusten oder »Kotsteine«, die sich in der Darmschleimhaut einmauern, wodurch ungewollt toxische Abfallstoffe aus dem Stuhl in den Blutkreislauf gelangen (Endotoxämie).

»Stolpersteine« der Verdauung werden in der ärztlichen Sprechstunde zu selten systematisch erfasst. Dabei liegt im frühzeitigen Aufspüren der »Problemzonen« ein wichtiger Schlüssel, nicht nur um lästigen Energiemangel abzuschütteln, mehr noch: um gravierenden Krankheiten vorzubeugen und das Immunsystem zu pflegen. Lernen Sie deshalb wichtige Problemzonen der Verdauung kennen:

- Mangel an Magensäure
- Mangel an Verdauungsenzymen
- Kranke Darmflora: Dysbiose
- Gestörte Darmwandbarriere: Leaky-Gut-Syndrom = »löchriger Darm«

Das Erkennen dieser geheimen Problemzonen gehört zu den elementaren Grundlagen meiner Heilmethode. Mein Ziel ist es, jedem mir anvertrauten Patienten bestmöglich zu helfen und dabei wie ein Detektiv bisher versteckte Ursachen aufzuspüren.

PROBLEM 1: MANGEL AN MAGENSÄURE

Vorab muss ein Missverständnis ausgeräumt werden, das sich seit Jahrzehnten hält: Magensäure ist ein Freund unserer Verdauung – kein Feind. Wir brauchen sie dringend. Sie schützt uns vor schädlichen Bakterien, Pilzen und Parasiten, die gemeinsam mit der Nahrung in den Körper gelangen und eine ungemütliche Fehlbesiedlung im Darm auslösen können. Fehlt es an Magensäure, werden außerdem die Verdauungsenzyme im Dünndarm nicht in ausreichender Menge freigesetzt. Dadurch können Kohlenhydrate und Eiweiße nicht korrekt verdaut werden, wodurch Nahrungsbrocken zurückbleiben, die schädlichen Bakterien als Kraftfutter dienen, die wiederum Fäulnis- und Gärungsprozesse und dadurch starke Blähungen auslösen können. Magensäure häckselt Eiweiß in eine verwertbare Form, nämlich die Aminosäuren, die der Körper für den Aufbau von starken Muskeln, Knochen, Zahnsubstanz, Botenstoffen, Immunzellen und Hormonen braucht.

Fehlt es an Magensäure, provoziert der Mangel an wichtigen Aminosäuren wie beispielsweise Lysin auch wiederkehrende Infekte. Wer ständig müde ist, von einer Erkältung oder Blasenentzündung zur nächsten stolpert oder oft unter Herpesinfektionen leidet, sollte dringend die Verdauung überprüfen, die Inhalte dieses Buches beherzigen und mithilfe des Hausarztes umsetzen sowie Qualität, Quantität und Rhythmus der Ernährung checken (siehe Teil 2, Kapitel: *Essen und Trinken im richtigen Rhythmus*). Vor allem Vegetarier und Veganer sind oft von Lysinmangel betroffen, da sich diese Aminosäure vorrangig in tierischem Eiweiß (Fleisch, Fisch, Eiern etc.) findet. Ausgeklügelte Nahrungsergänzung kann hier einfache und schnelle Hilfe leisten. Dazu tauchen wir an anderer Stelle tiefer ein (siehe Teil 2, Kapitel: *Vegetarische und vegane Ernährung – ein Update*).

Die durch den Magensäuremangel ausgelöste Verdauungsschwäche kann zu Darmträgheit führen, die Aufnahme von wichtigen Nährstoffen verhindern und somit das Entstehen von chronischen Krankheiten fördern. Höchste Zeit, Dinge zu ändern! Doch was können die Ursachen für Magensäuremangel sein? Ihre Magensäure wird in spezialisierten Magenzellen, den Parietalzellen, hergestellt. Diese sensiblen Zellen können in ihrer gesunden Funktion durch Alkohol, Fehlernährung oder Medikamente beschädigt werden. Auch können sich Antikörper gegen die Parietalzellen bilden. Es entwickelt sich dann eine Autoimmungastritis, ein Leiden, das immerhin bei etwa einem Prozent der Bevölkerung auftritt. Durch die schwächelnde Funktion der Parietalzellen kann ein meist unerkannter Mangel an Magensäure provoziert werden. Eine zu geringe

Produktion von Magensäure ist potenziell auch durch andere Ursachen bedingt, zum Beispiel eine nicht erkannte Infektion mit Helicobacter pylori (ein Bakterium, das den Magen besiedeln und sogar Magengeschwüre oder das Entarten von Zellen begünstigen kann), stressbedingte Gastritis oder zunehmendes Alter. Der Magensäurespiegel sinkt nämlich, je älter wir werden. Wenn Sie denken, dass Sie zu wenig Magensäure produzieren (siehe *Selbsttest* im Anschluss an dieses Unterkapitel), sollten Sie sich auf die eben erwähnten Erkrankungen untersuchen lassen.

Eine Erkrankung begegnet mir im Zusammenhang mit dem Thema Magensäure immer wieder: Sodbrennen. Diese Volkskrankheit wird fälschlicherweise meist nur mit einem Übermaß an Magensäure in Verbindung gebracht. Doch nicht nur Störungen der Speiseröhrenmuskulatur oder ein Zuviel an Magensäure können Sodbrennen auslösen, auch ein Zuwenig an Magensäure. Wenn es nämlich an Magensäure mangelt, werden Eiweiße nicht korrekt verdaut. Anstatt zügig in den Dünndarm zu fließen, gammeln sie als *unverdaute Masse* im Magen. Dabei kommt es manchmal zu einem diskreten Rückfluss, auch »Reflux« genannt, von etwas Säure in die Speiseröhre. Reflux kann auch auftreten, wenn die Magensäure nicht konzentriert genug ist, sie zum Beispiel durch Trinken während der Mahlzeiten »verwässert« wurde. In diesem Fall muss die Muskulatur des Magens in einem immensen Kraftakt walken und kneten, um den Nahrungsbrei erfolgreich zu verdauen. Bei diesem Muskelspiel des Magens kann etwas Magensäure in die Speiseröhre zurückfließen.

Das Problem Sodbrennen kann »ätzender« werden, nämlich wenn die lebenswichtige Magensäure weiter gedrosselt wird und deshalb Nahrung noch schlechter verwertet werden kann. Dann sind Sie im Würgegriff von müde machender Verdauungsschwäche und lästigem Sodbrennen gefangen. Diese empirisch relevanten Erkenntnisse sind bedeutend und haben auch meine Heilmethode beeinflusst.

Wenn Sie von Energiemangel *und* Sodbrennen betroffen sind, nicht verzweifeln! Bleiben Sie gelassen, machen Sie den folgenden Selbsttest, und beherzigen Sie die Tipps in diesem Buch, die Ihnen zu neuer Lebensqualität verhelfen. Wie Sie Ihrer Verdauung liebevoll auf die Sprünge helfen und Ihre Müdigkeit überwinden, erfahren Sie in Teil 2 dieses Buches.

Selbsttest

MAGENSÄUREMANGEL

Geben Sie sich für jede mit »Ja« beantwortete Frage jeweils einen Punkt.

- O Müssen Sie *während* oder *direkt* nach der Mahlzeit aufstoßen?
- O Verspüren Sie *sofort* nach dem Essen einen geblähten Bauch?
- O Brechen Ihre Fingernägel leicht und/oder haben weiße Flecken?
- O Finden sich in Ihrem Stuhl unverdaute Nahrungsbestandteile?
- O Wurde bei Ihnen die Refluxkrankheit festgestellt (Gastroösophagealer Reflux, GERD)?
- O Wurden Medikamente gegen Reflux (Säureblocker) eingenommen?
- O Wird Ihnen leicht übel nach der Einnahme von Medikamenten oder Nahrungsergänzungen?

Auswertung

0 bis 3	Ein signifikanter Mangel an Magensäure ist eher unwahrscheinlich.
> 4	Ein signifikanter Mangel an Magensäure ist wahrscheinlich. Falls bei Ihnen bereits die Refluxkrankheit festgestellt wurde, sind auch ein Mangel an Verdauungsenzymen und eine gestörte Darmflora möglich.

PROBLEM 2: MANGEL AN VERDAUUNGSENZYMEN

Enzyme steuern machtvoll alle Abläufe, die für die intakte Funktion Ihres Körpers lebensnotwendig sind. Ohne sie läuft nichts. Die machtvollen Verdauungsenzyme schlüsseln den Nahrungsbrei auf. Ein Zuwenig an Verdauungsenzymen ist ähnlich problematisch für Ihren Körper wie ein Mangel an Magensäure: Er verarmt an überlebenswichtigen Nährstoffen. Der Energielevel geht in den Sinkflug. Oft fehlt es an Magensäure und Verdauungsenzymen gleichzeitig. Selbst wenn man sich gesund und individuell passend ernährt: Der Mensch ist, was er isst, aber er ist letztlich auch nur das, was er verwerten kann. Wie bereits erwähnt, ist es mit »Iss mal gesund« also nie getan! Selbst bei einer ausgewogenen Ernährung können Sie unter Müdigkeit, Verdauungsproblemen und krankheitsförderndem Nährstoffmangel leiden, wenn es an Verdauungsenzymen mangelt. Mit zunehmendem Alter nimmt die Produktion von Enzymen ab, auch Faktoren wie Stress, Umwelttoxine und eine minderwertige Ernährung mit Fertigprodukten, raffinierten Pflanzenölen, Transfetten aus Chips, Frittiertem, Zucker oder künstlichem Süßstoff (z. B. Aspartam, Sucralose) beeinflussen den Level der Enzyme ungünstig. Höchste Zeit, dass Sie sich hier selbst auf den Zahn fühlen und, falls nötig, die Verdauung wieder ins Lot bringen.

Selbsttest

ENZYMMANGEL

Geben Sie sich für jede mit »Ja« beantwortete Frage jeweils einen Punkt.

- ○ Verspüren Sie etwa *zwei bis fünf Stunden* nach der Mahlzeit Völlegefühl, Blähungen oder einen stark aufgeblähten Bauch?
- ○ Finden sich im Stuhl unverdaute Nahrungsbestandteile?
- ○ Ist Ihr Stuhl oft übelriechend und/oder voluminös?
- ○ Sind Sie regelmäßig verstopft?
- ○ Haben Sie eine Anämie? Oder wurde bei Ihnen ein Vitamin-B12- oder Eisenmangel als Ursache der Anämie festgestellt?
- ○ Bekommen Sie leicht blaue Flecken und Blutergüsse? (Zeichen für Vitamin-C- und Vitamin-K-Mangel)

Auswertung

0 bis 3	Sie sind nicht auf zusätzliche Verdauungsenzyme angewiesen.
> 4	Ein Mangel an Enzymen ist wahrscheinlich.

Spickzettel für den Arztbesuch

Verdauungsenzyme (z. B. Amylase, Lipase, Pankreas-Elastase) können auch im Labor geprüft werden (zu Enzymmangel s. a. S. 276).

PROBLEM 3: KRANKE DARMFLORA: DYSBIOSE

Das Mikrobiom, die Gemeinschaft von Bakterien im Verdauungstrakt, ist die Oberkommandozentrale Ihres Körpers. Geschätzt tummeln sich etwa 100 Billionen Darmbakterien, das heißt Mikroben in den Darmzotten, den feinen Ausstülpungen der Darmschleimhaut, im Dünndarm, mit mehr als 500 Bakterienarten, die bisher erforscht sind. Sie machen geschätzt etwa zwei bis drei Kilogramm Ihres Körpergewichts aus – Kilos, die Ihrer Gesundheit dienen, denn in der Regel sind die meisten Darmbakterien »gute« Artgenossen. Das bunte Potpourri der Bakterien ist bei jedem Menschen einzigartig wie ein Fingerabdruck, sie sind der heimliche Stardirigent Ihrer Gesundheit.

In stabiler Balance halten Sie die unscheinbaren Mikroben schlank und gesund, bestimmen Ihre Launen, Gefühle, Gelüste, erholsamen Schlaf, Vorlieben und Heißhunger. Zwischen Darm und Gehirn läuft eine intensive Kommunikation ab. Dabei stehen über die Darm-Hirn-Achse (engl.: *gut-brain axis*) beide Schaltzentralen, Darm und Gehirn, über Nervenbahnen (vor allem über den Vagusnerv) miteinander in Verbindung. Faszinierend ist dabei: Der Darm ist weitaus beredter als der Kopf. Denn

90 Prozent der Informationen werden von »unten«, dem Darm aus, nach »oben« in unser Gehirn weitergeleitet. Alles, was unser Darm dem Kopf »so einflüstert«, bekommen wir in der Regel gar nicht mit – eindeutig nur dann, wenn wir z. B. ein verdorbenes Lebensmittel essen und Kopfhirn und »Bauchhirn« gemeinsam körperliche Symptome wie Unwohlsein, Erbrechen oder Durchfall auslösen. Darm und Gehirn unterhalten sich auch intensiv über Hormone und Botenstoffe (zum Beispiel über den Neurotransmitter GABA, Gamma-Amino-Buttersäure). Ist die Darmflora gestört, wird die Produktion von Hormonvorstufen wie Tryptophan gedrosselt. Mangelt es an Tryptophan, sind wir weniger stresstolerant und der Schlaf ist wenig erholsam, es mangelt zudem an der Grundsubstanz für das Glückshormon Serotonin, wir sind schlecht gelaunt, müde und energielos.[1] Etwa 95 Prozent des Serotonin-Bausteins werden im Darm von »guten« Darmbakterien produziert. Ein Mangel an Serotonin ist leider auch mit einem Mangel an dem Schlafhormon Melatonin verknüpft.[2] Deshalb ist ein gesundes Mikrobiom elementar für den Energielevel, gute Laune, erholsamen Schlaf und ein starkes Immunsystem.[3]

Aber die friedliche Symbiose zwischen den guten Darmbakterien und uns Menschen kann zerstört werden: Die Dysbiose (»schlechte Darmflora«) ist eine Fehlbesiedlung des Darms mit weniger sympathischen Darmbakterien, Hefepilzen und Parasiten, die das Kommando übernehmen und den Dünndarm überwuchern. Oft scheiden diese »Gangster« Giftstoffe aus, die die Darmschleimhaut bombardieren und ihre Barriere beschädigen können. Das macht die Darmschleimhaut potenziell durchlässig (zum Leaky-Gut-Syndrom siehe die folgenden Seiten).[4]

Zu den Ursachen der Dysbiose zählen: zu häufige Antibiotikagaben (ohne Ausgleich mit Probiotika), chronischer Stress, langfristige Einnahme von Medikamenten, falsche Ernährung mit Kohlenhydraten, Zucker und Süßstoffen und übertriebene Hygiene. Die »Volkskrankheit« Dysbiose bleibt leider oft unentdeckt. Sie sollte früh erkannt und immer beseitigt werden. Die gute Nachricht lautet: Es reichen bereits relativ wenige Veränderungen und ein Sack voll Geduld (circa drei Monate bis zu zwei Jahre), um die gesunde Balance Ihres Mikrobioms wiederherzustellen (siehe Teil 2, Kapitel: *Gesunde Verdauung – Kleines Heil-ABC*).

Selbsttest

DYSBIOSE (»SCHLECHTE DARMFLORA«)

Geben Sie sich für jede mit »Ja« beantwortete Frage jeweils einen Punkt.

- O Leiden Sie seit mehr als 3 Monaten unter Blähungen, Bauchschmerzen, Verstopfung oder Durchfall?
- O Haben Sie in den letzten 6 Monaten Antibiotika eingenommen?
- O Haben Sie in den letzten 6 Monaten mit dem Rauchen aufgehört?
- O Haben Sie in den letzten 3 Jahren Säureblocker eingenommen?
- O Essen Sie wenige Ballaststoffe, z. B. Gemüse, Obst, Nüsse, Kerne?
- O Konsumieren Sie oft Zucker oder Zuckerersatzstoffe?
- O Leiden Sie unter Müdigkeit, Erschöpfung, Antriebslosigkeit?
- O Spüren Sie Juckreiz im Genitalbereich (After, Scheide)?
- O Ist der Stuhl breiig, mit »Schmauchspuren« am Toilettenbecken?
- O Ist Ihr Stuhl oft übelriechend und/oder haben Sie Mundgeruch?
- O Haben Sie Akne, obwohl Sie aus dem Teenie-Alter heraus sind?
- O Leiden Sie unter Haarausfall, dünnen oder rissigen Fingernägeln?
- O Haben Sie bereits eine Autoimmunkrankheit (z. B. Rheumatoide Arthritis, Multiple Sklerose, Hashimoto-Thyreoiditis oder die Weißfleckenkrankheit »Vitiligo«)?
- O Bestehen Bewegungsmangel und/oder Schlafprobleme?
- O Leiden Sie unter extremem chronischem Stress?

Auswertung

0 bis 2	Wenn Sie eine der ersten vier Fragen mit »Ja« beantworten, liegt wahrscheinlich eine Dysbiose vor, die geringe Punktzahl spricht jedoch eher für eine leichtgradige Dysbiose.
3 bis 7	leichte bis mittelgradige Dysbiose.
7 bis 15	schwergradige Dysbiose.

Fazit: Eine Dysbiose sollte, insbesondere wenn Sie unter starker Müdigkeit leiden, therapiert werden. Den praxisbewährten Plan, um Ihre Darmflora aufzumöbeln, finden Sie im Kapitel *Gesunde Verdauung – Kleines Heil-ABC*.

Spickzettel für den Arztbesuch

Eine Analyse des Stuhls in Speziallaboren bringt einen Einblick in die Zusammensetzung des Mikrobioms. Innovativ sind die molekulargenetischen Stuhlanalysen. Allerdings werden solche Tests bisher nicht regulär von den Krankenkassen gefördert.

Tipp: Bei Verdacht auf Dysbiose im Selbsttest starten Sie mit der ENERGY!-Ernährung und den Empfehlungen zum Darmaufbau aus diesem Buch (siehe Teil 2, Kapitel: *Gesunde Verdauung – Kleines Heil-ABC*) und beobachten Ihre Symptome. Seien Sie geduldig, denn die Heilung des Darms braucht Zeit. Im Verlauf kann eine Stuhlanalyse zur Therapiekontrolle in Betracht gezogen werden.

PROBLEM 4: GESTÖRTE DARMWANDBARRIERE – DAS »LEAKY-GUT-SYNDROM«

Die Haut und die Schleimhäute von Lunge, Mund und Verdauungstrakt sind die zarte erste Verteidigungslinie Ihres Körpers, der Schutzwall zur Außenwelt. Die Schleimhaut des Verdauungstraktes, angefangen im Mund, ist mit bis zu etwa 500 Quadratmetern Oberfläche deutlich größer als die Haut mit zwei Quadratmetern und die Lunge mit mehr als 100 Quadratmetern und entsprechend von immenser Bedeutung. Deshalb ist die sensible Diagnostik, wie gut oder schlecht es um Ihre

Schleimhautbarriere im Darm bestellt ist, eine der wichtigsten in der modernen Medizin, die sich auf Ursachensuche konzentriert. Vielleicht liegt hier auch das Geheimnis Ihrer scheinbar unüberwindbaren Müdigkeit und einer schwachen Gesundheit begraben.

Lupe raus! Stellen Sie sich die Schleimhaut Ihrer Darmwand wie eine Mauer aus aufgereihten Dominosteinen vor, die so dicht zusammenstehen, als wären sie mit einem feinen, fast unsichtbaren Mörtel zusammengehalten. Die Dominosteine entsprechen den Zellen der Darmschleimhaut. Der »Mörtel« besteht aus netzartigen Strukturen, Proteinen, durch die die Zellen nicht nur zusammenkleben, sondern miteinander kommunizieren, den sogenannten Tight junctions. Auf die einlagige Zellschicht schmiegt sich ein zarter Schleim (Mukus). Er wird von der Schleimhaut und mithilfe von guten Darmbakterien gebildet. Der Schleim dient als Schutzanzug im Kampf gegen unerwünschte Eindringlinge.

Die Darmschleimhaut kontrolliert die Nährstoffaufnahme in das Blut und sorgt dafür, dass keine unerwünschten Stoffe aus dem Darm in Ihr Blut gelangen. Eine wichtige Rolle kommt dabei ebenjener Proteinschicht *zwischen* den Zellen der Schleimhaut, dem »Mörtel«, zu. Wenn die Schleimhautbarriere undicht wird, wie es aus meiner Erfahrung bei vielen Patienten nachweislich der Fall ist, spricht man vom *Leaky-Gut-Syndrom* (= »löchriger Darm«): Die Grenzen der Darmwand stehen offen, und urplötzlich treten unbeabsichtigt Reste von Stuhl, wie z. B. Nahrungsbestandteile, schädliche Bakterien, Viren, Hefepilze und Parasiten ins Blut über. Das Chaos beginnt. Denn das Immunsystem erkennt die Eindringlinge als fremde Substanzen, als sogenannte Antigene, und bekämpft sie. Das führt zur übersteigerten Immunabwehr in Form einer *Entzündungsreaktion.* Die Entzündung bleibt leider nicht nur lokal begrenzt, sondern kann sich still und leise in Ihrem ganzen Körper ausdehnen.

Solche Entzündungsreaktionen kosten den Organismus viel Energie und verschlimmern die Durchlässigkeit der Darmschleimhaut weiter. In der Folge können Nahrungsmittelintoleranzen, Migräne und Autoimmunkrankheiten[5] getriggert werden (siehe Teil 1, Kapitel: *Nahrungs-*

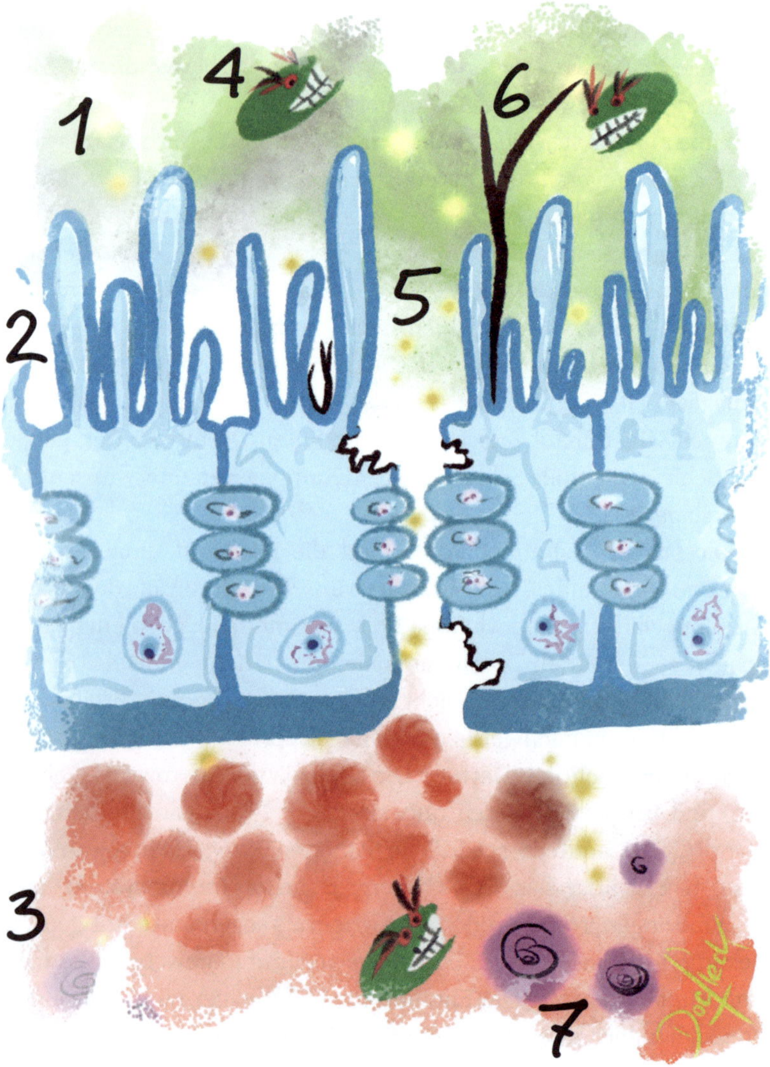
1
2
3
4
5
6
7

mittelintoleranzen und *Autoimmunkrankheiten*). Sie sehen, alles hängt mit allem zusammen. Kippt ein Dominostein wie die Darmschleimhautbarriere, löst das eine ungestüme, energieverschlingende Immunkaskade aus, die sich oft durch den SOS-Ruf des Körpers – »Ich bin so müde!« – bemerkbar macht. Als Ursachen der gestörten Darmwandbarriere werden aktuell ein gestörtes Mikrobiom, schleimhautschädigende Medikamente (wie z. B. Schmerzmittel), Antibiotika, Stress, Alkohol, Zucker und Süßstoffe diskutiert. In Zukunft bedarf es weiterer intensiver Forschung, um die Evidenz auf diesem Feld zu stärken.

Die Darmwand und ihre Schleimhaut sind der Schutzwall des Körpers.

Im Darmkanal (1) zirkulieren Nahrungsbestandteile, Gluten (5), Bakterien (4), Viren, Hefe- oder Schimmelpilze, Zusatzstoffe etc. Ist die Schleimhautbarriere der Darmwandzellen (2) geschwächt, treten diese in die Blutbahn (3) über. Gluten aktiviert das körpereigene »Zonulin« (6) und beschädigt so indirekt die Darmzellen (2). Überwinden Nahrungsbestandteile wie Gluten oder Bakterien unkontrolliert die Darmbarriere, werden sie von den Zellen des Immunbataillons (7) als bedrohliche Eindringlinge erkannt und durch Entzündungsreaktionen hart bekämpft. Diese heftigen, entzündlichen Abwehrkämpfe verursachen auch Schäden an anderen Zellen. Es kommt zu einer Endotoxinämie. Die von den Immunzellen abgesonderten pro-entzündlichen Substanzen gelangen über das Blut in den gesamten Körper, stiften stille Entzündungen an und formen die Basis für Müdigkeit, Energiemangel und Folgekrankheiten.

Selbsttest

LEAKY-GUT-SYNDROM (»DURCHLÄSSIGER DARM«)

Geben Sie sich für jede mit »Ja« beantwortete Frage jeweils einen Punkt.

- O Leiden Sie unter Nahrungsmittelintoleranzen?
- O Sind Sie seit Jahren dauerhaft stark gestresst, ohne Ausgleich?
- O Haben Sie eine Autoimmunkrankheit (z. B. Rheuma, Diabetes, Multiple Sklerose, die »Weißfleckenkrankheit« Vitiligo)?
- O Haben Sie eine gestörte Darmflora? (siehe Selbsttest)
- O Nehmen Sie regelmäßig Medikamente ein wie entzündungs-, schmerz- und fiebersenkende Medikamente, z. B. Aspirin, Ibuprofen, Voltaren, Paracetamol?
- O Trinken Sie mehr als dreimal die Woche Alkohol?

Auswertung

0 bis 1 Die Wahrscheinlichkeit für ein Leaky-Gut-Syndrom ist gering.

> 2 Der Verdacht auf eine gestörte Darmwandbarriere liegt nahe. Zur Diagnosesicherung ist ein Labortest beim Arzt sinnvoll. (Siehe auch den *Spickzettel für Ihren Arztbesuch*). Eine Ausheilung der Darmbarriere sollte therapeutisches Ziel sein. Weiterführende Anleitungen dazu finden Sie an späterer Stelle im Buch (siehe Teil 2, Kapitel: *Gesunde Verdauung – Kleines Heil-ABC*). Wenn Sie die Frage nach vorhandenen Nahrungsmittelintoleranzen bejaht haben, ist die Wahrscheinlichkeit immens groß.

Spickzettel für den Arztbesuch

Für die Diagnostik des Leaky-Gut-Syndroms haben sich in der Praxis[6] folgende Testverfahren bewährt:

- **Zonulin.** Die Analyse ist eine einfache und kostengünstige Diagnostik, mit der sich der Zustand der Darmschleimhautbarriere solide diagnostizieren lässt. Das Protein Zonulin reguliert die Tight Junctions, den »Pförtner« in der Darmschleimhaut. Ein erhöhter Zonulinspiegel im Stuhl zeigt eine gesteigerte Durchlässigkeit der Darmwand an.[7]
- **Alpha-1-Antitrypsin.** Das Enzym wird in der Leber und Darmschleimhaut gebildet. Ein erhöhter Wert ist nachweisbar bei Entzündungsprozessen und bei chronischen Infekten. Bei Schwangeren und Frauen, die mit der Pille verhüten, kann der Wert um das Zweifache des Normalwertes erhöht sein. Oft ist ein erhöhter Wert nachweisbar, da Immunreaktionen gegen Nahrungsmittel einen Anstieg von Alpha-1-Antitrypsin im Stuhl nach sich ziehen. Erhöhte Werte finden sich auch bei entzündlichen Veränderungen der Darmschleimhaut.
- **Calprotectin.** Das Protein wird von weißen Blutkörperchen bei Entzündungsreaktionen vermehrt gebildet. Es dient auch als Seismograph für entzündliche Krankheiten[8] und die allgemeine entzündliche Aktivität (Analyse in Stuhl und Blut).[9]
- **Sekretorisches Immunglobulin A (sIgA).** Das Immunglobulin verteidigt die Darmschleimhautbarriere und wehrt Antigene, Erreger und Toxine ab.[10] Es wird von Immunzellen der Darmwand produziert. Zu niedrige Werte im Stuhl deuten auf eine unzureichende Aktivität der Immunzellen des Darms hin, ebenso auf eine erhöhte Durchlässigkeit der Darmschleimhaut. Erhöhte sIgA-Werte demonstrieren eine übereifrige Abwehr der Immunzellen der Darmschleimhaut.
- **Endotoxine.** Bei einem Leaky-Gut-Syndrom finden sich im Blut meist Endotoxine, die über eine Entzündungsreaktion eine chronische Müdigkeit auslösen können.[11] Endotoxine sind Bestandteile der Zellwand von Darmbakterien, die nach dem Tod von Bakterienzellen freigesetzt wurden. Molekulargenetisch handelt es sich dabei um Lipo-

polysaccharide (LPS). LPS aktivieren die Immunzellen und fördern die Freisetzung von entzündungsfördernden Botenstoffen. Die Bestimmung der LPS-Aktivität ist ein innovativer Labortest, auch um *Entzündungen* auf die Spur zu kommen, sie ist aber bisher nicht routinemäßig in der Diagnostik etabliert.

Die gute Nachricht lautet: Ist das Problem erkannt, lässt sich eine durchlässige Darmschleimhaut in der Regel erfolgreich therapieren (Teil 2, Kapitel: *Gesunde Verdauung – Kleines Heil-ABC*). Wie bei meiner Patientin Paula, die damit auch ihre schwere Erschöpfung ausheilte.

Patientenfall
Paula • 37 Jahre • Tierärztin

Paula ist eine mit Leib und Seele engagierte Tierärztin, eine von der Sorte, die auch schon einmal »einen Arm in der Kuh hat«. Sie suchte mich in der Praxis auf, weil sie seit etwa sieben Jahren unter starker Erschöpfung litt. Auch hatte sie in den vergangenen zehn Jahren etwa neun Kilogramm zugelegt, was sie zusätzlich betrübte. Sie erzählte mir bei unserer ersten Begegnung, dass alle bisherigen Untersuchungen »ohne Befund« waren. Man schob ihre Müdigkeit auf den anstrengenden Beruf und ihr Engagement für ihre Familie mit Mann, einem elfjährigen Sohn und zwei quietschlebendigen Hundemischlingen. Sie riss sich zusammen, da ihr Mann ein unregelmäßiges Einkommen hatte und sie die Familie ernährte. Ihre Not war spürbar, das Kartenhaus der Tapferkeit stand vor dem Zusammenbruch.

In der Anamnese und Untersuchung stellte sich heraus, dass Paula seit langem unter Verdauungsbeschwerden litt: Aufstoßen direkt nach dem Essen, Blähungen und fettige Stühle mit unverdauten Speiseresten. Jahre zuvor hatte sie über viele Wochen Antibiotika einnehmen müssen wegen einer schweren Infektion an einem Finger infolge einer Verletzung. Die Anamnese zeigte auch, dass Paula kaum kaute, zu den Mahlzeiten reichlich trank und süßstoffhaltige Eiweißriegel als Snack konsumierte. Die Diagnostik er-

härtete eine ungesunde Darmflora und eine »Verdauungsschwäche«, die durch das schlechte Kauen und das Trinken während des Essens verursacht wurde, was die Magensäure verdünnte. Außerdem schlugen die Laborwerte Alarm: Sie entlarvten eine durchlässige Darmbarriere (erhöhter Zonulinwert im Stuhl) und eine stille Entzündung (dazu mehr im folgenden Kapitel). Ich erinnere mich an Paulas Lachfalten um ihre großen Augen, als wir endlich die Ursachen für ihren Energiemangel aufgedeckt hatten.

Als therapeutische Strategie empfahl ich ihr, das Kauen zu üben, auf zucker- und süßstoffhaltige Produkte zu verzichten sowie vor und zwischen den Mahlzeiten Wasser mit Zitronensaft zu trinken, aber nicht ***während*** *des Essens. Im nächsten Schritt heilte sie ihren Darm aus (siehe Teil 2, Kapitel:* ***Gesunde Verdauung – Kleines Heil-ABC****) – mit Glutamin (als Ersatz für den oben beschriebenen »Mörtel«), probiotischen Darmbakterien und Präbiotika, dem gesunden Futter für die Darmbakterien. Und schließlich nahm sie vor dem Essen Verdauungsenzyme ein und stellte ihre Ernährung nach dem ENERGY!-Programm um.*

Bereits nach sechs Wochen fühlte sich Paula wie ausgewechselt. Verdauungsbeschwerden und Blähungen waren »wie weggeblasen«. Die Laborwerte hatten sich normalisiert, und ihr Energielevel war enorm in die Höhe geklettert. Der pfundige Nebeneffekt: Zehn Monate nach dem Ersttermin hatte Paula ihr Idealgewicht erreicht – ganz ohne Diät-Terror.

An Ihrer Darmgesundheit sollte Ihnen besonders viel liegen, denn werden die Immunzellen der Darmschleimhaut durch toxische Einflüsse (z. B. Nahrungsmittelzusätze oder Medikamente) ständig und ohne Verschnaufpause in Kämpfe involviert, kann auch aus dem Darm der perfide Prozess einer müde machenden chronischen Entzündung wie eine Lawine losgetreten werden. Entzündungen jedweder Art tauchen niemals aus dem Nichts auf. Sie sind keine egozentrischen Solokünstler, die alleine für sich wirken. Wir müssen sie besser verstehen, um die Ursachen von Energiemangel und Krankheiten zu entzaubern. Im nächsten Kapitel packen wir dazu die Lupe aus.

STUMME **ENTZÜNDUNG** – DIE **UNBEKANNTE** GRÖSSE

Entzündungen fallen nie vom Himmel.

Jede Art von Entzündung ist wie ein lauter Trommelwirbel. Sie zeigt an, dass im Körper etwas nicht stimmt: »Schaut alle her! Hier passiert gerade etwas!« Entzündungen sind die natürliche Antwort des Körpers auf Bedrohungen und damit ein hocheffektives Instrument, um Sie gesund zu erhalten. Sie sind ein lebensnotwendiger Schutz, indem sie das Eindringen von unwillkommenen Gästen wie Viren, Bakterien, Pilzen oder Schmutzpartikeln verhindern. Dabei »verhaften« die Schutztruppen des Immunsystems die Eindringlinge und setzen sie außer Gefecht. Das tun sie mithilfe der Antikörper, kleinen Eiweißpartikeln.

Piksen Sie sich etwa beim Gemüseschnippeln in den Finger, wird also die Integrität der Haut verletzt, wehrt Ihr Körper über den zielgerichteten Prozess der *akuten Entzündung* die eindringenden Krankheitserreger ab, stoppt die Blutung und läutet dann liebevoll die Reparatur der Haut und das Abheilen der Wunde ein. Dabei schaltet Ihr Organismus langsam von seiner pro-entzündlichen Reaktion auf antientzündlich um. Ohne die wunderbare Heilkompetenz des Körpers, sich zu entzünden, würden Sie und ich eventuell an der nächsten kleinen Schnittwunde sterben. Ist die akute Entzündung ausgeheilt, zieht sich das Bataillon der Immunzellen zur Erholung zurück und baut die Entzündungsbarrikaden schnell ab. Unter normalen Bedingungen dauert eine Entzündung circa vier bis sechs Tage an.[12]

Das Problem ist: Nicht jede Entzündung ist lokal begrenzt und verschwindet wieder. Gefürchtet und gefährlich ist die *chronische Entzündung*, die sich unbemerkt im gesamten Körper »systemisch« wie ein Flächenbrand ausbreitet, müde und krank macht. Sie biegt auf leisesten Sohlen, ohne die klassischen Entzündungssymptome, um die Ecke. Subtil. Stumm. Still. Daher wird diese Art auch *stille Entzündung* (englisch: *silent inflammation*) genannt. Ob eine Entzündung chronisch wird und heimlich den Organismus ins Chaos zieht, hängt von den Auslösern ab und davon, wie stark das Immunsystem aktiviert wird.

Stille Entzündungen belasten die körpereigenen Entgiftungssysteme, was den Energiemangel verschärft. Sie gelten zudem als Dünger für Zivilisationskrankheiten wie Autoimmunerkrankungen, Herz-Kreislauf-Störungen, Diabetes, Osteoporose, Parodontitis, Hautkrankheiten wie Rosazea, Schuppenflechte und, und, und. Die Liste ist lang und traurig. Es ist elementar bedeutend, dass die *Auslöser* einer stillen Entzündung aufgespürt und bekämpft werden. Denn: Die stille Entzündung lauert im Verborgenen. Schlingern auch Sie mit einer Entzündung im Körper durchs Leben? Oft blitzt sie nur durch das Alarmsignal »Müdigkeit« auf. Dann wird es Zeit, heimliche Ursachen von Entzündungen zu ergründen!

Einer der gravierendsten Auslöser sind neben der entzündlich-immunologischen Reaktion der Immunzellen in der Darmschleimhaut unsere Essgewohnheiten, konkret das »Zuviel«, das »dauerhafte Zuviel« und das »Zuoft« an Nahrung.[13] Jede Fettzelle des Körpers funktioniert nur optimal, wenn sie zunächst mit Nährstoffen aufgetankt wird, sich dann aber wieder in Pausen zwischen den Mahlzeiten entladen kann. Nahrungspausen sind auch deshalb so wichtig, damit die Zellen des Körpers in den Prozess der Autophagie kommen (von altgriechisch: *autós* = selbst, *phagein* = fressen): Die zelleigene Müllabfuhr rückt an, »frisst« alten Zellschrott auf und recycelt ihn.[14] Und noch eine weitere Belastung müssen die Fettzellen unter dem ständigen Nahrungsbeschuss ertragen: Werden sie durch zu häufiges Essen immer wieder befüllt, nehmen sie rasch an Größe zu, und ihre Versorgung mit Sauerstoff und Nährstoffen gerät in Gefahr.[15] Die Fettzellen rufen dann verzweifelt um Hilfe. Dies spiegelt sich physiologisch in einer Entzündung wider, die die überlebensnotwendige Durchblutung von Zellen garantiert.

Eine Entzündung der Fettzellen ist nicht harmlos. Denn sie startet eine verhängnisvolle Kaskade immunologischer Folgereaktionen und zementiert den Teufelskreis der chronischen Entzündung. Vor allem Bauchfett ist eine wahre Entzündungsfabrik, es gibt Entzündungsbotenstoffe (Adipokine) in den Blutkreislauf ab. Auch äußerlich schlanke Menschen können betroffen sein. Vielleicht wurden bei Ihnen im Labor bereits erhöhte Entzündungswerte festgestellt – ohne eine Erklärung dafür zu finden? Vielleicht zweifeln Sie deshalb an der »Loyalität« Ihres Körpers und verlieren das Vertrauen in ihn und seine Heilungskraft. Doch Entzündungswerte im Labor ([High sensitive] C-reaktives Protein oder Interleukine [IL 1, 6, 8]) zeigen nur diskret an, dass sich Ihr Körper zunächst konstruktiv mit realen Problemen auseinandersetzt.

Bis Ihr Leben durch Symptome von Entzündungskrankheiten wie Gelenkschmerz, erhöhte Blutzuckerwerte oder Herz-Kreislauf-Beschwerden durcheinandergewirbelt wird, vergehen meist Jahre! *Viele* Jahre. Jahre, in denen Müdigkeit als Warnsignal vermutlich angeklopft hat, aber nicht gehört oder als Bagatelle abgetan wurde. Landen Sie dann mit Beschwerden beim Arzt, beginnt oft das Drama der jahrelangen Symptomverwaltung und der therapeutischen Anstrengungen. Das Problem dabei: Die Entzündung breitet sich weiter aus, wenn ihre Auslöser als reale Bedrohung bestehen bleiben.

Besonders oft werden schlechte Ernährungsgewohnheiten und Verdauungsstörungen übersehen (siehe Teil 1, Kapitel: *Wenn die Verdauung heimlich stottert*). Nahrung kann Ihr bester Freund und Gesundmacher oder Ihr schlimmster Feind sein. Deshalb ist es mir so wichtig, sicherzustellen, dass Sie kein »Entzündungs-Esser« sind. Das heißt, Sie sollten möglichst wenig entzündungsfördernde Nahrungsmittel wie kohlenhydratdichte, transfett-, zucker- oder süßstoffreiche Produkte zu sich nehmen und drei Hauptmahlzeiten am Tag essen, ohne oft zu snacken (siehe Teil 2, Kapitel: *Die Kraft der Ernährung*). Weitere Einflussfaktoren der stillen Entzündung sind neben der gestörten Verdauung das bereits erwähnte Bauchfett, Bewegungs- und Schlafmangel, chronischer

Stress und Umwelteinflüsse (z. B. Schimmelpilze, Rauchen, Mikroplastik, Lärm, Smog).[16]

Die übereifrigen Immunbataillone sind irgendwann überfordert, und es entwickelt sich eine gestörte Immuntoleranz, die weitere Unverträglichkeiten, zum Beispiel auf Nahrungsmittel, nach sich zieht. So schließt sich der energiefressende Teufelskreis und nährt sich aus sich selbst. Die gute Nachricht: Durch die Heilung der Darmschleimhaut, die Förderung der körpereigenen Entgiftung sowie durch bewussteres Essen und Stressreduktion im Alltag, wie Sie es im ENERGY!-Programm lernen, lässt sich der Teufelskreis endlich durchbrechen.

Patientenfall
Bastian • 47 Jahre • Fluglotse

Auf Rat seiner besorgten Frau kam Bastian zu mir in die Praxis, um sich »mal checken zu lassen«. Seit etwa fünf Jahren war er, ein sonst optimistischer Mensch ohne Vorerkrankungen, zunehmend energielos geworden. Nach der Arbeit fühlte er sich so »platt«, dass er keine Kraft für etwas anderes als Serien-Schauen auf dem Sofa hatte. Darunter litt auch seine Familie. Alle bisherigen Vorbefunde waren unauffällig. Der groß gewachsene, schlanke Mann war beruflich stark eingespannt und ein Sitztäter. »Der Bürostuhl und mein Hintern sind leider allerbeste Freunde«, erzählte er mir mit schelmischem Blick. Er rauchte seit seinem 18. Lebensjahr etwa zehn Zigaretten pro Tag, trank selten Wein oder Bier und aß während der Arbeit ohne festen Rhythmus: morgens Müsli oder Wurstbrötchen, zwischendurch eher kohlenhydratlastige Sandwiches, Plunderstücke oder ein Fertiggericht aus der Mikrowelle, abends mit der Familie ein klassisches »Abendbrot«. Bastian snackte häufig, gerne Gummibärchen, Erdnüsse und Äpfel, oder er trank Fruchtsaft. Auch kaute Bastian während des Tages fast eine Packung Kaugummis, um seine Konzentration zu erhöhen.

Als ich Bastian untersuchte, fiel ein leicht vergrößerter Bauchumfang auf, und im Ultraschall der Bauchorgane entdeckte ich eine minimale Verfettung der Leber. Bei Verdacht auf eine stille Entzündung als Motor der

Energielosigkeit veranlasste ich weitere Diagnostik von Labor und Stuhl. Das Ergebnis war eindeutig: Es zeigten sich Entzündungsparameter (CRP, Calprotectin und Lipopolysaccharide, LPS), außerdem eine leichte Störung der Darmflora und ein eklatanter Mikronährstoffmangel (Vitamin D und B12, Magnesium und Coenzym Q10). Es fanden sich also recht schnell einige plausible Ursachen für Bastians Müdigkeit: Er war ein TOFI (»thin outside, fat inside«), ein sogenannter dünner Dicker, äußerlich schlank, aber mit entzündlich veränderten, »kranken« Fettzellen im Körper, die aus dem Bauchfett Entzündungs-Botenstoffe in das Blut abfeuerten und die Fettleber ankurbelten. Vor allem das falsche Essverhalten und das Rauchen stießen die entzündliche Veränderung der Fettzellen an. Was außerdem müde machte: die gestörte Darmflora, die durch die reichliche Aufnahme von Süßstoffen aus den Kaugummis lanciert wurde, und der Mangel an wichtigen Makro- und Mikronährstoffen (dazu zählen vor allem Omega-3-Fettsäuren, B-Vitamine, Vitamin C, Selen, Magnesium und Vitamin D).

Als Therapieziele definierte ich: 1. Bekämpfung der Entzündung und nicht-alkoholischen Fettleber durch ENERGY!-Ernährung und langfristigen Nikotinstopp, 2. Korrektur der gestörten Darmflora, 3. Ausgleich des Mikronährstoffmangels und 4. konsequenter Stressabbau, vor allem durch Bewegung, da Muskelaktivität antientzündlich wirkende Botenstoffe, die Myokine, freisetzt. Bastian verzehrte das durch einen hohen Gehalt an Omega-3-Fettsäuren und Ballaststoffen aus Flohsamenschalen und Beeren antientzündlich und darmgesund wirkende Doc-Fleck-Frühstück als »Spätstück« nach 10 Uhr (siehe Teil 3, ***Die ENERGY!-Rezepte****) und fühlte sich so lange gesättigt. Sein Heißhunger auf Süßes und die Lust auf Kaugummis überwand er durch den regelmäßigen Einsatz von einem Hub Bitterspray mit Vitamin-B12-Zusatz auf die Zunge, der zugleich die guten, gesund und schlank machenden Darmbakterien pflegte und seinen Vitamin-B12-Spiegel ausglich. Zusätzlich nahm er eine gezielte Nahrungsergänzung. Knabbereien gab es nur noch in Form von Rohkost mit Hummus oder Nussmus. Unterstützt durch Akupunktur nahm Bastian auch einen Nikotinstopp in Angriff.*

Bereits nach drei Wochen fühlte sich Bastian um 70 Prozent fitter und begann mit Fahrradfahren und Hanteltraining. Acht Wochen nach Therapiestart war der Mangel an Mikronährstoffen ausgeglichen. Die auf-

fälligen Laborwerte in Blut und Stuhl normalisierten sich unter der Darmsanierung und Einnahme von Probiotika nach vier Monaten, nach sechs Monaten hatte sich die Fettleber im Ultraschall verabschiedet. Bastian fühlte sich wie ein anderer Mensch, energiegeladen und gesünder denn je. Er hält sich weiter an die ENERGY!-Empfehlungen und genießt seine neue Lebensqualität auch durch die Aktivitäten mit seiner Familie.

Selbsttest

ZUM AUFSPÜREN VON STILLEN ENTZÜNDUNGEN

Geben Sie sich für jede mit »Ja« beantwortete Frage jeweils einen Punkt.

- ○ Haben Sie Übergewicht oder einen großen Bauchumfang?
- ○ Haben Sie oft tränende, juckende Augen?
- ○ Haben Sie eine verstopfte, laufende Nase, Niesattacken?
- ○ Haben Sie geschwollenes oder blutendes Zahnfleisch?
- ○ Haben Sie Akne, trockene Haut, Hautausschlag oder Vergleichbares?
- ○ Verspüren Sie unregelmäßigen Herzschlag, Herzrasen?
- ○ Leiden Sie unter Gelenkschmerzen, -schwellungen, Steifheit, Muskelschmerzen oder Muskelschwäche?
- ○ Haben Sie häufige Blasenentzündungen oder andere Infekte wie Nasennebenhöhleninfektionen?
- ○ Spüren Sie Juckreiz irgendwo am Körper (z. B. an Kopfhaut, Genitalien, After)? Oder leiden unter Ausfluss?
- ○ Sind Sie Raucher?

Auswertung

0 Eine stille Entzündung ist unwahrscheinlich.

1 Eine stille Entzündung ist möglich, aber eher nicht massiv ausgeprägt.

> 2 Je höher die Punktzahl, umso wahrscheinlicher und ausgeprägter ist eine Entzündungsaktivität. Das gilt vor allem für Raucher oder Menschen mit einem größeren Bauchumfang. Seien Sie nicht frustriert, wenn Ihre Punktzahl hoch ist. Die gute Nachricht: Sie wissen jetzt, warum Sie erschöpft sind, und erkennen Auswege. Langfristig werden Sie mit dem ENERGY!-Programm nicht nur Energiemangel überwinden, sondern chronischen Krankheiten vorbeugen können. Das sollte Sie nicht nur trösten, sondern enorm motivieren.

Wichtig: Entzündungen sind die Antwort eines übereifrigen Immunsystems auf viele Faktoren und stehen oft mit einer »verrückt gewordenen Mastzelle« in Zusammenhang. Falls Sie in diesem Selbsttest eine hohe Punktzahl erreichen, lesen Sie das faszinierende Kapitel über Mastzellaktivierung (siehe Teil 1, Kapitel: *Todmüde von einer Sekunde auf die andere? – Das geheimnisvolle Mastzellaktivierungssyndrom*), ein Phänomen, das bisher viel zu oft unerkannt bleibt. Nicht mehr lange, hoffe ich!

Spickzettel für den Arztbesuch

Hinweise im Labor geben: CRP und high sensitive (hs)-CRP, Blutsenkungsgeschwindigkeit (BSG), Calprotectin und LPS-Antikörper (Endotoxine). Ohne gezielte Suche wüssten viele Menschen nicht einmal, dass in ihnen eine Entzündung ihr Unwesen treibt. Manchmal sind die Entzündungswerte leicht erhöht, manchmal liegen sie sogar noch im Normbereich, obwohl die stille Entzündung schon hektisch am Energielevel knabbert. Das Problem bei klassischen Entzündungswerten: Sie zeigen nur den »Entzündungs-Alarm« an, nicht die eigentliche Ursache. Deswegen ist aus der Erfahrung die präzise Anamnese, das Forschen nach Ursachen wie Verdauungsstörungen und anderen denkbaren Auslösern wichtig.

AUTOIMMUN-ERKRANKUNGEN – MÜDIGKEIT ALS LEITSYMPTOM

Der Körper ist Ihr allerbester Freund – nicht Ihr Feind!

Über die Welt rollt nicht nur ein Tsunami von Übergewicht, Krebs und Viren: Autoimmunkrankheiten wie Diabetes und Rheuma sind eine leise Epidemie und zählen nach Herzinfarkt, Schlaganfall und Krebs zu den häufigsten Krankheiten der Neuzeit, mit Hunderten von Krankheitsbildern. Der Durchmarsch dieser Krankheiten im vergangenen Jahrhundert in den Industrienationen verwundert nicht, hat er doch viel mit Ernährung und Darmgesundheit zu tun. Das »Leitsymptom«, das alle autoimmunen Krankheitsbilder eint, ist, Sie ahnen es: Müdigkeit. Sie ist oft verkanntes Warnzeichen und steht meist am Anfang einer schillernden Symptomkaskade.

Autoimmunkrankheiten sind *chronisch entzündliche Prozesse*, das heißt eine Art kleiner Bruder der stillen Entzündung. Je mehr Entzündungen sich im Körper befinden, je schwächer die Darmflora ist und je größer die Durchlässigkeit der Darmschleimhaut, je stärker der Körper mit toxischen Einflüssen oder Fremdlasten aus alten Viruserkrankungen (z.B. einer chronischen Herpesinfektion) belastet ist, umso größer ist die Wahrscheinlichkeit, dass das sonst solide arbeitende Immunsystem ein zerstörungswütiger Chaot wird.

Zentraler Auslöser ist also eine Störung im Immunsystem. Diese führt zum Verlust der Toleranz gegenüber dem eigenen Körpergewebe. Die treuen Immunbataillone, die Sie im gesunden Zustand vor Bakterien, Viren, Pilzen, Parasiten, Zusatzstoffen aus der Ernährung und Umwelttoxinen beschützen, werden betriebsblind und hilflos. Sie können nicht mehr zwischen *fremd* und *selbst* (altgriechisch: *autós*) unterscheiden. Das hat katastrophale Folgen. Anstatt die Außengrenzen des Körpers an Darm, Haut und Schleimhäuten (Mund, Nase, Augen, Lunge) wirksam zu schützen, attackieren die Elitetruppen des Immunsystems urplötzlich gesundes Körpergewebe. Dafür engagieren sie effiziente Auftragskiller: die Autoantikörper. Autoantikörperreaktionen sind, selbst wenn sie stark ausgeprägt sind, möglich, ohne dass Sie Symptome bemerken. Wissenschaftler sehen jedoch einen Zusammenhang zwischen anfallartiger Müdigkeit und der Produktion von Autoantikörpern.[17] Je mehr Geschütze aufgefahren, das heißt Autoantikörper gebildet werden, umso stärker wird der Energiehaushalt des Körpers durch die hohe autoimmune Aktivität belastet.[18] Unentdeckt und unbehandelt kann es durch diese Überreaktion zur Zerstörung befallener Organe kommen. Eine frühe Diagnose ist deshalb so wichtig.

Die heutige Definition von Autoimmunkrankheiten hält leider viele Menschen in dem falschen Glauben, der Körper sei ihr Feind. Viele Betroffene, vor allem Frauen, fühlen sich vom eigenen Körper verraten – und endlos müde. Dabei bin ich aus tiefstem Herzen überzeugt: Der Körper ist nicht der Feind. Er tut nichts, um Ihnen zu schaden. Er versucht mit aller Kraft, die gesunde Balance wiederherzustellen. Leider verlieren dabei potenziell einige Soldaten des Immunsystems die Beherrschung und reagieren über. Das tun sie, wenn sich verschiedene Faktoren wie ein düsteres Puzzle zusammenfügen.

Folgende Faktoren fördern das Entstehen einer Autoimmunkrankheit[19]:
- Mangelhafte Ernährung und Mikronährstoffversorgung[20]
- Verlust der intakten Darmschleimhautbarriere (Leaky-Gut-Syndrom)[21]
- Genetische Disposition

Im Folgenden stelle ich einige häufig übersehene Autoimmunkrankheiten vor. Allen gemein ist Müdigkeit als potenzieller Warnblinker. Außerdem verrate ich Ihnen wirklich zielführende Untersuchungen. Wichtig ist: *Jeder* bereits Betroffene sollte sich in die Hände eines erfahrenen, modern arbeitenden Arztes begeben und sich beherzt mit dem innovativen ENERGY!-Lösungsteil befassen. Dort gebe ich Ihnen praxisbewährte Strategien meiner Methode an die Hand, mit denen Sie Ordnung in ein verrücktes Immunsystem bringen, Strategien, die sich für alle Autoimmunkrankheiten gleichermaßen eignen und sogar in scheinbar hoffnungslosen Fällen helfen konnten (siehe Teil 2, Kapitel: *Gesunde Verdauung – Kleines Heil-ABC* und *Entgiften – aber richtig*).

SCHILDDRÜSE: HASHIMOTO-THYREOIDITIS

Die Schilddrüse wird in der medizinischen Routine oft vergessen oder nur halbherzig untersucht. Dabei bestimmen die Hormone der Schilddrüse die gesamte Stoffwechsellage des Organismus und dirigieren zahlreiche Körperfunktionen. Manche Ärzte bestimmen eher ein schmales Hormonprofil, arbeiten mit zu weit gefassten Normbereichen und suchen bei unauffälligen Basishormonwerten oft nicht gezielt nach Schilddrüsen-Antikörpern.[22] Hinzu kommt: Wenn die Drüse bereits schwächelt, wird das gerne übersehen, da sie trotz angekratztem Zustand noch relativ gut vor sich hin werkelt. Eine Unterfunktion der Schilddrüse (Hypothyreose) wird selten auf frischer Tat ertappt, genauso wie die autoimmun bedingte Entzündung der Schilddrüse, die Hashimoto-Thyreoiditis.[23] Beide saugen Energie, denn es werden zu wenig Schilddrüsenhormone produziert. So fehlt es an den wichtigsten Antreibern für Herzaktivität, Blutdruck und Energiestoffwechsel.

Eine frühe Diagnose der Hashimoto-Krankheit ist elementar, um die exzessive Produktion von Antikörpern aufzuhalten, Schäden am Organ und die Notwendigkeit der langen Einnahme von Medikamenten abzuwenden.[24] Bleibt die Chance zu handeln ungenutzt, schmilzt die Leistungskraft der Schilddrüse dahin wie Eis in der Sonne. Das Ende vom Lied sind eine autoimmune Schilddrüsenunterfunktion und ein Alltag, der vor Müdigkeit nur so strotzt.

Weitere Symptome der Hashimoto-Krankheit sind:

1. Haarausfall, trockene Haut
2. Unklare Gewichtszunahme
3. Verstopfung
4. Gelegentlich Halsschmerzen, Heiserkeit
5. Eingeschränkte Stresstoleranz, Kälteempfindlichkeit

Spickzettel für den Arztbesuch

Folgende Laborwerte haben sich in der Praxis bewährt. Es lohnt sich, frühzeitig Antikörper zu bestimmen. Eine Antikörperbildung geht Symptomen oft Jahre voraus.

- **TSH** (Thyreoidea-stimulierendes Hormon oder Thyreotropin) wird von der Hirnanhangsdrüse freigesetzt und stachelt die Schilddrüse zur Hormonproduktion an. Schwächelt die Schilddrüse, ist der TSH-Wert erhöht.
- **Freies T4 (FT4)** ist die Speicherform des biologisch inaktiven Schilddrüsenhormons T4 (Thyroxin). Es ist nicht an Proteine gebunden, zirkuliert *frei* im Blut und stimuliert unter anderem den Energiestoffwechsel der Zelle.
- **Freies T3 (FT3)** ist die *aktive* Form des Schilddrüsenhormons T3 (Trijodthyronin), der Treibstoff für die Energiekraftwerke der Zellen, die Mitochondrien. Er schwimmt frei im Blutstrom, klopft bei den Körperzellen an und treibt den Stoffwechsel an.
- **Reverses T3** ist die »Bremse«, die die Schilddrüsenfunktion hemmt, indem sie das freie T3 am Anklopfen an die Körperzellen hindert. So wird die Wirksamkeit der Hormonkraft reduziert oder komplett ausgeknockt.
- **Antikörper** gegen Thyreoglobulin (auch TAK genannt) und Antikörper gegen TPO Thyreoidale Peroxidase (auch MAK Mikrosomale Antikörper genannt) zeigen ein autoimmunes Geschehen an. Diese Antikörper greifen die Schilddrüse an und zerstören ihr Gewebe.

Der Antikörpernachweis im Blut sichert die Diagnose. Bei der frühen Form der Hashimoto-Krankheit können die Schilddrüsenwerte (TSH, FT3, FT4) noch in der Norm liegen, obwohl »normal« nicht zwingend ideal heißt. Der Test auf reverses T3 beziehungsweise das Verhältnis von freiem T3 zu reversem T3 ist aufschlussreich. Er zeigt, ob Sie viel freies T3 im Blut haben und Bäume ausreißen könnten oder ob zu viel reverses T3 Ihnen den Wind aus dem Energiesegel nimmt. Ein kräftiger Tritt auf die Energiebremse, das heißt ein zu hoher Wert von reversem T3, entsteht etwa durch Schwermetallbelastungen (Quecksilber, Blei, Arsen, Cadmium), extreme Diäten über Wochen oder längeres Fasten ohne ärztliche Betreuung. Starker Stress und exzessiver Sport mit Übertraining und Anstieg der Stresshormone können ebenfalls die Auslöser sein.

Obwohl ihr Arzt ihnen beste Blutwerte bescheinigte, klagen viele der von mir betreuten Menschen über Energiemangel. Kontrolliere ich Vorbefunde, wird klar: Oft wird nicht ausreichend gründlich im Labor gesucht oder Tests werden nicht kritisch genug bewertet. Hinzu kommt: Als die Normwerte für die Schilddrüse entwickelt wurden, hat man Messwerte auch von Menschen mit Schilddrüsenfunktionsstörungen bestimmt. Deshalb ist der Standard-Referenzbereich der Schilddrüsenwerte noch extrem weit – und unnormal verzerrt. Die Blutwerte können somit im »normalen« Bereich liegen, obwohl die Funktion gestört ist.

Als praxisbewährte »Normwerte« der Schilddrüse nach SI-Einheiten können aus Erfahrung gelten:

- TSH 1–2 mU/l
- Freies T4 > 14 pmol/l
- Freies T3 > 7 pmol/l

Liegen die Werte darüber oder darunter, ist das ein Warnsignal für eine potenzielle Schädigung der Schilddrüse. Kramen Sie in alten Befunden, und packen Sie unbedingt die Lupe aus. Falls Sie sich extrem müde fühlen und eine Auffälligkeit vermuten, lassen Sie sich von Ihrem behandelnden Arzt erneut umfassend testen und beraten. Und: Nehmen Sie die Tipps aus dem ENERGY!-Praxisteil des Buches ernst.

Apropos ernst nehmen: Wenn die Schilddrüse aus der Balance gerät, leiden auch die Nebennieren (siehe Teil 1, Kapitel: *Ausgebrannte Nebenniere – die schleichende Müdigkeit*). Oft nimmt die Nebenniere die Schilddrüsenstörung zu »ernst« und heizt die Produktion von Stresshormonen (etwa Cortisol) an, um die Schilddrüsenunterfunktion auszugleichen. Dann gesellen sich zur Energielosigkeit auch noch Schlaflosigkeit und innere Anspannung. Wie verstörend lang und leidensreich der Weg zur Diagnose sein kann, verrät uns folgender Patientenfall. Es ist die kurze Geschichte der »vergessenen Schilddrüse« einer besonders liebenswerten Patientin.

Patientenfall

Delia • 32 Jahre • Rechtsanwältin

Delia breitete bei unserem ersten Termin unzählige Arztbriefe und Laborbefunde vor mir aus und hoffte auf eine Antwort auf ihre rätselhafte Energielosigkeit. Mit überraschender Gelassenheit sagte sie zu mir: »Vielleicht fällt Ihnen ja was ein! So geht es nicht mehr weiter!« Delia boxte sich seit einigen Jahren mit Müdigkeit durchs Leben, sie fühlte sich, als würde sie »in Zeitlupe« leben. Sie war oft so schlapp, dass sie soziale Kontakte herunterschraubte und vereinsamte. Außerdem litt sie an Haarausfall und hatte Probleme, Gewicht zu verlieren.

Die gängigen Untersuchungen brachten wiederholte »Bei-Ihnen-ist-alles-in-bester-Ordnung«-Ergebnisse. In ihrer Verzweiflung folgte Delia dem Rat einiger Ärzte, sich in eine Psychotherapie zu begeben, und verbrachte mehrere Monate in Kliniken, »um Stress abzubauen«. Auf mich wirkte sie wie ein Musterexemplar an Optimismus und Zuverlässigkeit, sie erschien seriös, extrem lustig und lässig zugleich. Ihr letzter Psychotherapeut riet ihr, sich auf die körperliche Ursachensuche und die Optimierung ihres Lebensstils zu konzentrieren. Seit Jahren rauchte sie nicht mehr, sie trank keinen Alkohol und ernährte sich vegetarisch mit viel Bio-Vollkornprodukten und Käse.

Ihr Ernährungsprotokoll ergab: Delia liebte Vollkorntoast mit Marmelade zum Frühstück, und das Käsebrot war ihr treuer Begleiter im Job. Gemeinsam wühlten wir uns weiter durch ihre Vorbefunde und letzten Labortests, die allesamt »Normalwerte« spiegelten. Dabei fiel mir jedoch auf, dass ihre Schilddrüsenwerte zwar offiziell im Normbereich, aber nicht im optimalen Bereich lagen. Ein Schilddrüsenwert (FT3) war hochgradig verdächtig für eine beginnende Unterfunktion der Schilddrüse, die auch den Haarausfall und die Gewichtsprobleme erklären würde. Zur Ursachensuche bestimmte ich deswegen die Schilddrüsen-Autoantikörper und klärte eine Glutenintoleranz ab. Das Ergebnis im Labor ergab Antikörper gegen Schilddrüsengewebe (TPO) und gegen Gluten. Damit hatten wir zügig eine fast schon banale Erklärung für Delias Müdigkeit: Sie litt an einer Autoimmunerkrankung der Schilddrüse und vertrug kein Gluten, das sie aber über Jahre in ihrem geliebten Vollkornbrot täglich verzehrte und so die Autoimmunkrankheit düngte.

*In den folgenden Monaten ernährte sie sich darmgesund und antientzündlich nach dem Prinzip der ENERGY!-Ernährung. Dabei verzichtete sie auf Gluten und Milchprodukte, die durch eine molekulare Mimikry einen autoimmunen Prozess in Gang halten können. Zusätzlich nahm sie verdauungs-, immun- und schilddrüsenstärkende Nahrungsergänzung ein aus Bitterstoffen, Glutamin, Pro- und Präbiotika, B-Vitaminen, Algenölen, Selen, Zink, Eisen, Jod, Vitamin C und Vitamin D. Da guter Schlaf für die Hormonproduktion und die Entgiftungsarbeit der Leber unabdingbar ist, empfahl ich Delia, sich intensiv um ihren Schlaf und ihre Regeneration zu kümmern (siehe Teil 2, Kapitel: **Gut schlafen – das Geheimnis der Regeneration**). Dabei nahm sie anfangs auch die Schlafbeere Ashwagandha ein (siehe Teil 2, Kapitel: **Sanftes Doping aus der Natur**) und pflegte Guter-Abend-Rituale.*

Schon nach einigen Wochen fühlte sie sich weniger erschöpft. Plötzlich hatte sie wieder Freude daran, mit Freunden ins Café zu gehen, kleidete sich neu ein, interessierte sich für eine Partnerschaft und nahm am Leben teil. Nach etwa neun Monaten waren die Schilddrüsen-Antikörper im Blut komplett rückläufig, Haarausfall und Gewichtsprobleme ebenso. Delia ist dem ENERGY!-Ansatz bis heute treu, mit Erfolg. Müdigkeit ist seitdem kein

Thema mehr für sie. Dieser Fall belegt – wie viele andere –, dass Zweifel an der Auffassung, dass Autoimmunkrankheiten durch eine zusätzliche Lebensstilintervention nicht positiv beeinflussbar sind, ihre Berechtigung haben. Eine ganzheitliche Therapie, die potenzielle Auslöser der Immunreaktion ausschaltet, kann den autoimmunen Prozess zumindest zum Stillstand bringen und dabei helfen, Energie zurückzuerobern. Zudem gibt es spannende neue Forschungsergebnisse zur sogenannten therapeutischen Apherese, das heißt dem Ausleiten von Antikörpern oder anderen Schadstoffen über eine Art Dialyseverfahren, die auch bei therapieresistenten, schweren Fällen vielversprechend sind.[25]

NERVENSYSTEM: MULTIPLE SKLEROSE (MS)

Die Nervenzellen des Körpers werden von Myelin, einer starken Biomembran, vor schädlichen Einflüssen geschützt. Bei Multipler Sklerose (MS) ist diese Myelinhülle in Gehirn und Rückenmark durch entzündliche Veränderungen geschädigt, sie »sklerosiert«. Durch die entzündlichen Herde wird der Energiestoffwechsel in den Zellkraftwerken gelähmt. Das provoziert den extremen Energiemangel. Die typischen Beschwerden treten meist als »Wiederholungstäter« in Schüben und in vielschichtigen Kombinationen auf und verschwinden meist von allein wieder komplett. Als Auslöser für MS werden aktuell auch eine gestörte Darmflora[26] und Toxine wie Schwermetallbelastungen diskutiert[27].

Symptome der Multiplen Sklerose können sein:
- Müdigkeit
- Empfindungsstörungen, z. B. Taubheit oder nadelstichartige Empfindungen
- Störungen von Koordination und Bewegung, Konzentration und Gedächtnis
- Muskuläre Schmerzen und Schwäche

- Probleme beim Schlucken und Sprechen
- Augenschmerzen, insbesondere bei Augenbewegungen, entzündeter Sehnerv
- Verdauungsstörungen
- Starker Juckreiz, vor allem im Nacken

Spickzettel für den Arztbesuch

Treten solche Symptome wiederholt auf, wird die Diagnose durch Neurologen und eine Bildgebung, die Magnetresonanztomographie (MRT), beim Radiologen gesichert. Im Bild zeigen sich typische Entzündungsherde im Gehirn und/oder Rückenmark (MRT von Gehirn und/oder Wirbelsäule). Die Therapie der MS sollte über den Facharzt für Neurologie geführt werden, aber *immer* in Kombination mit ganzheitlichen, innovativen Heilmethoden. So ist aus meiner Erfahrung sogar ein erfolgreicher Stillstand der Erkrankung möglich.

Patientenfall

Fiona • 42 Jahre • Buchhändlerin

Als mich Fiona, eine liebenswürdige Familienmutter und Buchhändlerin, aufsuchte, war die Diagnose Multiple Sklerose bereits gesichert. Sie litt zudem unter Arbeitsdruck, die Konkurrenz durch das Internet machte ihr zu schaffen, und sie fühlte sich häufig deprimiert und ängstlich. Fiona beklagte extreme Müdigkeit, Muskelschwäche, Schlaf-, Konzentrations- und Gefühlsstörungen sowie Sehstörungen, zudem war sie ständig gebläht. Ich lud sie ein, sich auf eine Zeitreise zu begeben: Was hatte sich in ihrem Leben vor ihrer Erkrankung ereignet? Sie erinnerte sich, dass sie zwei Jahre zuvor den Buchladen von ihrem Vater übernommen hatte und unter dem hohen Druck anfällig für Infekte gewesen war. Dabei erlitt sie eine schwere Gürtel-

rose (Herpes-Zoster-Infektion) mit Nervenschmerzen, die unter Medikamenten innerhalb von 14 Tagen abgeklungen war. Eine Nahrungsergänzung mit B-Vitaminen zur Nervenregeneration und Vitamin D zur Unterstützung des Immunsystems hatte man ihr leider nicht empfohlen. Zwei Jahre später brach die MS aus.

Eine Behandlung mit Medikamenten hatte sie anfangs abgelehnt, dann aber wegen der Stärke der Beschwerden eine medikamentöse Therapie begonnen. Ihr Lebensstil: Sie rauchte nicht, trank selten Alkohol (sie liebte Eierlikör) und fuhr gerne Rad. Aber die Ernährung war auffällig: Sie aß unregelmäßig und verzehrte viele zucker- und kohlenhydratreiche Nahrungsmittel wie Müsli am Morgen, Brötchen zum Mittagessen, Trockenobst und Süßigkeiten zwischendurch. Abends mit der Familie gab es meist Brot mit Salat, seltener warmes Essen. Gekocht wurde vor allem am Wochenende. Es fiel ihr schwer, der tröstlichen Anziehungskraft von Eiscreme, ein paar Donuts oder rohem Kuchenteig zu widerstehen, sie schienen ihre Ängste etwas zu besänftigen.

Ähnlich wie bei vielen anderen Patienten war das »Routinelabor« unauffällig, und man hatte ihr eine Psychotherapie empfohlen. Mein Ziel war jedoch herauszufinden, was im Hintergrund der MS tobte. Ich veranlasste eine Antikörper-, Stuhl- und Labordiagnostik: Dabei ließ sich eine Sensitivität gegenüber Gluten und Milch nachweisen, außerdem hohe Entzündungsparameter, erhöhte Quecksilberwerte, eine gestörte Darmflora, die ich erwartet hatte, ein massiver Mangel an Makro- und Mikronährstoffen (an den Vitaminen D, B6, B12 und Folsäure sowie an Selen, Coenzym Q10 und Omega-3-Fetten) und eine Fehlfunktion der Mitochondrien. Außerdem waren die Langzeit-Antikörper gegen die Herpes-Zoster-Infektion fast hundertfach erhöht. Das war ein entscheidendes Indiz: Die immens hohe Virusbelastung über Jahre, der enorme Stress und die reduzierte Abwehrkraft durch die gestörte Darmflora hatten die Erkrankung wie einen Sturm heraufbeschworen. Und noch etwas fiel auf: Fiona hatte mehrere Amalgamfüllungen und einen festen Metall-Retainer (einen Zahnstabilisator der Frontzähne) nach einer Zahnkorrektur im Unterkiefer. Da ein Zusammenhang zwischen einer hohen Quecksilberbelastung und Multipler Sklerose sowie anderen Autoimmunkrankheiten vermutet wird, sollte auch hier etwas geschehen.

Als Therapieziele definierte ich: 1. Reduktion der chronischen Virusbelastung als Treiber der entzündlichen Kaskade und Immunschwäche, 2. Ernährungsumstellung und Stressabbau mit dem ENERGY!-Programm und zeitgleicher Darmsanierung, 3. nachfolgend die Entfernung aller Metalle aus dem Mund und eine intensive Entgiftung, 4. zunächst weitere Therapie mit Medikation. Von der weiteren Medikamenteneinnahme und vor allem der Entfernung der Metalle war Fiona anfangs nicht begeistert, aber sie verstand die Notwendigkeit. Ich erklärte ihr, dass Metalle im Mund, die über den Speichel in den Körper gelangen, im Einzelfall als Auslöser von Erschöpfung und entzündlichen Erkrankungen diskutiert werden. Fiona legte los. Bereits nach vier Wochen ENERGY!-Ernährung (ohne Gluten und Milch), Behebung der Mikronährstoffmängel, Medikation, Darmsanierung und Bitterstoffe zur Anregung der Verdauung verbesserte sich ihr Energieniveau um 50 Prozent, und sie begann wieder mit dem Fahrradfahren. Sieben Wochen nach Therapiestart waren Gefühls- und Sehstörungen behoben. Drei weitere Monate später empfahl ich Fiona, die vorsichtige, sachgemäße Entfernung des Retainers und des Amalgams anzugehen. In ihrem Fall ein Volltreffer! Ihre Müdigkeit und die entzündlich kleinen weißen Narben (»Marklagerläsionen«) waren im MRT (Kernspinuntersuchung) fast komplett reduziert, nachdem sie die Mundhöhle »metallfrei« saniert hatte.

Nach weiteren sechs Monaten, in denen sie in ENERGY!-Ernährung, Darmaufbau und Mikronährstoffgabe konsequent blieb, erfolgte eine sanfte, umweltmedizinische Ausleitung von Schwermetallen. Im letzten Kontroll-MRT waren dank des ausgeklügelten und innovativen Therapiekonzepts die Entzündungsherde im Gehirn nicht mehr nachweisbar. Müdigkeit, Konzentrations- und Schlafstörungen waren behoben. Fiona hatte wieder Kraft für Familie, Freunde und ihr Geschäft. Sie wurde mehr als ein Jahr weiter beobachtet. Unter konstant weiterlaufender ENERGY!-Ernährung und einer Gabe von Makro- und Mikronährstoffen waren keine Nebenwirkungen durch die Medikation feststellbar, die Dosis konnte bereits deutlich reduziert werden. Bis heute ist Fiona symptomfrei. Bei ihrem letzten Termin sprudelte sie vor Energie und Lebensfreude.

BAUCHSPEICHELDRÜSE: DIABETES MELLITUS TYP 1

Der sogenannte Typ-1-Diabetes wird durch Antikörper ausgelöst, die die Bauchspeicheldrüse angreifen. Wenn man die Krankheit früh feststellt, wird die Prognose deutlich verbessert. Leider wird auch hier zu oft versäumt, die Antikörper zu bestimmen. Müdigkeit ist ein klassisches Warnzeichen für Diabetes. Zwar zirkelt viel energiereiche Glukose im Blut, sie kann aber nicht adäquat in die Zellen eingeschleust werden, um verwertet zu werden. Deswegen entsteht innerhalb der Zellen ein Energiedefizit.

Diabetes Typ 1 ist trotz Namensgleichheit mit Diabetes Typ 2 eine eigenständige Krankheit. Bei Typ-1-Diabetes kommt es zu einer Zerstörung bestimmter Zellen der Bauchspeicheldrüse (β-Zellen), die das zuckersenkende Hormon Insulin produzieren. Deshalb muss Typ 1 *immer* mit Insulin und nicht mit oralen Antidiabetika therapiert werden. Heute wissen wir, dass Typ-1-Diabetes in jedem Alter auftreten kann. Bei älteren Menschen wird er als LADA (Late-onset Autoimmune Diabetes in the Adult) bezeichnet.

Symptome von unbehandeltem Diabetes mellitus Typ 1 können sein:
- Müdigkeit
- Starkes Durstgefühl, Harndrang und häufiges Wasserlassen (Polyurie)
- Trockene, juckende Haut
- Gewichtsverlust
- Wundheilungsstörungen
- Infektionsneigung (z. B. Harnwegsinfekte, Fußpilz oder andere Hautinfektionen)
- Zahnfleischentzündung, Parodontitis
- Sehstörungen
- Mundgeruch (Azetongeruch im Atem, erinnert an überreifes Obst)

Spickzettel für den Arztbesuch

- **Klassische Diabetes-Laborwerte:** Nüchternblutzucker, Insulin, C-Peptid, HbA1C (Blutzuckerlangzeitgedächtnis).
- **Antikörper gegen Glutamatdecarboxylase (GAD65):** Diese Antikörper sind entscheidend für die Differentialdiagnose zu Typ-2-Diabetes. Positive Befunde nageln die Diagnose fest, negative schließen den Typ-1-Diabetes aber nicht zu 100 Prozent aus. Zur finalen Klärung testet man auf Antikörper gegen Inselzellen oder Insulin (bei Jugendlichen oft erhöht).

Achtung: Der für die Diagnose von Diabetes verwendete Orale Glukosetoleranztest (OGTT) bringt Ihren Arzt hier *nicht* weiter.[28] Denn: Der Test kann Werte liefern, die für Typ-2-Diabetes sprechen und so Ihren Arzt auf die falsche Fährte bringen. Man geht davon aus, dass etwa 20 Prozent aller Patienten mit Diagnose Diabetes Typ 2 in Wirklichkeit Typ 1 haben. Deswegen: Bestehen Sie bei Diabetesverdacht oder im Erkrankungsfall auf die Abnahme der Autoantikörper. So kann eine unnötige und falsche Therapie[29] mit fatalen Folgen für die Langzeitprognose verhindert werden[30].

GELENKE: RHEUMATOIDE ARTHRITIS (RA)

Die Rheumatoide Arthritis ist eine chronisch-entzündliche Autoimmunkrankheit, die vor allem die Gelenke befällt, aber potenziell auch andere Organe »anknabbert«, wie zum Beispiel Herz, Gefäße und Lunge. Die Entzündungen sind der Motor für Müdigkeit, Schwäche und Abgeschlagenheit.[31] Die Erkrankung verläuft in Schüben und kann zu Gelenkzerstörung führen, mit dem drohenden Schreckgespenst Invalidität. Daher sind Frühdiagnose und zügiges therapeutisches Einschreiten des

Facharztes für Rheumatologie und die Veränderung des Lebensstils essenziell[32], um Lebensqualität und Gelenkfunktionen zu retten.

Symptome der frühen Rheumatoiden Arthritis[33] können sein:

- Müdigkeit
- Eingeschränkte körperliche und psychische Belastungstoleranz, Schwäche
- Gegebenenfalls Gewichtsverlust und erhöhte Temperatur
- Schubartige Gelenkschmerzen und -schwellungen, vor allem im Bereich der Finger- und/oder Zehengrundgelenke, an drei oder mehr Gelenken über mindestens sechs Wochen, »schmerzhafter Händedruck«
- Symmetrischer Gelenkbefall (Hände und/oder Füße klassisch)
- Morgensteifheit der Gelenke (kritisch bei einer Dauer von über einer Stunde)
- Im späteren Verlauf: potenzielle Deformitäten der Gelenke, »Rheumaknoten«, das heißt gummiartige Knötchenbildung an den Streckseiten der Gelenke, Betroffenheit von Herz-Kreislauf-System oder Lunge

Spickzettel für den Arztbesuch

Bereits der Hausarzt kann Sie auf folgende Werte testen:

- **Bluttest auf Rheumafaktor IgG, IgM, IgA** (verschiedene Antikörper)
- **CCP-Autoantikörper** (fast unaussprechbar: cyklisch-citrulliniertes Peptid)
- **C-reaktives Protein** (hs-CRP, hochsensitives CRP, zeigt an, ob eine Entzündung vorliegt, gibt außerdem Hinweise auf das Risiko von Herz-Kreislauf-Erkrankungen)
- **ANA-Screening:** Antinukleäre Antikörper (ANA) sind Autoantikörper, die gegen körpereigene Strukturen des Zellkerns gerichtet sind. Sie sind Marker bestimmter Autoimmunkrankheiten und können vor Beginn von Symptomen auffällig sein.[34]

- **Bildgebung der Gelenke:** Der Arzt macht einen Gelenkultraschall (Arthrosonographie) oder er veranlasst, falls das nicht möglich ist, zügig eine Röntgenaufnahme von Händen und Füßen beidseits in zwei Ebenen. Eine Bildgebung ist sinnvoll, nicht nur zur Diagnose, sondern auch, um den Krankheitsverlauf sauber zu dokumentieren.

Interpretation: Ist der ANA-Test positiv und sind die anderen Tests unauffällig, spricht viel gegen eine Rheumatoide Arthritis. Ein signifikant erhöhter ANA-Wert bringt Sie dennoch weiter, denn es gibt andere rheumatische Krankheiten wie Lupus erythematodes oder das Sjögren-Syndrom, die ebenfalls mit erhöhten ANA-Werten einhergehen.[35] Um Ihre Verwirrung zu vergrößern: Bei manchen Formen der Rheumatoiden Arthritis zucken die Laborwerte anfangs gar nicht. Wichtig ist es, beim Auftreten von Beschwerden keine Zeit zu verlieren, die Diagnostik auf den Weg zu bringen und nach einigen Monaten unbedingt zu wiederholen. Auch bei fehlender eindeutiger Diagnose, aber anhaltenden Beschwerden wie Müdigkeit und Gelenkschmerzen sollten Sie mit den Strategien aus Teil 2 loslegen (siehe Kapitel: *Der richtige Rhythmus, Die Kraft der Ernährung, Gesunde Verdauung – Kleines Heil-ABC* und *Entgiften – aber richtig*) und mit denen aus Teil 3 (*Das-30-Tage-ENERGY!-Programm*).

Wichtig: Oft lassen sich bei »typisch« rheumatischen Beschwerden im Blut keine Antikörper nachweisen. Rheumatologen sprechen dann von einer seronegativen Erkrankung – negativ im Blutserum. Aus meiner Erfahrung als Rheumatologin hat es sich bewährt, grundsätzlich immer andere Ursachen auszuschließen. Nicht selten haben sich problematische »Rheumafälle«, die nicht auf die klassische Therapie ansprachen, als nicht erkannte Infektion oder Zahnherde[36] herausgestellt. Mit einer Ausheilung des Darms, Entgiftung, Zahnherdsanierung und adäquater Erregertherapie ließ sich das »Rheuma« erfolgreich abstellen. Man muss »nur« nach Ursachen suchen … und tiefer tauchen.

DÜNNDARM: ZÖLIAKIE

Die Zöliakie ist genetisch bedingt und wird durch eine autoimmune Entzündungsreaktion im Dünndarm provoziert.[37] Antikörper zerstören dabei die Darmzotten, die fingerartigen Ausstülpungen der Dünndarmschleimhaut, also ihre Resorptionsfläche. Auslöser dieses autoimmunen Gemetzels mit Bildung von Antikörpern ist *Gluten*. Durch die Entzündung und Zerstörung der Darmzotten verliert der Körper auf zweierlei Arten seine Energie: Zum einen ist die Entzündung eine »Energieschlingpflanze«, und zum anderen fehlt es an Darmzotten, um all die wichtigen Makro- und Mikronährstoffe aus dem Nahrungsbrei herauszufischen.

Was genau ist nun dieser Auslöser? Gluten ist eine Eiweißgruppe, die in vielen Getreidesorten vorkommt: Weizen, Dinkel, Roggen, Gerste, Kamut, Einkorn und Emmer. Hafer enthält von Natur aus kein Gluten[38] (es gibt glutenfrei arbeitende Produktionsstätten, die eine Kontamination des Hafers verhindern können – Produkte aus dieser Produktion sind dann als glutenfrei gelabelt[39]). Gluten, auch als Klebereiweiß bezeichnet, hält den Teig in Form und gibt Backwaren eine angenehm locker-fluffige Struktur. Wegen dieser Eigenschaften wird es gerne als Binde- und Füllmittel eingesetzt und findet sich nicht nur in Backwaren aus glutenhaltigem Getreide wie Brezeln, Gebäck, Kuchen, Crackern, Nudeln, Müsli und Waffeln, sondern auch in Nahrungsmitteln und Produkten, in denen man es nicht vermutet: in Alkohol, Brühwürfeln, Fertigprodukten (etwa Kartoffelpüree, Saucen), Rührei im Restaurant, Süßigkeiten, Nahrungsergänzungen, »natürlichen Aromastoffen«, Backpulver, »Speisestärke«, Stabilisatoren, Zitronensäure oder in Körperpflege- und Kosmetikprodukten. Aber auch Briefmarken und -umschläge, die Sie ablecken, sind mit Gluten belastet. Gluten ist ein »Ich-steck-fast-überall-drin-Schurke«. Deswegen ist es wichtig, eine »Gluten-Spürnase« zu werden, sich selbst zu testen (siehe Teil 3: *30-Tage-ENERGY!-Programm*) und testen zu lassen, ob Sie ein Problem damit haben oder nicht.

Das Drama besteht darin, dass erste Anzeichen, die auf ein Problem mit Gluten hinweisen, oft nicht als solche erkannt oder bagatellisiert werden. Sind sie nur schwach, werden meist andere Ursachen für die Beschwerden verantwortlich gemacht. Typischerweise kann es nach dem Auftreten von Symptomen wie Müdigkeit Jahre dauern, bis die Diagnose Zöliakie gestellt wird. Schlimmer noch: Bei vielen Menschen wird sie nicht nur zu spät, sondern *nie* gestellt, was zu Folgebeschwerden und -krankheiten (siehe unten) führen kann.

Symptome der Zöliakie[40]:

- Müdigkeit
- Eingeschränkte körperliche Belastbarkeit
- Reduzierte geistige Leistungskraft (»Nebel im Gehirn«)
- Angstzustände und Depression
- Verdauungsprobleme (Sodbrennen, Durchfälle, Verstopfung, Blähungen und Blähbauch nach den Mahlzeiten, heller, faulig riechender Stuhl)
- Nährstoffmangel, wie zum Beispiel: Folsäure, Eisen und Vitamin B12 (Anämie); Zink (»weiße Flecken auf Fingernägeln«, erhöhte Infektneigung); Vitamin D (verminderte Knochendichte, sogar im jüngeren Alter, bis hin zu Knochenschwund, Osteoporose); Vitamin K (Neigung zu Blutungen, »blaue Flecken«); Vitamin A (trockene Haut und Schleimhäute, verminderte Sehkraft, Nachtblindheit); Omega-3-Fettsäuren (trockene Haut, Schleimhäute, verminderte Belastbarkeit, schlechte Sehkraft)

Außerdem hat Zöliakie manchmal zur Folge:

- Frühgeburt
- Kleinwuchs, Störungen in der Entwicklung, späte Pubertät
- Unerklärliche Unfruchtbarkeit, wiederholte Fehlgeburten
- Muskelschwäche (»Sport fällt schwer«)
- Unklar erhöhte Leberwerte im Blut (Leberenzyme: Transaminasen)
- Unklarer Gewichtsverlust
- Gelenkschmerzen, Gelenkschwellungen (Arthritis)
- Unklare Hautausschläge (Dermatitis herpetiformis)
- Zahnverfärbungen oder Zahnschmelzverlust

Spickzettel für den Arztbesuch

Lange bestand die einzige Chance auf eine belastbare Diagnose nur über eine Gewebeprobe (Biopsie), die im Rahmen einer Magen-Darm-Spiegelung (Endoskopie) gewonnen wird. Zum Glück gibt es inzwischen Blut- und Stuhltests, die bei der Diagnose helfen.[41]

Antikörpernachweis: Anti-Gliadin-Antikörper (AGA) und Desaminierte Gliadin-Antikörper (DGA) als Suchtest in Blut und Stuhl. Latente Glutenunverträglichkeiten lassen sich mit dem Nachweis von Anti-Gliadin- sowie Anti-Transglutaminase-Antikörpern erkennen. Die wiederholte Abnahme (optimal sechs Monate nach dem ersten Test) ist angeraten. Ist der Test positiv, sollte eine Darmspiegelung erfolgen und optimal lebenslang auf Gluten verzichtet werden.

Bei auffälliger Gewebeprobe ist die Diagnose klar. Sind die Antikörpertests negativ, kann das Blut zusätzlich auf bestimmte Gene untersucht werden (HLA-DQ2 oder HLA-DQ8). Ist dieser Test auffällig, ist die Diagnose einer Zöliakie sehr wahrscheinlich.

Bei den Bluttests ist aber Vorsicht geboten: Auch wenn Ihre Werte im Normbereich liegen, kann eine Zöliakie bestehen. Manchmal bleibt diese Erkrankung über Jahre »stumm«, selbst wenn sie die Darmschleimhaut bereits schädigt.[42] Es kann sogar sein, dass Sie von Verdauungsbeschwerden verschont werden und sich nur etwas schlapp fühlen. Nehmen Sie weiterhin unbekümmert und oft Gluten zu sich, schreitet die Erkrankung voran, bis sie sich mit heftigen Beschwerden bemerkbar macht. Deswegen ist es so wichtig, den Praxisteil aus ENERGY! umzusetzen, er wird Ihnen Klarheit darüber verschaffen, ob Sie in Zukunft auf Gluten verzichten sollten.

Zugegeben: Das macht anfangs keinen Spaß. Ich selbst habe lange im kulinarischen Schlaraffenland Italien studiert und liebe gute Pasta über alles. Betroffene machen meist zu Beginn komische Erfahrungen mit industriell gefertigten glutenfreien Backwaren auf dem Markt, Keksen mit der Konsistenz von Ziegelsteinen, die bröseln, krümeln, trocken und ungewohnt schmecken. Man kämpft sich aus der Komfortzone in eine neue Welt. Dieser Weg ist nicht einfach. Außerdem kosten glutenfreie Produkte, die schmecken, oft mehr.

Ich bin bestürzt darüber, dass das Thema »glutenfrei« oft noch als hypochondrischer Hype abgetan wird, den die Industrie angeblich beflügelt. Meine Erfahrung zeichnet da ein anderes Bild: Glutenunverträglichkeit ist rapide auf dem Vormarsch.[43] Sie ist Mitursache für viele Gesundheitsprobleme, Müdigkeit und Energiemangel inklusive. Deshalb gibt es eine steigende Nachfrage, und Supermarkt- und Discountbetreiber sind gut darin beraten, sie mit hochwertigen, fein schmeckenden und zusatzstoffarmen Produkten zu decken.

Zumal Menschen mit Zöliakie nicht die Einzigen sind, die von einer glutenfreien Ernährung profitieren. In den letzten Jahren ist man einer weiteren Erkrankung auf die Spur gekommen: der Glutensensitivität.[44] Man geht davon aus, dass 30 Prozent der Bevölkerung betroffen sind, nicht wenige Wissenschaftler vermuten deutlich höhere Zahlen. Betroffene leiden nach dem Verzehr von Gluten unter Symptomen wie Müdigkeit, Konzentrationsmangel, Stimmungsschwankungen, Schwellungen der Nasenschleimhaut, Verdauungsbeschwerden, Muskel- und Gelenkschmerzen, Kopfschmerzen oder Hautausschlag.[45] Die beste und einfachste Methode zur Diagnostik ist – Sie müssen jetzt tapfer sein – das Meiden von glutenhaltigen Produkten (das gilt also auch für das Bio-Einkornbrötchen) während eines gewissen Zeitraums, mindestens 14, besser 21 Tage. Verflüchtigen sich Müdigkeit, Gelenk- beziehungsweise Kopfschmerzen oder Verdauungsbeschwerden – willkommen im Club. Die Details, wie Sie Glutenverzicht einfach umsetzen können, erkläre ich im Praxisteil des Buches (siehe Teil 3: *Das-30-Tage-ENERGY!-Programm*). Wie oft erlebe ich, dass Patienten berichten, wie ihnen allein die Ernährungsumstellung zu Lebensqualität und -energie verhilft. Immer wieder ein befriedigendes Erlebnis.

Patientenfall

Antonella • 34 Jahre

An dieser Stelle möchte ich Ihnen einen kuriosen Fall erzählen, über den ich bei der Recherche zu diesem Buch gestolpert bin.[46] Dabei geht es um eine 34-jährige Patientin mit Zöliakie. Ich habe sie für uns »Antonella« getauft. Die Blutwerte für Zöliakie waren bei ihr extrem hoch. Eine Endoskopie ergab einen »völlig glatt rasierten Dünndarm«, alle Zotten (Falten der Darmschleimhaut) waren atrophiert, also zu Grunde gegangen. Vor der Diagnose litt Antonella, die als Kind immer die Kleinste in der Klasse gewesen war, unter extremer Müdigkeit, Haarausfall und Knochenschwund. Die Ärzte verordneten eine glutenfreie Ernährung. Ein Jahr später, bei der Kontrolle, ging es ihr in keiner Weise besser. Auch die Blutwerte und die Darmspiegelung zeigten keinen Therapieerfolg. Man fragte sie, ob sie sich an die Empfehlungen hielt, und sie beharrte darauf, dass sie pingelig beim Essen war.

Schließlich stellte sich heraus, dass die Frau jede Woche zur Kommunion in die Kirche ging. Daraufhin analysierte man, dass in diesem Fall einer schweren Zöliakie nur eine winzige Menge an Gluten ausreichte, um die Frau chronisch müde und krank zu machen. Ein Jahr später und ohne Einnahme einer glutenhaltigen Hostie hatte Antonella ihre Energie und volles Haar zurück, die Knochendichte hatte sich deutlich gebessert, Bluttest und Darmzottenschwund hatten sich normalisiert.

Deswegen ist es sinnvoll, bei nachweislicher Zöliakie unbedingt auf Gluten zu verzichten. Es darf in einem solchen Fall keine »Schummeltage« geben. Die gute Nachricht: Sie haben, wenn Sie betroffen sind, exzellente Chancen, dass es Ihnen ohne Gluten schwindelerregend schnell besser geht. Es gibt in Kirchengemeinden auch glutenfreie Kommunion, Sie sollten bei Bedarf danach fragen!

DER HOFFNUNGSSCHIMMER

Die »erste« Autoimmunkrankheit, die sich im Körper entwickelt, öffnet nicht selten einer weiteren Tür und Tor. So zerrt auch die Zöliakie oft Artgenossen wie Diabetes Typ 1 oder Hashimoto-Thyreoiditis auf die Bühne.[47] Das heißt, wenn Sie an einer Autoimmunkrankheit leiden, ist es notwendig, ein Problem mit Gluten abzuklären und die Ernährung entsprechend anzupassen. Mittlerweile bin ich davon überzeugt: Eines Tages wird es als Kunstfehler gelten, wenn man Autoimmunkranke, egal an welcher Krankheit sie leiden, nicht auf eine Glutenunverträglichkeit testet und Ernährung, Darmsanierung und Entgiftung als individuell passende Zusatztherapie einsetzt. Nicht verzweifeln! Denn: Mithilfe dieses Buches können auch Sie das Ruder herumreißen.

Oft werden Zweifel an der Irreversibilität der autoimmunen Prozesse gestreut. Dann heißt es: »Da lässt sich nichts machen!« Autoimmunkrankheiten werden leider in der klassischen Medizin bisher eher verwaltet, statt dass man der autoimmunen Dynamik den Stecker zieht. Hier kann ich als Rheumatologin neue Hoffnung geben: Es braucht Brandbeschleuniger *von außen*, die den krankhaften Immunprozess anschüren und am Köcheln halten. Die Ursachen von Autoimmunkrankheiten sind meist noch wenig verstanden. Beseitigt man allerdings systematisch die immunologischen Anheizer – heilt man etwa kranke Darmschleimhautbarrieren aus, reduziert Stress, beseitigt Störfelder im Mund, kuriert Infektionen aus, streicht immunologisch reizende Nahrungsmittel wie Gluten oder Milchprodukte vom Speiseplan und setzt auf sinnvolle Ernährung und Nahrungsergänzungen –, kann der Autoimmunprozess ausgebremst werden.[48] In diesem Sinne wird dieses Buch Sie liebevoll an die Hand nehmen. Es hilft Ihnen dabei, die Auslöser für Ihre Beschwerden zu erkennen und sie in einem zweiten Schritt aus Ihrem Leben zu verbannen. Im Durchschnitt dauert es neun bis zwölf Monate, bis die hysterisch aufgeregten Immunzellen den Auslöser vergessen haben. Bleiben Sie dran! Im konsequenten Handeln liegt die Chance, Autoimmunkrankheiten erfolgreich aufzuhalten, Müdigkeit als triste Begleitmusik abzudrehen und neue Lebensqualität zu erobern.

AUSGEBRANNTE NEBENNIERE – DIE SCHLEICHENDE MÜDIGKEIT

Es gibt Wichtigeres im Leben,
als beständig dessen Geschwindigkeit zu erhöhen.

Mahatma Gandhi

»Ich bin total im Stress!« Diesen Satz hört man überall. Wir alle kennen sie, Umstände, die an unseren Nerven zerren: Man steckt plötzlich im Stau mit Termindruck im Nacken, der Arbeitstag war lang und anstrengend, der Zahnarzt verkündet beim Kontrolltermin, dass er leider etwas längere Zeit in unserem Kiefer verbringen muss etc.

Der Mensch ist ein Wunderwerk und hat eine immense Widerstandskraft, die ihm hilft, mit Stress konstruktiv umzugehen. Allerdings ist unser Körper nicht darauf angelegt, im Dauerhagel von Stress zu stehen. Hinzu kommt, dass sich die Stressfaktoren, mit denen wir uns konfrontiert sehen, im Wandel der Zeit massiv geändert haben. Waren es früher Hunger, Durst, Kälte, Hitze oder plötzliche Gefahren in der Natur wie Kampf oder Flucht vor dem Säbelzahntiger, sind es heute: permanentes Handyklingeln, die tägliche E-Mail-Flut, Lärm, existenzieller Druck. Diese Stressmacher sind leider vielen von uns vertraut. Wenn ich mein E-Mail-Fach checke, sehne ich mich manchmal nach der entschleunigten Zeit, als man sich noch Briefe mit schönen Füllern schrieb. Früher kam der Postbote einmal am Tag, wenn überhaupt, heute klingelt der digitale Posteingang viele Hundert Male und setzt uns gefühlt sieben Pistolen auf die Brust. Stressfaktor de luxe. Genauso krank und müde machende, aber weniger offensichtliche Stressoren sind heutzutage Schlaf- und Bewegungsmangel, Crash-Diäten und langes Fasten ohne ärztliche Aufsicht, zu häufiges Essen am Tag oder die Angewohnheit, immer für andere zu sorgen, aber nicht für sich selbst.

STRESS UND DIE REAKTIONEN DES KÖRPERS

Das autonome Nervensystem, auch vegetatives Nervensystem genannt, zieht hinter den Kulissen die Fäden für zentrale Funktionen Ihres Körpers. Es unterliegt nicht der bewussten Kontrolle und reguliert Atmung, Herzschlag, Blutdruck, Körpertemperatur, Verdauung, Immunsystem, Hormonhaushalt, Libido und so weiter. Ein echter geheimer Tausendsassa.

Nehmen wir an, Sie geraten plötzlich in eine akute Stressreaktion: Es steht vielleicht kein Braunbär vor Ihnen, aber ein Einbrecher – das ist mir einmal beim Nachhausekommen nach einem Nachtdienst in der Klinik passiert. In Bruchteilen von Sekunden wird der Teil des autonomen Nervensystems aktiviert, der den Körper in erhöhte Reaktionsbereitschaft versetzt: das sympathische Nervensystem (Sympathikus). Die Pupillen weiten sich, der Herzschlag steigt, die Atmung wird tief und schnell, Blut wird aus dem Verdauungstrakt umgeleitet und fließt rasch in die Bein- und Armmuskulatur, damit wir schneller rennen können. So ist der Körper bereit, entweder zu kämpfen oder zu fliehen, denn an die Verdauung ist im Notfall nicht zu denken. Der Gegenspieler des Sympathikus, das parasympathische Nervensystem (Parasympathikus), springt hingegen an, wenn die Gefahr, der akute Stress gebannt sind. Er drückt sanft auf die Bremse, verlangsamt Herz- und Atmungsfrequenz, durchblutet den Magen-Darm-Trakt, reaktiviert die im akuten Stress ausgeknipste Libido und läutet notwendige Entspannung ein. Doch es stellt sich die berechtigte Frage: Wann ist in der heutigen Welt die Stresssituation je vorüber?

Ist Ihr Sympathikus angestachelt, brüllt Ihr Gehirn über Nervenimpulse an die Nebennieren: »Stoßt bitte schnell die Stresshormone Cortisol und Adrenalin aus!« Stresshormone sorgen dafür, dass in den Zellen gespeicherte Nährstoffe blitzschnell in Zucker umgewandelt werden und Ihr Körper mit ausreichend Energie versorgt ist. Diese zügige Kommunikation zwischen Gehirn und den wundersamen Nebennieren läuft über die sogenannte Hypothalamus-Hypophysen-Nebennieren-Achse (HHN-Achse)[49]. Doch was passiert, wenn die Nebennieren keine Ruhepausen bekommen und permanent unter Hochdruck arbeiten? Davon, wie sehr die Nebennieren beansprucht werden, hängt ab, *wie* Sie auf Stress reagieren: ob Sie wie eine Energierakete durch den Tag fliegen oder wie ein kraftloses, müdes Tier im Vita-minima-Modus dahinvegetieren. Zeit, sich diesem Organ zu widmen.

DAS GEHEIMNIS DER NEBENNIEREN

Die Nebennieren sind zwei etwa aprikosengroße Drüsen, die wie Mützen auf den oberen Polen der Nieren sitzen. Können sie sich keine wohlverdiente Pause in der Hängematte mehr gönnen, da die Belastung anhält und die Stressreaktion des Körpers nicht durch den Parasympathikus abgeschaltet wird, hat das fatale Konsequenzen für den gesamten Körper und unseren Energielevel. Leider werden wir ständig mit modernen »Kampf-oder-Flucht-Reizen« bombardiert. Diese chronische Stresskeule ist eine immense Gefahr für die Gesundheit[50], da durch sie ein schleichender Abbauprozess eingeläutet wird: das sogenannte Allgemeine Anpassungssyndrom, auch »Selye-Syndrom« genannt. Was passiert dabei in Ihrem Körper?

1. Alarmphase

Im ersten Stressrausch schüttet die Nebenniere die Stresshormone Adrenalin und Cortisol aus, es kommt zur klassischen »Flucht-Abwehr-Reaktion«, wie oben beschrieben.

2. Anpassungs- oder Widerstandsphase

Bleibt der Stressauslöser länger bestehen, dauert er statt wenigen Minuten oder Stunden also Tage, Wochen oder länger an, leistet Ihr Körper »Widerstand« und versucht, sich an die chronische Stresslast anzupassen. Dafür machen Ihre Nebennieren Überstunden, schütten immer mehr Cortisol und Adrenalin aus, um den Blutzuckerspiegel hoch und den Körper im leistungsstarken Energiemodus zu halten. Merkmal dieser Phase ist ein erhöhter Cortisolspiegel und potenziell ein erhöhter Blutdruck, was ein guter Medizindetektiv als Hinweis auf eine beginnende Nebennierenerschöpfung wertet.

Der hohe Cortisolspiegel löst folgende Beschwerden aus:

- Schwankende Müdigkeit
- Schwankende Stimmung (Reizbarkeit, Wut)
- Depressive Gemütslage und Angst
- Konzentrations-, Gedächtnismangel und verringerte Lernfähigkeit
- Appetit und Heißhunger auf bestimmte Nahrungsmittel, etwa Süßigkeiten
- Verstärkte Einlagerung von Körperfett (vor allem Bauchfett)
- Symptome von PMS (prämenstruelles Syndrom) wie Heißhunger auf Schokolade, Gereiztheit, Gefühl von Aufgedunsensein, Hitzewallungen, starkes Schwitzen

3. Erschöpfungsphase

In dieser Phase fühlt sich Ihr Körper konstant erschöpft, saft- und kraftlos, da die Nebennieren durch jahrelange Schufterei in den Burnout getrieben wurden. Die Produktion der Stresshormone verebbt, die körperliche und geistige Belastungstoleranz sinkt rapide. Der Cortisolmangel ist nicht nur wegen der endlosen Müdigkeit, die er nach sich zieht, verheerend für den gesamten Organismus: Die gesunde Homöostase des Körpers, das heißt die Fähigkeit, alle Körpersysteme in gesunder Balance zu halten, schwindet. Es kommt unter anderem zu schwankenden Blutzuckerspiegeln, und die Schilddrüsenfunktion erlahmt, was die Müdigkeit noch verstärkt. Außerdem gewinnen Botenstoffe an Oberwasser, die müde machende chronische Entzündungen, Autoimmunprozesse, Übergewicht, Schmerzsyndrome und Fibromyalgie auslösen können.[51] Noch ein Problem: Der niedrige Cortisollevel bremst die Kraft des Immunsystems, das uns vor Viren, Bakterien, Parasiten, Allergenen, Umwelttoxinen und anderen Giftstoffen schützt. Das steigert die Anfälligkeit für Infektionen[52], toxische Einflüsse aus Natur und Umwelt sowie Entzündungsreaktionen[53]. Klassisches Indiz: Jeder kleinste Insektenstich führt zu einer riesigen Hautreaktion, denn es mangelt an der natürlichen Kraft der Entzündungshemmung.

Ein niedriger Cortisolspiegel und eine Nebennierenerschöpfung äußern sich über folgende Symptome:

- Ständige Müdigkeit trotz ausreichender Schlafdauer (der Wecker klingelt, aber es fällt schwer, aufzustehen)
- Das Gefühl, selbst für kleinste alltägliche Aktivitäten keine Energie zu haben (sogar das Aufstehen vom Sofa kostet Kraft)
- Klassisches Energietief am Nachmittag (zwischen 15 und 17 Uhr)
- Höherer Energielevel am Abend (nach dem Abendessen fühlt man sich etwas aufgetankt)
- Schwierigkeiten, selbst mit wenig Stress umzugehen, starke Reizbarkeit, geringe Toleranzschwelle (man regt sich extrem leicht auf)
- Müdigkeit nimmt bei längeren Nahrungspausen zu (mit Snacks, Süßigkeiten, Kaffee hält man sich über Wasser)
- Ständiges Verlangen nach Salzigem
- Erhöhte Anfälligkeit für und längere Dauer von Krankheiten wie Erkältungen (häufige Atemwegsinfekte)
- Verminderte Libido
- Depressionen, Angstgefühle
- Eingeschränktes Denk-, Erinnerungs- und Konzentrationsvermögen (man fühlt sich wie ein zerstreuter, erschöpfter Professor)
- Schmerzen in den Muskeln oder Gelenken
- Schwindelgefühle (vor allem nach dem Aufstehen)

Ein einfacher Selbsttest kann dabei helfen, die Funktion der Nebennieren grob einzuschätzen und eine Nebennierenschwäche frühzeitig zu erkennen. Zur Diagnosesicherung ist eine weiterführende Labordiagnostik angeraten.

Selbsttest

PUPILLENREFLEX

- Setzen oder stellen Sie sich in einem abgedunkelten Zimmer vor einen Spiegel.
- Leuchten Sie dann mit einer Taschen- oder Stiftlampe von einer Seite Ihres Kopfes in einem Winkel von etwa 45 Grad über ein Auge – nicht direkt in das Auge! –, und schauen Sie in den Spiegel.
- Beobachten Sie 30 Sekunden lang die Reaktion der Pupille auf das Licht.

Wenn Sie Probleme bei der Umsetzung des Tests haben, lassen Sie sich gerne helfen, die helfende Person kann von der Seite das Auge beleuchten, und Sie beide können die Pupillenreflexe beobachten.

Interpretation: In dunkler Umgebung weiten sich die Pupillen, um Licht einzufangen. Im Normalfall sollte sich die Pupille (ein kleiner Ringmuskel) im Licht der Lampe sofort reflexartig kontrahieren und zusammengezogen bleiben. Ist die Nebenniere in ihrer Funktion eingeschränkt, erweitert sich die Pupille wieder, sie »pulsiert« dann für ein paar Sekunden, wird weit und eng im Wechsel, schließlich bleibt sie im erweiterten Zustand. Schafft es die Pupille nicht, zusammengezogen zu bleiben, ist das ein deutlicher Hinweis für eine Nebenniereninsuffizienz. Über die Dauer der Kontraktion und den Beginn des Pulsierens kann man auch das Ausmaß der Nebennierenfunktionsstörung grob deuten.

Pupillenreaktion	Interpretation
Konstante Verengung (mindestens 20 Sekunden)	Gesunde Funktion
Pulsierende Pupille nach 10 Sekunden	Grenzwertig, noch ausreichende Funktion
Pulsierende Pupille nach 5 Sekunden	Eingeschränkte Funktion
Sofortiges Pulsieren der Pupille mit anschließender Weitung	Nebenniere erschöpft

Tipp: Es lohnt sich, diesen einfachen Test zu wiederholen. Erholt sich die Nebenniere durch Änderung des Lebensstils, bleibt die Pupille immer länger verengt. Anmerkung: Auch ein niedriger Blutdruck mit Symptomen (z.B. »schummriges Sehen«, Schwindel) kann ein Indikator für eine schwache Nebennierenfunktion sein. Es gibt allerdings viele andere Gründe für einen niedrigen Blutdruck, leider wird bisher nur selten an eine erschöpfte Nebenniere gedacht.

Spickzettel für den Arztbesuch

Die zuverlässigste Diagnostik, um die Gesundheit der Nebennieren solide einzuschätzen, bietet ein sogenanntes Neurostressprofil im Labor. Dabei werden Urin- und Speichelproben entnommen, um zum Beispiel den Gesamt-Cortisolspiegel und die Tagesrhythmik des Spiegels zu analysieren. Inzwischen gibt es auch die Möglichkeit, solche Tests über das Internet zu beziehen und direkt an Labore zu senden.

Interpretation: Klassischerweise ist der Cortisollevel früh morgens am höchsten und fällt gegen Abend ab.

Zwar wurde die schleichende Erschöpfung der Nebennieren bereits in den 1930er-Jahren in der Fachliteratur eindeutig beschrieben, aber sie wird in der aktuellen Behandlungspraxis zu selten zielführend durch Labortests abgeklärt. Mangelt es an zündenden Ideen, warum ein Mensch unter Müdigkeit leidet, warum es ihm emotional schlecht geht und er dem Nervenzusammenbruch nahe scheint, wird die Ursache nie erkannt und nie gebannt.

Wenn in Zukunft der Beginn des Nebennieren-Burnouts früher aufgedeckt und behandelt wird, könnten der Energielevel und die Gesundheit von Millionen Menschen verbessert werden, auch durch eine Veränderung des Lebensstils, des Lebensrhythmus und der Ernährung (siehe auch Teil 2: *Die Kraft der Ernährung* und Teil 3: *Plan zur Heilung einer Nebennierenschwäche*). Wie leicht man auch als junger Mensch in die Nebennierenerschöpfung schlittern kann und wie man sie überwindet, davon erzähle ich Ihnen in meinem nächsten Patientenfall.

Patientenfall

Henry • 32 Jahre • CEO einer Internetfirma

Henry liebte seinen Job, Joggen, die Farbe Blau und hatte ein Faible für Segeln und Oldtimer. Er war sehr strukturiert und organisiert, sein Leben verlief in streng routinierten Bahnen. In der Frühe stand er regelmäßig um 5.30 Uhr auf, um sich vor der Arbeit Gymnastik, Social Media und Zeitunglesen zu widmen. Dann arbeitete Henry als Perfektionist, der er war, 12 bis 13 Stunden, abends ging er manchmal noch eine Runde joggen, »zum Entspannen«. Die Ungeduld des Investors seiner Firma und dessen unzufriedene Töne trieben Henry zu einem immer schnelleren Arbeitstempo an. Täglich trat er gegen sich selbst an, um sich selbst zu übertreffen. Das Korsett der zeitlichen Fristen wurde immer enger, auch am Wochenende war langes Arbeiten keine Seltenheit.

Dann wurde alles anders. Als Henry mir in der Praxis von seinem »Energie-Crash« erzählte, zuckten seine grünen Augen ernst, und er strich sich immer wieder nervös durch sein dichtes braunes Haar. Die plötzliche Tren-

nung von seiner Freundin, mit der er eine Fernbeziehung geführt hatte, nagte sehr an ihm. Seitdem war sein Immunsystem angeknackst. Er zog sich eine schwere Influenza-Infektion zu, von der er sich mühsam erholte und die ihn für vier Wochen in eine Zwangspause schickte. Seitdem fand er schwer in den Alltag zurück. Er konnte sich nicht mehr konzentrieren, fühlte sich wie ein Wrack, hatte keine Kraft mehr zum Joggen und litt unter morgendlichen Anlaufschwierigkeiten. Er brauchte noch mehr Kaffee als früher, das Frühstück fiel regelmäßig aus.

Zu meiner Überraschung erzählte mir Henry mit einem Urton der Selbstverständlichkeit, dass er schon ab dem zarten Alter von etwa 14 Jahren in keinen Tag mehr startete, ohne zwei bis drei große Tassen starken Kaffee mit jeweils drei Zuckerwürfeln und etwas Milch zu trinken. Von dieser aufputschenden Tradition glaubte er nicht mehr wegzukommen. Zu seinem Kaffeedurst gesellte sich Heißhunger auf Süßes. Mit einem verschmitzten Lächeln erzählte er mir von seinen Vorlieben für Croissants und Lakritzkonfekt. Aber nach solchen süßen Miniorgien fühlte sich Henry reizbar. Er regte sich wegen Kleinigkeiten auf und war ungeduldig und niedergeschlagen. Wenn das Telefon klingelte, schien es ihm, als platzte sein Kopf. Am Nachmittag gegen 15 Uhr fühlte sich Henry so todmüde, dass er sich kaum mehr auf den Beinen halten konnte. Er dopte sich dann mit Kaffee und Schokolade, um über den Tag zu kommen. Seinen starken Hunger auf Salziges stillte er mit Salzstangen oder Chips. Am frühen Abend fühlte er sich besser. Und wenn er gegen 22.30 Uhr in das nächste Energietief rutschte, pushte er sich meistens nochmal mit einem Espresso, um bis Mitternacht oder darüber hinaus weiterzuarbeiten. Die Diagnose war einfach: Die »ausgebrannte Nebenniere«, die sich bereits über die Symptome erhärtete, bestätigte sich im Pupillen- und im Labortest (Neurostressprofil). Henry musste seine Lebensweise ändern.

Als Therapie gab ich ihm zunächst einen groben Tagesplan als flexible Grundlage für eine neue Tagesstruktur an die Hand, der ihm dabei half, die Nebennierenfunktion wiederherzustellen. Er legte sich seitdem möglichst schon gegen 22 Uhr ins Bett und schlief morgens so lange aus, wie es ihm möglich war. Als Morgenritual trank er zwei große Gläser Wasser mit einem halben Teelöffel Salz und genoss danach eine Wechseldusche. Von raffinier-

ten Weißmehlprodukten, Süßigkeiten und Koffein trennte er sich komplett. Für den Koffeinentzug wählte er eine schrittweise Reduktion der Dosis über zwei Wochen (siehe Teil 3: ***30-Tage-Energy!-Programm****). Er hielt sich an drei ausgewogene Hauptmahlzeiten, ließ keine davon ausfallen und sorgte am Vormittag und Nachmittag für einen Snack mit Obst und eiweißhaltigen Nüssen, um die Nebennieren mit Energie zu versorgen. Statt seiner Faszination für die süßen Zuckerschnecken nachzugeben, ließ sich Henry, der kochfaul ist, frische Salate und Gemüsegerichte mit gesunden Eiweißbeilagen anliefern, darüber gab er eine Portion gesundes Olivenöl. Er lernte über die Zeit Lebensmittel kennen, die ihm guttun, und mied Essen, das negativ auf seinen Energielevel wirkt, wie Süßigkeiten. Er übte richtiges Atmen, das er mehrmals täglich als Energiekick einbaute, Meditation und führte ein Dankbarkeitstagebuch. Die ersten sechs Monate bis zur kompletten Regeneration nahm Henry Ginseng und Rosenwurz ein, valide Naturheilmittel, die den Stresslevel reduzieren. (siehe Teil 2, Kapitel:* ***Sanftes Doping aus der Natur****). Auf gesunde Ernährung und sinnvolle Nahrungsergänzungen achtet er bis heute.*

Mit der Zeit lernte Henry, sich selbst nicht mehr über Gebühr anzutreiben, und akzeptierte, dass er es nicht jedem recht machen konnte. Er entwickelte ein positiveres Selbstbild und machte immer öfter einen Bogen um Energieräuber (jeder Art, auch Menschen in seinem Umfeld, die ihn negativ stressten). Er veränderte seine Einstellung und Arbeitsweise, konnte wieder tieferen Kontakt zu seinem Team, Freunden und einer neuen Partnerin aufnehmen. Er sagte erst einmal bewusst zu allem Ja, was ihm das Leben bot, anstatt nur das anzunehmen, was er aus einer perfektionistischen Sicht für »ideal« hielt. Inzwischen, zwei Jahre später, ist er sogar dankbar für seinen »Crash«, denn erst so hat er gelernt, für sich und seine Gesundheit zu sorgen. Sein Leben ist jetzt anders, »erfüllter, gesünder und glücklich«.

Wenn Ihr Selbsttest oder die Labortests ergeben, dass auch Sie betroffen sind, bleiben Sie entspannt: Sie sind nicht allein! Um die Nebenniere aufzupäppeln, braucht es etwas Geduld und vor allem die richtige Balance aus Schlaf, Ernährung, Stressabbau und sanfter Bewegung. Für die Regeneration der Nebennieren sollte man etwa drei bis sechs Monate einplanen. Von strengem Fasten ist unbedingt abzuraten, es würde Menschen mit Nebennierenerschöpfung den Rest geben.

Wie Sie liebevoll Ihre Nebennieren pflegen, erfahren Sie in Teil 2 in den Kapiteln *Der richtige Rhythmus, Die Kraft der Ernährung, Sanftes Doping aus der Natur* und in Teil 3 im *30-Tage-ENERGY!-Programm.* Eins vorweg: Der einfachste Weg, um gestressten Nebennieren einen Verschnaufmoment zu verschaffen, ist es, die Nahrungsmittel unter die Lupe zu nehmen, die Sie oft essen. Denn bekannte oder unbekannte Nahrungsmittelintoleranzen sind mit einer schwächelnden Nebenniere verbandelt, da sie sie zum Cortisolausstoß anstacheln. Je härter dann Ihre Nebennieren ackern, um den Aufruhr der Entzündungsreaktion durch Nahrungsmittel abzufedern, umso erschöpfter werden sie und umso anfälliger wird der Organismus für immer heftigere Unverträglichkeitsreaktionen und neue Entzündungsquerelen. Ein Teufelskreis – der endlos müde macht. Nur wenigen ist bewusst, welch große Rolle der Milchkaffee als Müdemacher spielen kann.

NAHRUNGSMITTEL-INTOLERANZEN – WENN DER MILCHKAFFEE EINSCHLÄFERT

Des einen Nahrung ist des anderen Gift.

Lucrez

Der Begriff Nahrungsmittelintoleranz umschreibt alle unerwünschten Beschwerden, die mit dem Genuss von Nahrungsmitteln verbunden sein können. Nahrungsmittelintoleranzen treten häufig auf und verbreiten sich wie ein Flächenbrand. Man unterscheidet zwischen den immunologischen und nicht-immunologischen Reaktionen im Körper. Bei Ersteren können zwar alle Bestandteile der Nahrungsmittel verdaut und aufgenommen werden, aber das treue Bataillon der Immuntruppen wird durch einzelne Bestandteile der Nahrungsmittel unglücklich aktiviert. Das Immunsystem vermag es nicht, solide zwischen »gut« und »böse« zu unterscheiden. Es verliert die Toleranz gegenüber den eigentlich harmlosen Lebensmittelbestandteilen und attackiert sie unerbittlich, genauso wie es bei der biologisch gewollten Abwehr von bösen Eindringlingen wie Bakterien oder Viren der Fall ist. Das Immunsystem bastelt Antikörper und beschwört eine unsinnige Entzündungsreaktion herauf, die bekanntlich müde macht.

Beispiele für solche immunologisch verursachten Nahrungsmittelintoleranzen umfassen die Gruppe der Nahrungsmittelallergien, die Autoimmunkrankheit Zöliakie und sogenannte Pseudoallergien, zum Beispiel auf Nahrungsmittelzusatzstoffe. Wenn Sie nach dem Verzehr von bestimmten Nahrungsmitteln unter Atemnot, Nesselsucht, Anschwellen der Atemwege oder der Zunge leiden, ist es dringend notwendig, einen Arzt und erfahrenen Allergologen ins Boot zu holen, denn dann besteht der hochgradige Verdacht auf eine echte Allergie!

Die subtileren Nahrungsmittelintoleranzen, bei denen das Immunsystem außen vor bleibt, machen den Löwenanteil der unsympathischen Reaktionen auf Nahrungsmittel aus. Sie werden zum einen durch einen angeborenen oder erworbenen Enzymmangel hervorgerufen, der bewirkt, dass Kohlenhydrate aus der Nahrung (etwa Laktose = Milchzucker, Fruktose = Fruchtzucker) nicht optimal verdaut werden. Zum anderen sind Resorptionsstörungen der Auslöser. Das Problem ist bei beiden Fällen ähnlich: Nicht adäquat verdaute Kohlenhydrate schlagen ungeplant in tieferen Darmabschnitten auf. Dort werden sie von Bakterien zersetzt. Blähungen und Durchfall, Müdigkeit, geschmälertes Urteilsvermögen und emotionale Niedergeschlagenheit sind oft die unsympathischen Folgen. Zu den häufigsten Intoleranzen in Europa zählen Laktose-, Fruktose- und Histaminunverträglichkeit. Letztere diskutiert die Wissenschaft derzeit als Teil des Mastzellaktivierungssyndroms (siehe Teil 1, Kapitel: *Todmüde von einer Sekunde auf die andere? – Das geheimnisvolle Mastzellaktivierungssyndrom*).

STÖRENFRIEDE AUS DEM ESSEN

Wie der Körper auf Nahrungsmittel reagiert, ist von Mensch zu Mensch verschieden. Doch gibt es Gruppen von Lebensmitteln, die häufiger als andere Probleme verursachen. Dazu zählen glutenhaltige Nahrungsmittel und Milch(-produkte). Zucker und Süßstoffe sind »böse Jungs«, die den Brand beschleunigen.[54] Welche Symptome sie je konkret auslösen, ist ebenfalls individuell. So kann ein Lebensmittel bei dem einen Niesanfälle, eine laufende Nase oder Hautjuckreiz verursachen, und bei einem anderen beeinträchtigt es Konzentration, Nervenstärke und Verdauung oder provoziert einen plötzlichen Müdigkeitsanfall.[55] Und leider kann ein Lebensmittel bei ein und derselben Person an verschiedenen Tagen komplett unterschiedliche Reaktionen auslösen. Doch wer vermutet beim gereizten, infektanfälligen und dauernd müden Kollegen schon den morgendlichen Milchkaffee als Übeltäter? Es gibt Juristen, die sogar augenzwinkernd behaupten, dass die Zusammensetzung eines Frühstücks Auswirkungen auf ein strafgerichtliches Urteil hat.

Meistens kommt es innerhalb von 30 Minuten bis drei Stunden nach dem Essen zu Symptomen, wenn Sie ein Nahrungsmittel nicht vertragen. Leider ist es auch möglich, dass Sie erst nach zwei oder drei Tagen Beschwerden bekommen, was das Aufspüren der Störenfriede aus dem Essen erschwert. Denn wer von uns erinnert sich so gut zurück und bringt einen drei Tage zuvor geschlürften Milchkaffee mit einem Müdigkeitsanfall in Zusammenhang? Aber keine Sorge, dabei helfe ich Ihnen. Häufige Energieräuber aus der Ernährung sind Milch und Milchprodukte[56] sowie Gluten.

MILCH UND GLUTEN – HEIMLICHE MÜDEMACHER MIT SUCHTPOTENZIAL

Wenn wir bestimmte Nahrungsmittel wie Gluten nicht vertragen und sie dennoch oft zu uns nehmen, schädigen wir unsere Darmschleimhaut, sie wird potenziell durchlässig (siehe Teil 1, Kapitel: *Wenn die Verdauung heimlich stottert – Leaky-Gut-Syndrom*). Nahrungspartikel aus Milchkaffee oder Frühstücksbrot gelangen dann in das Blut und können bis zum Gehirn »weiterschwimmen«. Eigentlich ist das Gehirn gut geschützt, die sogenannte Blut-Hirn-Schranke fungiert als Bodyguard und lässt nur die Stoffe durch, die das Gehirn braucht und die es nicht schädigen. Jüngere Studien legen jedoch nahe: Ist die Durchlässigkeit der Darmschleimhaut erhöht, scheint das auch für die Blut-Hirn-Schranke (*Leaky Brain*) zu gelten.[57]

Spannend ist in diesem Zusammenhang Folgendes: Gewisse Bestandteile von Milcheiweiß und Gluten ähneln in ihrer chemischen Struktur den Opioiden. Das sind Substanzen, die schmerzlindernd wirken und ein wohliges Gefühl verursachen. Allseits bekannte und machtvolle Opioide sind Morphin und Heroin. Endorphine, unsere körpereigenen, natürlichen »Glücklich-und-zufrieden-Macher« sind ebenfalls ähnlich aufgebaut. Sowohl in unserem Darm als auch unserem Gehirn finden sich sensible Opioid-Rezeptoren, an die die Endorphine und eben auch die als Opioide verkleideten Milcheiweiß- und Gluten-Teilchen andocken und uns ein angenehmes Gefühl verschaffen.[58] Daher kann *alles,* was dazu führt, dass wir uns wohlfühlen, süchtig machen: Sport, Sex, Drogen und Zucker. Das Verlangen nach einem Käsebrot kann deshalb und wegen der Macht der Gewohnheit groß sein. Aber nicht nur Gewohnheiten, auch Nahrungsmittel selbst haben eine gewisse Macht über uns. Dass sie leider auch zu den Energieräubern zählen können, wird wegen der »Glücksrauschmomente« beim Verzehr oft verkannt. Kasomorphine, also Partikel aus dem schwer verdaulichen Milcheiweiß (Kasein), sind enorm problematisch: Laut Studien klopfen potenziell Beschwerden wie Müdigkeit und oft Migräne an.[59] Außerdem setzt Kasein einen immunologischen Reiz. Es ruft die Bataillone Ihres Immunsystems auf den Plan, ein Prozess, der bekanntlich müde macht.

Selbsttest

AUSLASSDIÄT

Die einfachste, ehrlichste und noch dazu kostenlose Methode, um herauszufinden, welches Nahrungsmittel problematisch ist oder müde macht, ist eine simple Auslass- oder Eliminationsdiät und das Führen eines »Ernährungstagebuchs«, in das Sie Ihre Reaktion auf Nahrungsmittel eintragen. Dabei lassen Sie bestimmte potenziell energieraubende Nahrungsmittel (Gluten und Milchprodukte) für mindestens zwei Wochen weg und führen sie danach *einzeln* schrittweise wieder ein (eine ausführliche Anleitung dazu finden Sie im ENERGY!-Programm in Teil 3). Nach dem Verzehr beobachten Sie sich wie Sherlock Holmes und überprüfen Ihre Symptome: Sind Sie müde? Leiden Sie vielleicht plötzlich unter Verdauungsproblemen, Gelenk- und Muskelschmerzen oder Konzentrationsschwäche? Sie werden sehen, Ihr Körper ist so klug. Bei begründetem Verdacht auf Intoleranzen können Labortests die Diagnose sichern.

Spickzettel für den Arztbesuch

Oft werden Hauttests (Prick-Tests) verwendet, um Nahrungsmittelprobleme zu entlarven. Leider sind diese Tests nicht nur unangenehm, sondern bei Allergenen aus der Nahrung nicht präzise. Probleme mit Laktose und Fruktose können über Atemtests geklärt werden. Der Test auf IgG-Antikörper[60] wird manchmal kritisiert. Die Kritik betrifft nicht unbedingt die Testmethodik, sondern die Interpretation der Laborergebnisse. Erhöhte IgG-Antikörper sind nämlich zunächst einmal Ausdruck einer physiologischen Antwort des Körpers auf Nahrungsmittelbestandteile. IgG-Antikörper werden nicht routinemäßig bestimmt, geben aber indirekt einen Hinweis, dass die Darmschleimhautbarriere nicht intakt ist und deswegen Nahrungsbestandteile vom Darm in das Blut übertreten und immunologische Reaktionen provozieren.

Gut möglich, dass auch Sie betroffen sind, denn die geschädigte Darmbarriere, die Nahrungsmittelintoleranzen triggern kann, findet sich aus meiner Erfahrung häufig. Leider wird das Thema noch unterschätzt. Für Betroffene ist es oft sehr unangenehm, über ihre »Problemzone« Unverträglichkeit – und die Verdauungsprobleme und Abgeschlagenheit – zu sprechen. Nicht wenige schweigen lieber und leiden still.

Patientenfall
Jakob • 27 Jahre • Ingenieur

Als ich Jakob, einen sympathischen Ingenieur, aus dem Wartezimmer aufrief, erhob sich ein riesiger, blonder Schlaks in einem übergroßen Mantel und mit farbenfrohen Sneakers an seinen Füßen. Im Erstgespräch erzählte er mir frustriert, dass er seit über drei Jahren unter Müdigkeit, Nebenhöhleninfekten, Stimmungsschwankungen und Verdauungsbeschwerden mit Blähungen und Durchfällen litt. Die zunehmenden Reaktionen auf Nahrungsmittel machten Treffen mit Freunden oder Auswärtsessen zu einem Hindernislauf, den er immer häufiger mied. In seinem Umfeld galt er deswegen zunehmend als »schwieriger Fall«. Das belastete ihn. Noch wenige Jahre zuvor war er voller Energie gewesen, doch jetzt erschien ihm sein Leben wie ein Waten durch Nebel.

Trotz seiner Körperlänge wirkte er zerbrechlich, und wenn er sich konzentrierte, zog er ernst die hellen Augenbrauen zusammen. Rückblickend erinnerte er sich an ein spannendes Detail. Einige Jahre vor Beginn der Beschwerden wollte er unbedingt an Körpergewicht und Muskelmasse zulegen. Deswegen ernährte er sich über längere Zeit monoton mit massenhaft Eiweiß aus Eiern, Fleisch, Quark und süßstoffhaltigen Molkeproteinshakes, zur »Abwechslung« gab es Süßigkeiten, belegte Brote, Pasta mit Käse überbacken und Pizza vom Lieblingsrestaurant, »dem Internet-Lieferservice«. Gemüse und Obst waren Raritäten. Beim Training im Fitness-Studio, das er mehrmals die Woche besuchte, trank er isotone Sportlergetränke mit Zuckerersatz. Anfangs fiel ihm die Verschlechterung seines Energieniveaus und der Verdauung nicht auf, bis sein Körper nach etwa einem Jahr streikte und er einen elenden Tag auf der Toilette mit Durchfall verbrachte. Am Abend zuvor hatte er auf einer Party Junkfood, Chips und Süßes gegessen. Solche »Ausfälle« blieben kein Einzelfall. Stolz berichtete er mir, dass er seine Ernährung geändert habe und jetzt vollwertig und vegetarisch esse. Sein Ernährungsprotokoll brachte selbstgebackenes Vollkornbrot mit Käse, Müsli, Joghurt und sogar einige Superfood-Bowles ans Licht. Das heißgeliebte Cornflakes-Frühstück gab es eher selten. Trotzdem war er energielos und unglücklich.

Ich erklärte Jakob, dass seine Energie- und Antriebslosigkeit, die Verdauungsprobleme und Neigung zu Infektionen das Ergebnis eines toxischen Cocktails waren, der sich über die Jahre zusammengebraut hatte und vor allem durch seine rigide Fehlernährung angemixt worden war. Die monotone ballaststoffarme, eiweiß- und süßstofflastige Ernährung hatte die Darmflora und dadurch die Schleimhautbarriere geschädigt und Nahrungsmittelintoleranzen heraufbeschworen. Das schlechte Darmmilieu war auch für die Stimmungsschwankung verantwortlich, da im Darm Vorstufen des Glückshormons Serotonin gebildet werden. Außerdem zeigte das Labor Unverträglichkeiten auf Gluten und Milcheiweiß (Kasein). Ein Problem mit Kasein ließ sich aus meiner Erfahrung bereits aus den Symptomen der Nebenhöhleninfekte ablesen. Der hohe Ammoniakwert im Blut zeigte eine ungesunde Eiweißaufnahme und Probleme beim Abbau von Eiweiß an.

Ich riet Jakob, geduldig zu sein, und empfahl ihm zu seiner Überraschung, auf glutenhaltiges Bio-Getreide und Milchprodukte, die bisherigen »Hauptdarsteller« seiner Ernährung, zu verzichten. Um den entgleisten Darm nicht zu überlasten, wählte ich für ihn einen vorsichtigen Einstieg in die ENERGY!-Ernährung: wenig Hülsenfrüchte, leicht verdauliche Gemüsesorten wie Karotten, Zucchini und Fenchel, maßvoll Eiweiß aus gedünstetem Fisch und Geflügel, Reis, Kartoffeln, glutenfreie Pseudogetreide wie Amaranth und Buchweizen sowie gesundes Fett wie Algenöle. In der ersten Woche fiel ihm der Verzicht auf Brot und Käse schwer, aber die »Sucht« legte sich bald. Dazu hielt sich Jakob an meine Darmsanierung mit Glutamin, Kurkuma, Pro- und Präbiotika; er trank täglich grünen Tee und Heilkräutertees (siehe Teil 2, Kapitel: **Gesunde Verdauung – Kleines Heil-ABC***) und verzehrte, so oft er konnte, mehrmals eine Handvoll antientzündlicher Kräuter wie Petersilie und Basilikum pro Woche als gesunde »Dekoration« zum Essen.*

Mit der Zeit spürte er, dass es ihm deutlich besser ging. Das folgende Ergebnis konnte sich sehen lassen: Bereits nach drei Wochen ohne Gluten und Milchprodukte besserte sich seine Verdauung spürbar. Je mehr sich der Darm innerhalb der nächsten Wochen erholte, umso stärker stieg seine Energie und umso ausgeglichener wurde er. Heute ist Jakob ein symptom-

freier, glücklicher Mensch. Er hält sich an eine darmgesunde, antientzündliche ENERGY!-Ernährung und weiß, wie wichtig es ist, liebevoll auf sich zu achten.

Wenn auch Sie den Verdacht haben, dass Nahrungsmittel Sie nicht nur »süchtig«, sondern auch energielos machen, freuen Sie sich auf den Praxisteil und halten Sie sich an die ENERGY!-Empfehlungen. Nichts geschieht ohne Grund. Auch nicht, dass Sie oft energielos oder krank sind. Ihre Courage und Experimentierfreude werden belohnt werden! Denn wenn Sie sich von den hier beschriebenen Energieräubern verabschieden, haben Sie einen wichtigen Meilenstein auf dem Weg zu Vitalität und Gesundheit erreicht.

TODMÜDE VON EINER SEKUNDE AUF DIE ANDERE? DAS **GEHEIMNISVOLLE MASTZELLAKTIVIERUNGSSYNDROM**

Neues Wissen bietet uns die Chance zur Veränderung.

Sie fühlen sich oft von einer Sekunde auf die andere todmüde und elend? Sie haben einen bunten Strauß an seltsamen Symptomen, die sich niemand so richtig erklären kann? Sie fühlen sich oft krank, aber scheinbar ist »alles in Ordnung«? Neueste Daten legen nahe, dass nicht nur schwere Müdigkeit, sondern auch noch nicht eindeutig geklärte Krankheitsbilder wie Reizdarm[61], Fibromyalgie[62] und Histaminintoleranz ihre eigentliche Ursache in dem sogenannten Mastzellaktivierungssyndrom (MCAS)[63] haben könnten. »Mastzell… was bitte?« Trösten Sie sich, auch vielen Ärzten ist dieses bizarre Chamäleon unbekannt. Dabei betrifft MCAS, das erst in den letzten Jahren vermehrt erforscht wurde, potenziell bis zu 17 Prozent der Bevölkerung, und Statistiken werden laufend nach oben korrigiert. Von »seltener Krankheit« kann da keine Rede sein. MCAS gehört vorne in das Regal »Volkskrankheiten« einsortiert, statt in der Ecke für »seltene Erkrankungen« zu verstauben.[64] Eine intensive Erforschung des Phänomens ist für die Zukunft elementar bedeutend.[65] Jeder Mensch hat Mastzellen. Die Frage ist nur, *ob* und in welchem Ausmaß wir von einer krankhaften Mastzellaktivierung betroffen sind.

DIE VERRÜCKTE MASTZELLE

Mastzellen, auch *Mastozyten* genannt, sind besondere Zellen des Immunsystems. Sie werden im Knochenmark gebildet und wandern in *alle* Körpergewebe ein, wo sie sich als »Wächter« positionieren. Die Mastzelle ist der perfekte Sicherheitsdienst des Körpers. Deswegen tummeln sich Mastzellen an den Grenzen des Körpers, der »ersten Verteidigungslinie« (Haut, Schleimhaut, Darm) und entlang von Blutgefäßen und Nerven. Den Namen verdanken Mastzellen ihrem Aussehen unter dem Mikroskop: Sie sind mit mehr als 200 Botenstoffen (wie z.B. Histamin, Tryptase) vollgestopft, über die sie mit anderen Zellen hin und her korrespondieren. Der bekannteste Botenstoff ist *Histamin.* Botenstoffe werden bei Bedarf freigesetzt, um andere treue Soldaten der Immunabwehr am Ort der Bedrohung zusammenzutrommeln und eine lokale Entzündung als Abwehrreaktion einzuläuten.

Mastzellen werden durch verschiedene Reize aktiviert. Das Syndrom entwickelt sich, wenn die Mastzellen wiederholt durch Stress, bakterielle, virale, umwelttoxische Belastungen oder bestimmte Nahrungsmittel fehlgesteuert werden (z.B. können histaminreiche Nahrungsmittel wie Tomaten, Erdbeeren oder aufgewärmte Lebensmittel die Mastzellen zusätzlich stimulieren). Sie reagieren dann wie übereifrige Strebertypen, »verrückt« und durchgeknallt geraten sie zunehmend systemisch in Ihrem gesamten Körper außer Rand und Band und schlagen andauernd Alarm, selbst wenn keine Gefahr droht. Bei einer schweren Störung der Darmflora kann es zum Beispiel ein Übermaß an Bakterien geben, die vermehrt Histamin freisetzen und die Mastzell-Symptomatik verschärfen. Deswegen muss sich eine Therapie der Mastzellaktivierung aus meiner Erfahrung immer auch auf darmgesunde, ernährungsmedizinische Ansätze konzentrieren (siehe Teil 2, Kapitel: *Die Kraft der Ernährung, Ernährung bei Histaminintoleranz*).

DAS WANDELBARE CHAMÄLEON

Die Symptome variieren von Mensch zu Mensch.[66] Das macht das MCAS vom Erscheinungsbild so wandelbar wie ein Chamäleon und führt leider zu den schwammigsten Fehldiagnosen: »Sie haben eine Allergie.« »Vermutlich nur eine Erkältung.« »Sie haben wohl etwas Falsches gegessen.« »Sie leiden unter Fibromyalgie und Reizdarm.« Die Symptome tauchen oft in Zusammenhang mit der Nahrungsaufnahme von histaminreichen Lebensmitteln (siehe unten) oder starkem Stress auf, können sich schubweise oder andauernd manifestieren, ohne dass man als Betroffener überhaupt einen Zusammenhang mit dem, was man gegessen hat, erkennt. Müdigkeit und Erschöpfung sind nur eine Folge des übereifrigen Aktionismus, in den die Mastzellen verfallen können.[67]

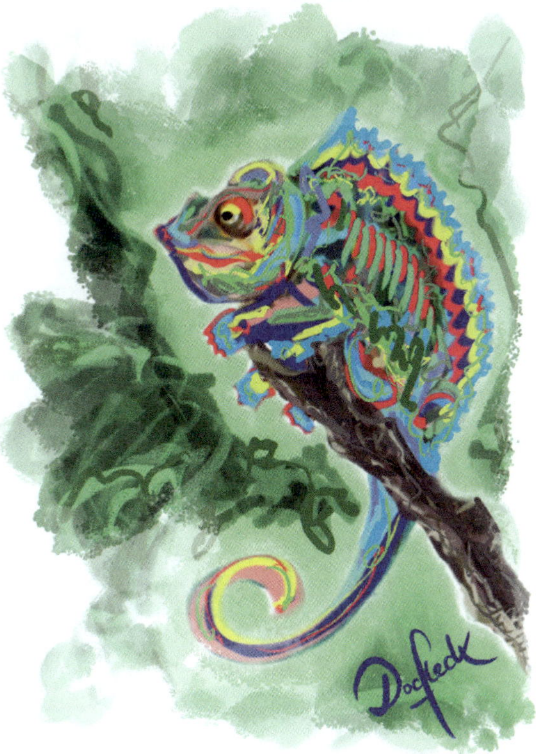

Das Mastzell-aktivierungssyndrom gleicht einem bizarren Chamäleon.

Typische Symptome des Mastzellaktivierungssyndroms (MCAS):

- Müdigkeit
- Haut: Juckreiz (z. B. Kopfhaut, After, gesamter Körper), Hautrötungen, Flush (plötzliches Rotwerden im Gesicht), Hautausschlag wie Pusteln, Nesselsucht (Urtikaria), Sonnenallergie
- Schleimhaut: Augenreizungen, Niesen, verstopfte Nase, Dauerschnupfen, Aphten (schmerzhafte Bläschenbildung im Mund), Nebenhöhlenentzündungen, Heiserkeit
- Hitzewallungen
- Atemwege: chronisches Räuspern und Hüsteln, vor allem bei Stress, asthmaähnliche Atemgeräusche in den Bronchien, Kurzatmigkeit, schwere Atemnot
- Verdauungstrakt: Reizdarm[68] (plötzlicher Durchfall, Verstopfung – ggf. wechselnd, Bauchschmerzen, Blähungen, Sodbrennen), unklare Schluckstörungen
- Bewegungsapparat: Muskel-, Gelenkschmerzen (Fibromyalgie)[69], Muskelzittern, unklarer Tremor
- Herz-Kreislauf-System: Herzrasen, Herzstolpern, Schwindel, zu niedriger Blutdruck (»Gefühl, fast in Ohnmacht zu fallen«)
- Nervensystem: Kopfschmerzen[70], Migräne, unklarer Schwindel, Missempfindungen, Kribbeln, Ameisenlaufen (Parästhesien), Tremor, Gedächtnis-, Konzentrations-, Koordinations-, Schlafstörungen
- Seelische Gesundheit: Angst, Depression, reduzierte Stressresistenz, Gefühl von seelischer Erschöpfung (»Burnout«)
- Menstruationsbeschwerden
- Wasseransammlungen (Ödeme, z. B. geschwollene Augenlider)
- Infektanfälligkeit
- Anfälligkeit für chronisch-entzündliche Krankheiten (z. B. Rheuma)
- Schmerzende, brennende Harnblase, Harndrang (ähnelt klinisch Harnwegsinfekt!)
- Alkoholallergie, Salami-Allergie, Medikamentenallergie

Wichtig: *Jeder* Fall von MCAS ist anders. Diese Symptome können, müssen aber nicht vorhanden sein. Manche treten nur zeitweise auf und nicht gleichzeitig. Deshalb ahnen bisher nur wenige, dass die vielfältigen Symptome miteinander zu tun haben. Auch variiert der Schweregrad von »hier und da juckt es«, »ich bin so müde und muss oft niesen« bis hin zu schweren Verläufen. Zum Glück ist die Mehrheit der Menschen nur diskret betroffen.

Selbsttest

AUSLÖSER ERKENNEN

Symptome sind zwar wegweisend, aber *unspezifisch*, das heißt, sie können auch bei anderen Krankheiten auftreten. Wenn Sie den Verdacht haben, unter einer krankhaften Mastzellaktivierung zu leiden, empfehle ich Ihnen, mögliche Auslöser im Alltag zu testen und auf Symptome wie Müdigkeit, Verdauungsbeschwerden, Niesen, verstopfte Nase, Juckreiz oder Gelenkschmerzen etc. zu achten. Verstärken sich Ihre Beschwerden, sollten Sie entsprechende Auslöser meiden und den ENERGY!-Praxisteil umsetzen. Außerdem ist es sinnvoll, auf eine gute Mikronährstoffversorgung mit Vitamin C und B6 und Quercetin zu achten, damit die Mastzellen stabilisiert werden und der Abbau von Histamin unterstützt wird. Diese innovativen Strategien führen oft zu enormen Verbesserungen (siehe Teil 2, Kapitel: *Nahrungsergänzung – die besten Tipps und Tricks aus der Praxis*).

Auslöser, auf die Sie achten sollten:

- **Lebensmittel:** Histamin oder sogenannte Histaminliberatoren, histaminfreisetzende Substanzen, verstecken sich zum Beispiel in Alkohol (Rotwein, Sekt, Champagner), lang gereiftem Käse, geräuchertem Fisch, Dosenfisch (Thunfisch) oder Fleischwaren (Wurst), Zitrusfrüchten, Tomaten, Erdbeeren, Sauerkraut und wieder aufgewärmten Speisen. Auch können Nüsse wie Walnüsse und Erdnüsse Reaktionen auslösen. Nimmt der Körper enorme Mengen an Histamin auf und/

oder ist die Abbaufähigkeit von Histamin durch einen angeborenen oder z. B. durch Medikamente erworbenen Enzymmangel (Diaminooxidase) geschwächt und kann der Körper das Histamin-Überangebot nicht regulieren, entwickelt sich eine Histaminintoleranz. Betroffene fühlen sich meist durch histaminarme Ernährung besser.

- **Zusatzstoffe in Nahrungsmitteln** (»Additiva-Unverträglichkeit«, »China-Restaurant-Syndrom« durch Glutamat).
- **Medikamente:** Acetylsalicylsäure (Aspirin), Schmerzmittel (Ibuprofen), Röntgenkonstrastmittel und manche Antibiotika vor allem aus der Gruppe der Fluorchinolone (z. B. Ciprofloxacin oder Moxifloxacin)[71].

Spickzettel für den Arztbesuch

Bei hartnäckigen Symptomen empfehle ich die Diagnostik mit speziellen Blut- und Urinuntersuchungen (z. B. Diaminooxidase, das verantwortliche Enzym für den Histaminabbau, Botenstoffkonzentrationen wie Tryptase, Histamin und unbedingt auch deren Abbauprodukte im Urin; siehe Teil 3: *30-Tage-Energy!-Programm, Weiterführende Diagnostik*) sowie eine Magen- und Darmspiegelung mit Gewebeproben. Inzwischen ist auch ein Test auf Histamin im Stuhl möglich, über den sich zudem entzündliche Prozesse der Darmschleimhaut früh aufspüren lassen.

In der Regel lässt sich die verrückte Mastzelle durch Lebensstilveränderung (histaminarme Ernährung, Stressreduktion, Einnahme von Vitamin C, B-Komplex, Quercetin und einer Nahrungsergänzung zum Darmaufbau) und die Umsetzung der Empfehlungen aus dem Lösungsteil dieses Buches gut »beruhigen«. Die Geschichte einer erfolgreichen Spurensuche und eines Auswegs aus der Misere erzählt Ihnen mein folgender Patientenfall.

Patientenfall
Sophia • 48 Jahre • Lehrerin

Als mir Sophia zum ersten Mal in der Praxis begegnete, war Energielosigkeit bereits ein typischer Charakterzug ihres Alltags geworden. Während sie mir von sich erzählte, drehte sie ständig an einem großen Silberring an ihrem Finger. Ihr sommersprossiges Gesicht wurde von kastanienbraunen Haaren eingerahmt, und sie liebte farbenfrohe Kleidung. Sophia berichtete mir, dass sie sich oft von einer Minute auf die andere todmüde und krank fühlte. Viele Jahre quälten sie die bleierne Müdigkeit und andere Symptome, für die man bisher trotz zahlreicher Vordiagnostik keine Erklärung gefunden hatte. Das Wort »Fibromyalgie« als mögliche Diagnose war einmal gefallen.

In der Anamnese zeigte sich: Sie litt unter chronisch verstopfter Nase, Bauchbeschwerden, Konzentrationsstörungen, Migräne, Gelenkschmerzen, Hitzewallungen und Hautjucken (auch am After). Oft wurde ihr im Unterricht schwindelig, und wie aus dem Nichts zitterten ihre Beine. Belastend war auch das häufige Druckgefühl auf der Harnblase, ohne dass sich beim Hausarzt ein Blaseninfekt nachweisen ließ. Sie mimte die Tapfere, als sie mir alles erzählte, während ich ihre Ängste und Zweifel erahnte. Ich schöpfte den Verdacht auf ein Mastzellaktivierungssyndrom und ein Problem mit dem Abbau von Histamin im Körper. Die Diagnose bestätigte sich in Blut- und Urintest. Außerdem war der Laborwert für die Diaminooxidase (DAO), das histaminabbauende Enzym, stark vermindert. Zeit, zu handeln!

Im ersten Schritt zur Heilung befasste sich Sophia mit dem Krankheitsbild. Sie machte sich bewusst, dass die Mastzellaktivierung erheblich mit dem Umgang mit Stress zu tun hat und der Lebensstil – Ernährung, Bewegung, Schlaf und Stressabbau – eine Rolle spielt. Der Blick auf ihr Ernährungstagebuch entlarvte ein deutliches Problem mit Histamin: Zwar ernährte sie sich ausgewogen, aber nach dem Genuss von Tomaten, Paprika, Erdbeeren, Himbeeren, reifen Bananen, Schokolade, gereiftem Käse oder wiederaufgewärmten Speisen (täglich wärmte sie sich etwas zum Mittagessen auf) schrumpfte ihre Energie, und es zeigten sich oft direkt danach Symptome, vor allem migräneartige Kopfschmerzen.

Als therapeutischen Ausweg setzte Sophia die darmgesunde, antientzündliche ENERGY!-Ernährung um, dabei wählte sie histaminarme, frische Lebensmittel, achtete auf eine kurze Zubereitung von Speisen und nahm vor den Mahlzeiten Verdauungsenzyme und ein Präparat mit Diaminooxidase aus der Apotheke ein (siehe Teil 2, Kapitel: ***Nahrungsergänzung – die besten Tipps und Tricks aus der Praxis****). Um die Verdauung zu unterstützen, führte sie eine Darmsanierung nach meiner Heilmethode über sechs Monate mit Glutamin, Pro- und Präbiotika sowie Kräutertees durch (siehe Teil 2, Kapitel:* ***Gesunde Verdauung – Kleines Heil-ABC****). Zur Stabilisierung der Mastzellen trinkt sie bis heute täglich Tulsi-Tee und nimmt Nahrungsergänzungen wie etwa Vitamin C und Quercetin ein. Sophia hat für sich bewusstes Atmen, Yoga und Waldspaziergänge entdeckt und führt heute ein normales Leben. Dank der Lebensstilintervention kann sie auf Medikamente (wie Antihistaminika) verzichten.*

In den letzten Jahren habe ich viele Patienten mit MCAS behandelt, die irrtümlich über Jahre in traurige Schubladen wie Fibromyalgie, Reizdarm oder Hypochondrie gesteckt wurden, Menschen, die fälschlicherweise mit Medikamenten zugestopft wurden, ohne dass sich Symptome wesentlich besserten. Nicht wenige Patienten werden irgendwann depressiv, was auch durch hohe Histaminspiegel angestachelt wird. Diese Menschen landen dann in der Psychoecke und werden oft nicht mehr ernst genommen. Wie fatal!

Aufgrund der Not meiner Patienten habe ich mich auf dieses Krankheitsbild konzentriert und setze meine Heilmethode gezielt zum Lindern der Beschwerden ein. Mit gutem Erfolg! Es ist wichtig, dass in Zukunft *alle* dieses Chamäleon auf dem Radar haben und frühestmöglich die ersten notwendigen diagnostischen Schritte eingeläutet werden – nicht nur weltweit in einer winzigen Anzahl von erfahrenen Praxen und Kompetenzzentren.

KRANKE **MITOCHONDRIEN** – DER **ZELLCRASH**

Gesunde Mitochondrien sind der Grundstein für neue Energie.

Der menschliche Körper ist ein ausgeklügeltes, gewachsenes System mit gigantisch vielen hochspezialisierten Zellen. Ein erwachsener Mensch besteht aus etwa 100 Billionen, das heißt 100 000 000 000 000 Zellen – ein großartiges, zusammengetüfteltes Wunderwerk. Dabei scheint jede Zelle für sich allein betrachtet ein machtloser Zwerg zu sein, aber im kunstvollen Gesamtsystem der Körperzellen vollendet sie ihren Job auf höchstem Niveau. Die Zellen halten uns am Leben. Sie setzen in unserem Körper Energie um, Tag für Tag – und ohne Energie ist kein Leben möglich.

Der Mikrokosmos der Einzelzelle hat mich schon immer fasziniert: Die kleinsten Einheiten des Körpers ähneln sich in ihrem Grundaufbau; eine schützende »Ritterrüstung«, die Zellmembran, umschließt Zellkern und Organellen, kleine abgeschlossene Funktionseinheiten der Zelle, die im Zytoplasma, der Grundsubstanz der Zelle, schwimmen. Ob Sie sich frisch und vital oder schlaff und kaputt fühlen, entscheiden die Mitochondrien, winzige Zellorganellen. Sie sind die hochaktiven Energiekraftwerke Ihres Körpers. Je stoffwechselaktiver und energiebedürftiger ein Organ ist, umso mehr Mitochondrien enthält es, in der Regel zwischen 1 500 und 5 000 pro Zelle. Herz und Skelettmuskulatur sind für ihre unermüdliche Arbeit mit vielen Mitochondrien bestückt, die weibliche Eizelle protzt sogar mit der atemberaubenden Zahl von bis zu 120 000 Energiekraftwerken. Mitochondrien sind von einer doppelwandigen Zellmembran umschlossen. In der inneren, stark gefalteten Membran mit Einstülpungen sitzen die meisten Enzyme, die den geheimnis-

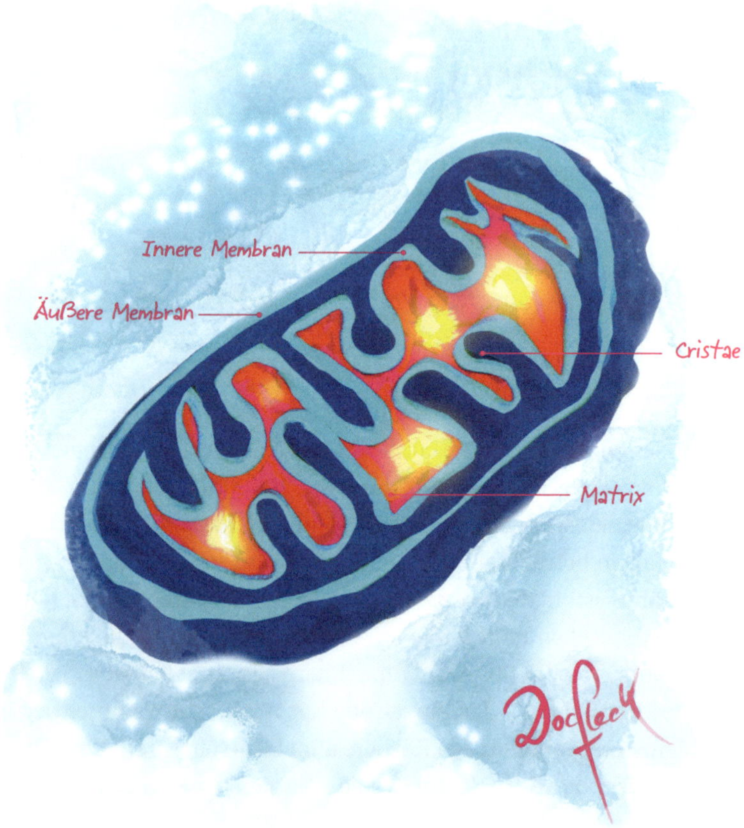

Das Mitochondrium ist das Energiekraftwerk der Körperzelle.

vollen Energiestoffwechsel der Mitochondrien regeln. Der Innenraum des Mitochondriums ist die sogenannte Matrix.

Mitochondrien agieren wie ein riesiges, immer hungriges Verdauungssystem. Sie nehmen Nährstoffe aus unserer Nahrung auf, zerlegen sie und schaffen daraus mithilfe von Sauerstoff aus der Atemluft das ATP (Adenosintriphosphat), das »Bargeld« der Energie, das in allen Zellen Ihrer Organe als stabile Währung genutzt wird. An einem einzigen Tag bildet ein Erwachsener circa 70 Kilogramm ATP, bei maximalem Energiebedarf sogar bis zu 100 Kilogramm. Dennoch findet man in Labortests meist nur geringe Mengen von ATP, da es unmittelbar verbraucht wird.

Mitochondrien sind die Haupterzeuger von Energie in Ihrem Körper und erschaffen unermüdlich neues Baumaterial für die Zellen. Außerdem gehören sie zur körpereigenen Müllabfuhr und haben ein eigenes Entgiftungssystem (z.B. für den Abbau von giftigem Ammoniak, dem Abbauprodukt von Aminosäuren zu harmlosem Harnstoff). Und: Mitochondrien steuern den Selbstmord der Zelle, die Apoptose.[72] Wenn die Zelle zu alt, verbraucht oder beschädigt ist, verordnen die Mitochondrien den zivilisierten Zelltod. Diese »Ich-bin-dann-mal-weg«-Selbstauslöschung einer beschädigten Zelle ist ein faszinierender Schachzug der Evolution, auch um die Entwicklung von entarteten Zellen zu verhindern.[73] So baut der Körper täglich circa zehn Milliarden ungesunde Zellen ab. Was hinter den Kulissen der Mitochondrien abläuft, erscheint wie Magie. Die Integrität dieser kraftvollen »Zwerg-Riesen« gilt es deshalb zu hüten wie einen kostbaren Schatz. Eine wichtige Aufgabe, denn: Mitochondrien reagieren empfindlich und brauchen gerade deshalb Schutz vor scharfen Angriffen. Je ramponierter die Mitochondrien, umso lumpiger unser Energielevel – und umso müder wir selbst.[74] Mitochondrien können »krank« werden, im Sinne einer »Mitochondriopathie« (von altgriechisch *pathos* = Leid). Man unterscheidet die primären, das heißt angeborenen, und die sekundären, erworbenen Mitochondriopathien, ein immer noch oft unterschätzter Müde- und Krankmacher.[75]

Was aber knockt Mitochondrien aus und verursacht den schlapp machenden »Zellcrash«? Erworbene Schäden der Mitochondrien sind simpel ausgedrückt das traurige Ergebnis unseres Lebensstils. Wie Sie sich ernähren oder fehlernähren, wie Sie mit Stress umgehen, wie stark Sie Einflüssen aus der Umwelt ausgesetzt sind, wie oft Sie Medikamente nehmen müssen, wie häufig Sie Unfälle, wie zum Beispiel ein Schleudertrauma, durchgemacht haben – all diese Faktoren können über die Gesundheit Ihrer Mitochondrien entscheiden und beeinflussen auch, welche Gene sich in Ihrem Leben manifestieren. Solche Trigger lösen einen gewaltigen Stress auf die Mitochondrien aus, einen Stress, der durch »radikale Radikale« das Fass zum Überlaufen bringt.

»RADIKALE RADIKALE« – WAS MITOCHONDRIEN KRANK UND SIE MÜDE MACHT

Radikale benehmen sich schlecht und attackieren ihr Umfeld. Radikale sind Moleküle, denen ein Elektron fehlt, und diese Lücke wollen sie um jeden Preis besetzen. Dazu fingern sie wild in ihrer Umgebung umher und schnappen sich zum Beispiel ein Stückchen Erbmaterial, einen Proteinfetzen, je nachdem, wo das Radikal gerade in Ihrem Körper zirkuliert. Wegen dieser Eigenschaften werden Radikale vom Körper auch kontrolliert als Geheimwaffe eingesetzt, um unerwünschte Eindringlinge von außen wie Krankheitserreger oder Schadstoffe zu bekämpfen.

In den Mitochondrien entstehen bei der Energieproduktion reichlich Sauerstoff-Radikale (ROS). Und je mehr ATP gebildet wird, umso mehr Radikale fallen an. Die sensiblen Mitochondrien haben ein raffiniertes Abwehrsystem: Enzyme (Superoxiddismutase, Glutathionperoxidase) verwursteln aggressive Radikale zu harmlosem Wasser. Um diese Abwehrleistung zu schaffen, brauchen die Mitochondrien eine optimale Mikronährstoffversorgung. Ungemütlich wird es allerdings, wenn sich »radikale« Radikale unkontrolliert in großen Gruppen organisieren, die von den körpereigenen Schutzsystemen nicht mehr abgefangen werden können. Dann spricht man vom *oxidativen Stress.*

Noch mehr Stress für die Mitochondrien geht von Stickstoffmonoxid (NO) aus, einem Gas, welches von allen Körperzellen gebildet wird. NO hat vielfältige Aufgaben im Körper, zum Beispiel wirkt es mit als Signalstoff bei der Blutgerinnung, es fördert das Nervenwachstum und das Entspannen von Arterien- und Bronchienwänden. Fällt zu viel NO im Körper an (sogenannter nitrosativer Stress), werden gesunde Mitochondrien ramponiert. Dabei reagiert NO mit Spurenelementen (wie Eisen, Selen, Kobalt, Mangan, Kupfer) und tankt dadurch den Enzymen, die für die Energieproduktion lebenswichtig sind, den Sprit weg.[76]

Ursachen von oxidativem und nitrosativem Stress:
- Chronisch psychischer Stress (beruflich und/oder privat)
- Exzessive körperliche Belastungen (Leistungssport)

- Chronische Entzündungen
- Rauchen
- Übermäßiges Sonnenlicht (UV-Licht), exzessive Sonnenbäder
- Radioaktive Belastung, Röntgenstrahlung
- Schwermetallbelastungen
- Umwelttoxine, Biozide (Insekti-, Herbi-, Mykozide)
- Raumluftschadstoffe (Formaldehyd, Benzole), Nanopartikel (z. B. Toneraerosole)
- Vitamin- und spurenelementarme Ernährung
- Medikamente
- Alte Traumen der Halswirbelsäule durch Unfälle (z. B. Schleudertrauma, Stürze)[77]

PROBLEM HALSWIRBELSÄULE – »SCHWACHSTELLE« GENICK

Was bekannt ist: Chronische Probleme der Halswirbelsäule (HWS) lösen nitrosativen Stress aus.[78] Dieser Krankmacher de luxe setzt den Mitochondrien zu und macht müde, erschöpft und krank. Leider wird ein »kleiner Knacks« oft bagatellisiert und in der Regel nicht mit Symptomen in Zusammenhang gebracht. Dabei können kleine und große Unfälle im Alltag (z. B. Schleudertrauma durch Auffahrunfälle, Gewalteinwirkung im Kopf- und Nackenbereich durch Kampfsportarten, Stürze von Leitern, vom Baum, Pferd oder Wickeltisch, beim Skifahren etc. oder Probleme beim Intubieren) die Halswirbelsäule unmerklich lädieren und zum unaufhaltsamen Müdigkeits- und Krankheitsgenerator machen.[79]

Das Dilemma: Auch kleine Unfälle können sich auf die Halswirbelsäule auswirken, selbst wenn der Nacken nicht direkt betroffen ist. Die Wucht eines Sturzes oder Aufpralls fließt durch den ganzen Körper nach oben, das heißt, der Aufprall kommt auch in den kleinsten Halswirbelsäulengelenken an. Und weil diese ersten beiden Halswirbelsäulengelenke durch keine Bandscheiben gepuffert und geschützt sind, kann es zu winzigen oder größeren Rissen im Muskel-Band-Apparat am zweiten Halswirbel kommen. Glücklicherweise haben die wenigsten Betroffenen dauerhafte Folgeschäden, und da Kinder noch einen sehr formbaren Gelenkapparat haben, sind Stürze im Kindesalter oft wenig dramatisch. Kommen aber wiederholte HWS-Traumen im Laufe des Lebens zusammen, kann sich eine müde und krank machende Schwachstelle aufbauen. Diese sollte unbedingt erkannt und behandelt werden. Fragt man Betroffene gezielt danach, berichten sie, dass bestimmte Bewegungen beziehungsweise Tätigkeiten Probleme bereiten: etwa Überkopfarbeiten, Haarewaschen beim Friseur, Gardinenaufhängen, Brustschwimmen genauso wie vorgebeugtes Arbeiten am Computer, Herd oder Bügelbrett. Darüber hinaus kann man dieses Problem der HWS nur durch spezielle Röntgenaufnahmen nach Sandberg (Röntgen mit offenem Mund in zusätzlicher Links- und Seitwärtsneigung) erkennen. Neuerdings ist die Diagnosestellung auch durch ein Upright-MRT möglich. Diese spezielle MRT-Untersuchung läuft im Sitzen ab, um den Genick-Gelenkverband sichtbar zu machen.

Die wichtigsten Therapiesäulen sind:

- Optimale Nährstoffversorgung (Ernährung und Nahrungsergänzung) zur Stärkung der Mitochondrien
- Manualtherapie – ausschließlich in den Händen von hochprofessionellen Fachkräften (z. B. Atlastherapie nach Arlen, Craniosacrale Therapie, Dorn-Therapie, Vojta-Therapie)
- Sanftes Rückentraining
- Ein optimales Nackenkissen und passende Matratze sind unersetzlich

MITOCHONDRIEN BRAUCHEN PFLEGE

Die aktuelle, evidenzbasierte Medizin wird die Mitochondrien-Medizin in Zukunft stärker einbeziehen müssen. Aktuell kümmert sich um die Gesundheit der Mitochondrien der moderne Ansatz der Präventivmedizin. Das Wissen um die exakten biochemischen Abläufe in den Zellen und das Beherrschen der breiten Klaviatur der *Mikronährstofftherapie,* der angewandten Biochemie, sind der entscheidende Schlüssel – nicht nur für mehr Energie, sondern für die Gesundheit allgemein.[80] Über oxidativen oder nitrosativen Stress geschädigte Mitochondrien machen nämlich nicht nur müde, sie zündeln auch chronisch-degenerative Krankheiten: Herz-Kreislauf-Krankheiten, Morbus Alzheimer, Morbus Parkinson, ADHS, Diabetes mellitus Typ 2 etc. werden mit kranken Mitochondrien in Zusammenhang gebracht.[81] Inzwischen kann man die gesamte mitochondriale Aktivität in Speziallaboren im Detail bestimmen. Labortests kann man theoretisch immer veranlassen, sie sollten jedoch »pragmatisch« ohne diagnostischen Overkill erfolgen und nur dann, wenn man eine neue Konsequenz daraus ableitet.

Selbsttest

MITOCHONDRIOPATHIE

Geben Sie sich für jede mit »Ja« beantwortete Frage einen Punkt.

- ○ Sind Sie seit Jahren einem anhaltenden, starken psychischen oder körperlichen Stress ausgesetzt (z. B. durch Krankheit)?
- ○ Ist eine chronisch-entzündliche Erkrankung bekannt (z. B. Rheuma, Multiple Sklerose, Darmerkrankung), oder haben Sie erhöhte Entzündungswerte im Blut?
- ○ Gab es ein Halswirbelsäulentrauma oder mehrere in Ihrem Leben (z. B. Zangengeburt, Schleudertrauma durch Autounfall, Stürze beim Reiten, Skifahren oder auf der Treppe, Anstoßen des Kopfes beim Schwimmen)?

  ● ● ● ● ● *Geben Sie sich pro Trauma, an das Sie sich erinnern, einen Punkt.*
- ○ Gibt es extrem starke körperliche Belastungen?

- ○ Gehen Sie regelmäßig ins Solarium oder betreiben exzessive Sonnenbäder?
- ○ Befinden sich Schwermetalle im Körper? (vor allem im Mund: Amalgam, Gold)
- ○ Gab es häufige Belastungen durch Röntgenstrahlung (z. B. Röntgenstrahlen in Krebstherapie) oder zahlreiche bildgebende Untersuchungen (z. B. CT)?
- ○ Sind Sie beruflich vermehrt in Kontakt mit Pestiziden, Herbiziden, Insektiziden?
- ○ Ernähren Sie sich nährstoff- und ballaststoffarm? (z. B. reichlich Getreide, Käse, Wurst, Zucker, Süßstoff und wenig Gemüse, Salate, Obst, Nüsse, Mandeln, gesundes Fett)
- ○ Nehmen Sie regelmäßig Medikamente ein – Schmerzmittel, Blutdruckmittel, Cholesterinsenker, Chemotherapeutika, Diabetes-Medikamente, Immunsuppressiva, Medikamente gegen Epilepsie oder Demenz, Säureblocker, HIV-Medikamente? Hatten Sie wiederholte Antibiotika-Therapien? (z. B. mit Ciprofloxacin, also Ciprobay oder Moxifloxacin)

  ● ● ● ● ● *Geben Sie sich pro genannte Medikamentengruppe einen Punkt.*

Auswertung

0 bis 1	Diagnose eher unwahrscheinlich
2 bis 3	geringe Wahrscheinlichkeit
4 bis 5	mittlere Wahrscheinlichkeit
6 bis 10	hohe Wahrscheinlichkeit
> 10	sehr hohe Wahrscheinlichkeit

Bei höherer Wahrscheinlichkeit und entsprechenden Symptomen empfiehlt sich eine mit dem Arzt abgesprochene Mikronährstofftherapie, die die notwendige Versorgung mit essenziellen Nährstoffen als Co-Faktoren der soliden Energieproduktion sichert (siehe Teil 2, Kapitel: *Nahrungsergänzung – die besten Tipps und Tricks aus der Praxis*).

Spickzettel für den Arztbesuch

- **Oxidativer Stress:** Lipidperoxidation, oxidiertes LDL (Low Density Lipoprotein) als Gradmesser für eine oxidative Belastung, und auch eine erhöhte Gamma-GT zeigen bei ausgeschlossenem übermäßigen Alkoholkonsum potenziell oxidativen Stress an.
- **Nitrosativer Stress:** Citrulllin (Urin), Nitrotyrosin
- **ATP-Bildung:** ATP-Konzentration (Blut) und Mitochondrienfunktion (in Speziallaboren)
- **Verhältnis von Lactat und Pyruvat:** Das Verhältnis der Werte im Urin gibt Einblick in die Verwertung von Nährstoffen (Kohlenhydrate) zur Energieproduktion. Ein normales Verhältnis ist 15–20:1, ein erhöhter Quotient spricht für mitochondriale Störungen.

Weitere Untersuchungen:

- **Coenzym Q10:** Dieses wichtige Enzym, das ab dem 40. Lebensjahr abnimmt, wird mit den Lipiden im Blut transportiert. Deshalb sollte die Laborbestimmung »lipidkorrigiert« erfolgen.
- **Ammoniak (NH3):** Ammoniak ist eine giftige, stickstoffhaltige Verbindung, die beim Abbau von Eiweiß im Körper entsteht. Normalerweise wird Ammoniak zu Harnstoff umgewandelt und ausgeschieden. Ammoniak ist ein erbitterter Feind der Mitochondrien. Deshalb bestimme ich diesen Wert inzwischen routinemäßig.
  Erhöhte Werte zeigen zudem eine zu hohe, ungesunde Eiweißaufnahme über die Ernährung und schwelende, schwerwiegende Leberfunktionsstörungen an, selbst wenn die Leberwerte noch im Normbereich sind.

Die gute Nachricht lautet: Sie können auch ohne kostenpflichtige Laboruntersuchungen direkt mit den Empfehlungen aus dem Praxisteil loslegen und viel bewirken. Schauen Sie nach ein paar Wochen, wie sich Ihr Energielevel und Allgemeinbefinden positiv verändert haben. Wenn Sie ab sofort Ihre kleinen Zellkraftwerke stärken, gewinnen Sie neue Energie und beugen erfolgreich Krankheiten vor.

Die »Mitochondrienpflege« geht einfacher, als Sie denken, denn: Die optimale Versorgung mit Mikronährstoffen über ausgewogene Ernährung und gezielte, solide Nahrungsergänzung beflügeln Ihre Mitochondrien. Das heißt: Sie können Ihren Energielevel über die Qualität der Nährstoffversorgung modellieren.[82] Nach Stand der Forschung sind gesunde Fette dazu bestens geeignet, wie zum Beispiel hochwertige Algenöle, also etwa Leinöl mit Zusatz von (Docosahexaensäure) und EPA (Eicosapentaensäure) aus Omega-safe-Produktion. Elementar wichtig ist außerdem die adäquate Zufuhr von B-Vitaminen, aktivierter Folsäure, ausreichend Coenzym Q10, Magnesium, Zink, Selen und Alpha-Liponsäure. Als Radikalfänger wirken Vitamin C und Vitamin E (z. B. aus Weizenkeimöl).[83]

Patientenfall

Fred • 51 Jahre • selbstständiger Tischler

Fred, Familienvater und selbstständiger Tischler, bat mich um Hilfe, weil er sich seit über einem Jahr »immer müde« fühlte. Alle Vorbefunde im Labor und Ultraschalluntersuchungen waren »normal«. Fred klagte über Schmerzen im Kopf-Nacken-Bereich, Schwindel, Alpträume, Verdauungsprobleme und Anfälligkeit für Erkältungen. Früher sei er Torwart in der Fußball-Kreisliga und begeisterter Skifahrer gewesen. Auf meine Fragen hinsichtlich seiner sportlichen Vergangenheit erinnerte er sich an mehrere Schleudertraumen der Halswirbelsäule (HWS), eines sogar mit Gehirnerschütterung, und Stürze beim Skifahren. Damals war er nicht zum Arzt gegangen, es sei ja »nichts Schlimmes« passiert.

Vom Lebensstil her war Fred ein »echter Gesundmensch«: Er bewegte sich noch immer gerne, ging mit dem Hund raus, rauchte nicht, trank selten ein Glas Wein oder Bier und war sozial gut aufgestellt – mit einer herzlichen Frau, die ihn »gesund bekochte«, engem Familienzusammenhalt und einem Freundeskreis, den er pflegte. Da das Routinelabor unauffällig war, veranlasste ich eine Röntgenfunktionsdiagnostik der Halswirbelsäule (nach Sandberg). Dabei ist wichtig, die Halswirbelsäule unter verschiedenen Bewegungen zu röntgen. Alternative: Upright-MRT. So wurde bei Fred eine sogenannte Instabilität der Halswirbelsäule (Atlas-Instabilität) nachgewiesen, die als Auslöser für Mitochondriopathien gilt. Im Labor zeigten sich eine mitochondriale Fehlfunktion sowie Defizite an Vitamin D, Vitamin B12, Magnesium und Coenzym Q10. Außerdem ließen sich eine kranke Darmflora und eine Glutenintoleranz nachweisen. Ich erklärte Fred, wie es dazu kommen konnte: Durch die früheren Traumen der Halswirbelsäule bildeten sich nachfolgend zu viele freie Radikale. Diese Radikale blockierten die Energieproduktion in den Mitochondrien. Da eine große Menge an Vitamin D, B12 und Coenzym Q10 notwendig sind, um freie Radikale loszuwerden, bildete Fred einen Mangel an diesen Nährstoffen aus.

Als Therapieziele definierten wir 1. eine Stabilisierung der Halswirbelsäule (Atlastherapie), 2. den Ausgleich der mitochondrialen Fehlfunktion durch die Optimierung von Ernährung und Mikronährstoffversorgung. Fred suchte sich einen erfahrenen Atlastherapeuten, ging ein- bis zweimal pro Woche zu einer Manualtherapie und besorgte sich ein ordentliches Nackenkissen zum Schlafen sowie eine Infrarotlampe zur Wärmetherapie. Er führte über sechs Monate eine Darmsanierung mit Glutamin, Pro- und Präbiotika durch (siehe Teil 2, Kapitel: ***Gesunde Verdauung – Kleines Heil-ABC****) und überzeugte die Familie davon, sich nach der ENERGY!-Ernährung zu richten (ohne Gluten und Milchprodukte). Auch seine Kinder profitierten, waren »putzmunter« und hatten seitdem keinen Infekt mehr. Fred nimmt bis heute ein Multivitaminpräparat, Vitamin D, Coenzym Q10, Vitamin-B-Komplex und Magnesium ein und achtet auf glutenfreies Essen. Schon nach drei Wochen hatte sich die Müdigkeit um etwa 90 Prozent reduziert. Unter der Therapie besserten sich Immunabwehr, Kopf- und Nackenschmerzen, Schwindel, Schlafprobleme und Alpträume innerhalb von drei Monaten. Nach neun Monaten hatte Fred seine volle Leistungsfähigkeit zurückerobert und fühlt sich seitdem »endlich wieder so fit wie damals im Fußballtor«.*

Eine weitere positive Nachricht lautet: Studien belegen, dass Mitochondrien sich vermehren können.[84] Sie haben quasi guten Sex miteinander, vorausgesetzt, sie bekommen eine unmissverständliche Aufmunterung dazu. Der beste Antrieb zur Vermehrung für die Mitochondrien ist regelmäßige Bewegung. Körperliche Aktivität und moderates sportliches Training wirken nicht nur über die Bildung von Myokinen antientzündlich, sondern vermindern auch aufgrund des mitochondrialen Nachwuchses Müdigkeit und schenken Ausdauer und Energie. Wenn Sie das nächste Mal nach einer Ausrede suchen, um nicht zum Training zu gehen oder um den Block zu rennen, denken Sie an die Mitochondrien-Kraftwerke in Ihnen und das, was diese jeden Tag für Sie leisten. Mit einem »Allround-Programm«, wie es meine Heilmethode im Praxisteil des Buches anbietet, wird sich die Performance Ihrer Mitochondrien nachweislich verbessern, und Ihre Energie kehrt zurück.

ARZNEIMITTEL ALS MÜDEMACHER UND **NÄHRSTOFFRÄUBER**

Jede Medaille hat zwei Seiten.

Altes Sprichwort

Nicht selten sind Medikamente die einzige und vielleicht lebensrettende Maßnahme, die medizinisch sinnvoll ist. Ich bin deshalb *nicht* per se gegen den Einsatz von Medikamenten. Kritisch sehe ich aber eine schmalspurige Medikamentenverordnung, um »schnell Symptome zu lindern«, bei der man nicht den Ursachen der Symptome auf den Grund geht – und ich missbillige den inflationären und naiven Einsatz von Antibiotika, vor allem bestimmter Gruppen (siehe Tabelle unten). Er schwächt die gesunden und schlank machenden Darmbakterien, schädigt Mitochondrien und räumt Krankheiten das Vorfahrtsrecht ein.

Grundsätzlich sollte *jede* Verordnung von Arzneimitteln wohlüberlegt sein, vor allem, wenn es um eine längere oder dauerhafte Einnahme geht. Arzneimittel können – gerade wenn sie täglich eingenommen werden – die Resorption und Verwertung von Mikronährstoffen empfindlich stören. Das kostet auf Dauer nicht nur Energie, es steht viel mehr auf dem Spiel: Eine tragische Mikronährstofflücke lässt auch das Risiko für unbequeme Nebenwirkungen in die Höhe klettern. Einige Arzneimittel sind hochbegabte Mikronährstoff-Vampire.

Mikronährstoffdefizite machen sich nur leise bemerkbar. Sie durchlaufen verschiedene Stadien. Müdigkeit, Abgeschlagenheit, Infektanfälligkeit und verminderte Stressresistenz sind unspezifische Warnsymptome, die man ausbügeln kann, bevor sich der Mangel zu Krankheiten wie Anämie, Osteoporose und Sehschwäche (z. B. bei schwerem Mangel an gesunden Fetten) auswächst. Übrigens sind nicht nur Menschen, die regelmäßig Medikamente schlucken, gefährdet, einen Mangel zu entwickeln, sondern auch Kinder und Jugendliche mit einem erhöhten Bedarf im Wachstum, Berufstätige, die sich einseitig ernähren und viele Genussmittel konsumieren, Schwangere und Stillende, Ältere, Kranke (vor allem Krebs- und Diabetespatienten) und schließlich Menschen mit chronischen Verdauungsproblemen und einer schlechten Resorption von Nährstoffen (z. B. bei Zöliakie).

Lernen Sie jetzt die wichtigsten »Nährstoffvampire« kennen, und erfahren Sie, worauf Sie achten müssen. Denn nicht immer stehen nährstoffmangelbedingte Neben- und Wechselwirkungen in den Beipackzetteln Ihrer Medikamente.

DIE HÄUFIGSTEN DIEBE VON NÄHRSTOFFEN

Um Ihnen die etwas trocken anmutende Materie »leicht und bekömmlich« aufzubereiten, habe ich für Sie eine schlicht gehaltene Übersicht ausgearbeitet. Sie können damit Arzneimittelgruppen und ihren Einfluss auf Mikronährstoffe sowie Ihren persönlichen Handlungsbedarf einschätzen. Lassen Sie sich nicht von den unaussprechlichen Wirkstoffbeispielen in den Tabellen abschrecken. Es geht mir nur darum, dass Sie Ihre Medikamente leicht wiederfinden. Kramen Sie heute oder zu einem anderen Zeitpunkt Ihre Medikamente aus der Schublade, und lesen Sie genau durch, was auf den Etiketten steht. Lupe raus! Haben Sie Nährstoffräuber aus den Tabellen herausgefischt, dann drehen Sie den Spieß einfach um. Anstatt sich auf Nebenwirkungen zu konzentrieren und frustriert die Stirn zu runzeln, setzen Sie ab jetzt lieber auf die gezielte Ergänzung von Nährstoffen und sprechen zuvor auch darüber mit dem Arzt Ihres Vertrauens (siehe auch Teil 2, Kapitel: *Nahrungsergänzungen – die besten Tipps und Tricks aus der Praxis*). Wenn Sie keine Medikamente einnehmen, können Sie die Tabellen auch überspringen.[85]

ANTIALLERGIKA *(Medikamente gegen Allergien)*

- Cetirizin
- Desloratadin
- Fexofenadin
- Levocabastin
- Loratadin

Wechselwirkung mit Mikronährstoffen

- Vitamin C
- Vitamin D
- Zink

ENERGY!-Tipp Die Einnahme von Vitamin C und Zink (15 mg abends) kann den Bedarf an Antiallergika und allergische Symptome deutlich reduzieren.

Potenzielle Folgen des Nährstoffmangels

- Müdigkeit
- Immunschwäche
- Bindegewebsschwäche

ANTIBABYPILLE

- Estrogene: Ethinylestradiol, Estradiol
- Gestagene: Desogestrel, Dionegest, Levonorgestrel

Wechselwirkung mit Mikronährstoffen

- Vitamin B2, B6, B12
- Folsäure (Vitamin B9)
- Vitamin C
- Vitamin E
- Magnesium
- Zink

ENERGY!-Tipp Bei der Wahl der Folsäure empfiehlt es sich, die vom Körper direkt verwertbare, stoffwechselaktive Form (5-Methyl-Tetrahydrofolat) einzunehmen.

Potenzielle Folgen des Nährstoffmangels

- *Vitamin-B-Mangelsymptome*: Energiemangel, Depressionen, Reizbarkeit, Neuropathien, Sensibilitätsstörungen, Migräne
- Oxidativer Stress
- Gestörter Zuckerstoffwechsel
- Immunschwäche

ANTIBIOTIKA

- Aminoglykoside: Gentamicin
- Betalactame: Amoxicillin, Cefuroxim
- Chinolone: Ciprofloxacin, Levofloxacin, Moxifloxacin
- Lincosamide: Clindamycin
- Makrolide: Azithromycin, Clarithromycin
- Tetrazykline: Doxycyclin, Minocyclin
- Folsäure-Antagonisten: Cotrimoxazol

Wechselwirkung mit Mikronährstoffen

- Bifido- und Laktobazillen (Probiotika)
- Magnesium
- Calcium
- Kalium
- Folsäure
- Eisen
- Zink
- Vitamin C

Potenzielle Folgen des Nährstoffmangels

- Gestörte Darmflora (»Dysbiose«) mit Risiko für Übergewicht, chronische Entzündungen und Autoimmunkrankheiten
- Risiko für Herz-Kreislauf-Krankheiten, Hör- und Nervenschäden, Osteoporose, Arthrose
- Bindegewebsschwäche, Sehnenrisse (vor allem bei Chinolonen)

ANTIDEPRESSIVA *(Medikamente gegen Depressionen)*

- Trizyklische Antidepressiva: Amitriptylin, Clomipramin, Doxepin, Imipramin, Opipramol
- Selektive Serotonin-Wiederaufnahme-Hemmer (SSRI): Citalopram, Fluoxetin, Paroxetin, Sertralin, Dapoxetin
- Serotonin- und Noradrenalin-Wiederaufnahme-Hemmer (SNRI): Venlafaxin, Sibutramin

Wechselwirkung mit Mikronährstoffen

- B-Vitamine
- Coenzym Q10
- Magnesium
- Omega-3-Fettsäuren (DHA/EPA)

ENERGY!-Tipp Magnesium verbessert die Verfügbarkeit von Serotonin (»Glückshormon«).

Potenzielle Folgen des Nährstoffmangels

- Vitamin-B-Mangelsymptome: Energiemangel etc. (siehe *Antibaby-pille*)
- Mangel an Coenzym Q10, bedingt durch geringe ATP-Verfügbarkeit: Müdigkeit, Abgeschlagenheit, Schwindel, Kopfschmerzen

ANTIEPILEPTIKA *(Medikamente gegen Epilepsie)*

- Hydantoine: Phenytoin
- Carboxamide: Carbamazepin, Oxcarbazepin
- Valproinsäure
- Gabapentin

Wechselwirkung mit Mikronährstoffen

- Folsäure
- Vitamin D
- Vitamin K
- Calcium

Potenzielle Folgen des Nährstoffmangels

- Müdigkeit
- Störungen im Knochenstoffwechsel, Osteoporose
- Mitochondriale Energie-Stoffwechselstörung

BLUTHOCHDRUCKMITTEL

- ACE-Hemmer: Captopril, Enalapril, Lisinopril, Ramipril
- Sartane (AT-1-Blocker): Candesartan, Losartan, Valsartan
- Betablocker: Atenolol, Bisoprolol, Metoprolol, Carvedilol, Nebivolol, Propanolol

Wechselwirkung mit Mikronährstoffen

- Vitamin D
- Vitamin C
- Omega-3-Fettsäuren
- Magnesium
- Coenzym Q10

Potenzielle Folgen des Nährstoffmangels

- Müdigkeit
- Immun- und Bindegewebsschwäche
- Risiko für chronische Entzündung
- Herz-Kreislauf-Beschwerden
- Kopfschmerzen
- Muskelschwäche

DIABETESMITTEL *(orale Antidiabetika)*

- Biguanide: Metformin
- Sulfonylharnstoffe: Glibenclamid, Glimepirid, Gliclazid
- Glinide: Repaglinid, Nateglinid
- Glitazone: Pioglitazon

Wechselwirkung mit Mikronährstoffen

- B-Vitamine, vor allem Vitamin B12
- Vitamin D3
- Coenzym Q10
- Magnesium
- Chrom

Potenzielle Folgen des Nährstoffmangels

- Vitamin-B-Mangelsymptome wie Energiemangel etc. (siehe *Antibabypille*)
- Immunschwäche
- Herz-Kreislauf-Beschwerden
- Muskelschwäche, Neigung zu Wadenkrämpfen
- Osteoporose
- gestörte Blutzuckertoleranz

DIURETIKA *(Harntreibende Mittel, »Wassertablette«)*

- Thiazide: Hydrochlorothiazid (HCT), Xipamid, Chlortalidon
  Anmerkung: Oft wird HCT mit einem Blutdrucksenker kombiniert.
- Schleifendiuretika: Furosemid, Torasemid, Bumetanid
- Calciumkanal-Blocker: Amlodipin, Felodipin, Verapamil, Nifedipin, Nitrendipin
- Kaliumsparende Diuretika: Spironolacton, Triamteren

Wechselwirkung mit Mikronährstoffen

- Magnesium
- Kalium
- B-Vitamine (vor allem B1 und Folsäure)
- Zink

Wichtig: Bei kaliumsparenden Medikamenten sollte eine unkontrollierte Kaliumeinnahme vermieden werden.

Potenzielle Folgen des Nährstoffmangels

- Müdigkeit
- Muskelschwäche, Neigung zu Wadenkrämpfen
- eingeschränkte Gefäßfunktion und Herzmuskelleistung
- Störungen im Fettstoffwechsel
- gestörte Blutzuckertoleranz
- Immunschwäche und Bindegewebsschwäche

ENTZÜNDUNGSHEMMER VOM CORTISOL-TYP

- Glucocorticoide

Wechselwirkung mit Mikronährstoffen

- Vitamin D
- Calcium
- Magnesium

Potenzielle Folgen des Nährstoffmangels

- verminderte Knochendichte (Osteopenie) und Osteoporose
- erhöhter Blutdruck
- Muskelschwäche, Neigung zu Muskelkrämpfen
- Kopfschmerzen

SÄUREBLOCKER

- Protonenpumpenhemmer: Omeprazol, Pantoprazol, Lansoprazol, Rabeprazol

Wechselwirkung mit Mikronährstoffen

- Vitamin B12
- Folsäure
- Calcium
- Magnesium

Potenzielle Folgen des Nährstoffmangels

- Vitamin-B-Mangelsymptome wie Energiemangel etc. (siehe *Antibabypille*)
- Störung des Knochenstoffwechsels und Osteoporose
- Erhöhung des Homocysteinwerts (Herz-Kreislauf-Risiko)

CHOLESTERINSENKER

- Statine: Atorvastatin, Simvastatin, Fluvastatin, Lovastatin, Pravastatin

Wechselwirkung mit Mikronährstoffen

- Coenzym Q10
- Vitamin D
- Selen

Potenzielle Folgen des Nährstoffmangels

- Müdigkeit
- mitochondriale Energiestoffwechselstörungen
- Immunschwäche
- Störungen im Knochenstoffwechsel und Osteoporose
- Neigung zu Schilddrüsenstörungen

RHEUMAMEDIKAMENTE *(Immunsuppressiva)*

- Methotrexat (MTX)

Wechselwirkung mit Mikronährstoffen

- Folsäure

Potenzielle Folgen des Nährstoffmangels

- Schleimhautschäden im Mund und Magen-Darm-Trakt

ABFÜHRMITTEL *(Laxantien)*

- Bisacodyl
- Natriumpicosulfat

Wechselwirkung mit Mikronährstoffen

- Kalium
- Magnesium
- Folsäure

Potenzielle Folgen des Nährstoffmangels

- Schwere Störungen im Elektrolythaushalt
- Tendenz zur Verstopfung
- Erhöhtes Risiko von Herz-Kreislauf-Beschwerden durch erhöhtes Homocystein

Viele Substanzen haben Müdigkeit als Nebenwirkung. Überprüfen Sie gemeinsam mit Ihrem Arzt, ob es an einer dauerhaften Einnahme liegen kann und ob es therapeutisch einsetzbare Alternativen gibt. Dies gilt vor allem für folgende Medikamente:

- Benzodiazepine
- Antidepressiva
- Antihistaminika
- Antihypertensiva, vor allem Beta-Rezeptorenblocker, seltener Alphablocker und ACE-Hemmer
- Neuroleptika
- Opiate und Parkinson-Medikamente, antivirale Medikamente, Chemotherapeutika

WIE LÄSST SICH EIN ERHÖHTER MIKRONÄHRSTOFFBEDARF DECKEN?

Für einen gesunden und vitalen Menschen, der nicht raucht, sich ausgewogen ernährt – mit reichlich Gemüse und Obst – und Nahrung gut verdaut, ist es möglich, den Bedarf an wichtigen Mikronährstoffen über die tägliche Nahrung zu decken. Das gilt aber definitiv nicht für *alle* Nährstoffe. Nicht ohne Grund zeigt sich im Labor nicht selten ein eklatanter Mangel an Vitamin D, Vitamin B12, Jod, Selen und qualitativ hochwertigen, antientzündlich wirkenden Omega-3-Fettsäuren.[86]

Wenn Sie regelmäßig, über Jahre, Medikamente einnehmen, ist es kaum möglich, den höheren Nährstoffbedarf allein über die Nahrung zu decken. Am besten gehen Sie so vor: Wenn Ihr Arzt Ihnen ein Medikament verordnet, das Ihnen hier als Mikronährstoffräuber begegnet ist, besprechen Sie mit ihm, welche Nährstoffe Sie zusätzlich ins Boot holen sollten. Inzwischen gibt es viele Präparate, die speziell auf den zusätzlichen Mikronährstoffbedarf bei bestimmten Arzneimitteln abgestimmt sind.

Mit einem Mikronährstoffausgleich können Sie auch Ihren Bedarf an Medikamenten deutlich verringern. Wichtig ist: Die Dosierung darf ausschließlich vom Arzt angepasst werden. Reduzieren Sie niemals Medikamente auf eigene Faust! Versprochen? Sprechen Sie zuvor mit dem Arzt Ihres Vertrauens. Verheimlichen Sie nichts, auch wenn es Überwindung kostet, und kommunizieren Sie, welche Nahrungsergänzung Sie nehmen beziehungsweise einzunehmen beabsichtigen. Ein in Mikronährstofftherapie weitergebildeter Arzt, bei dem Sie sich wohlfühlen und mit dem Sie gut zusammenarbeiten, wird sich über Ihr Wissen und Interesse an innovativer Materie freuen; er kann begleitend Nährstoffspiegel im Labor überprüfen und die für Sie richtige Dosis verschreiben. Umfassende Tipps zur Mikronährstofftherapie finden Sie im Praxisteil des Buches. Wenn Sie, wie ich mir sehr für Sie wünsche, schon bald die Praxistipps meiner Methode aus dem Buch umsetzen, verbessern Sie Ihre Zellgesundheit, Verdauungsleistung und Entgiftungskapazität. Und die Notwendigkeit, manche Medikamente schlucken zu müssen, verabschiedet sich womöglich dauerhaft. Ist das keine gute Nachricht?

CHRONISCH **VERGIFTET** – WIE **SCHADSTOFFE MÜDE** UND **KRANK** MACHEN

Alle Dinge sind Gift, und nichts ist ohne Gift.
Allein die Dosis macht's, dass ein Ding kein Gift sei.

Paracelsus

Der Ausflug in das düstere Tal der Gifte in unserem direkten Umfeld ist, das gebe ich zu, eine harte Etappe auf unserem Weg aus dem Müdigkeitslabyrinth heraus zu neuer Energie. Dabei geht es nicht nur um die von uns Menschen gemachten Gifte, sondern auch um die Millionen von unterschiedlichen Giften der Natur, wie zum Beispiel Schimmelpilzsporen in unserem Alltag. Egal, ob in der Luft, im Wasser oder in der Nahrung, egal, ob zu Hause oder am Arbeitsplatz, überall kommen wir mit Toxinen in Kontakt: Weichmacher aus Plastik; Feinstaub aus Laserdruckern oder Laubbläsern; Ausdünstungen aus Parfum; mit Tetrachlorethen chemisch gereinigte Kleidung; Arsen aus Reiswaffeln; Schwermetalle aus Zahnfüllungen. Die Horrorliste ließe sich endlos verlängern und gilt für Menschen in der Großstadt wie für Menschen auf dem Land. Auch früher waren Menschen toxisch belastet, nicht weniger als heute, es herrschte etwa extrem verschmutzte Luft in schnell wachsenden Großstädten; die große Smogkatastrophe in London 1952 erzählt davon.

In diesem Kapitel lesen Sie viel über Gifte. Manches wird schockierend sein. Das sollte Sie aber nicht frustrieren oder lähmen. Im Gegenteil! Wenn Sie wissen, wo Gifte lauern und wie unterschiedlich gefährlich sie sind, können Sie entspannt bleiben, adäquat reagieren und das »Machbare« machen. Wir alle haben ein »toxisches Päckchen« zu tragen. Ließen wir uns heute in einem umweltmedizinischen Labor das Blut testen, könnte man sicher Gifte nachweisen. Doch nur weil etwas nachweisbar ist, bedeutet das nicht zwingend, dass Sie sofort wie ein Kanarienvogel von der Stange fallen.

Sie werden nach der Lektüre dieses Kapitels die wichtigsten Gifte einschätzen und minimieren können. Dabei sollten Sie differenziert und gelassen vorgehen. Manches können Sie unmittelbar beeinflussen und damit Ihr Wohlbefinden schnell verbessern (siehe Teil 2, Kapitel: *Entgiften – aber richtig*). Der Wunsch, »giftfreier« zu leben, sollte allerdings nicht zu Hysterie und dem falschen Schluss verführen, jede Art von Gift oder synthetische Produkte aus dem Haushalt komplett vermeiden oder verbannen zu müssen. Nicht allen Giften, zum Beispiel auch den natürlichen Giften aus der Natur, können wir immer ausweichen. Und dass wir heute in einer Welt mit weniger tödlichen Infektionen leben, verdanken wir zum Beispiel auch Desinfektionsmitteln aus dem Chemiekasten. Widmen wir uns jetzt giftigen Übeltätern. Und keine Sorge: Mit dem Wissen, wie wir Gifte im Alltag reduzieren und gleichzeitig die körpereigene Entgiftung ankurbeln können, müssen wir die Energieräuber in diesem Kapitel nicht mehr so fürchten, wie sie es uns auf den ersten Blick glauben lassen. Mit diesem Buch und beherztem Handeln wird Ihnen auch das gelingen! Giftstoffe begegnen uns zum Beispiel im Alltag in Wohnung, Bad, Haushalt und Büro sowie im Trinkwasser:

- Schwermetalle wie Quecksilber, Blei, Arsen, Aluminium
- Chemie in Bad und Haushalt: Lösungs-, Reinigungsmittel, Raumspray, Duftkerzen etc.
- Kunststoffe wie Bisphenol A, Phtalate, Parabene mit hormonähnlicher Wirkung, Mikroplastik
- Fluoride
- Klebstoffe, Lacke, Harze, Anstrichfarben
- Tabakrauch
- Pestizide, Herbizide, Insektizide, Fungizide und Kunstdünger

- Toxine in der Wohnung: Flammschutzmittel in Möbeln, Matratzen, Teppichen, Elektrospielzeugen, Dämmstoff, Montageschaum, in »Kuscheltieren« mit Kunstfell, Bodenbelag (Polyvinylchlorid = PVC)
- Trinkwasser: Arzneimittelreste (z. B. Antibiotika, Antibabypille etc.), Blei
- Natürliche Gifte aus Pilzen: Mykotoxine (»Schimmelpilzgifte«)

Sie sollten darüber nachdenken, wo Sie vermeidbaren Toxinen begegnen. Schätzungen ergeben, dass jede Frau im Durchschnitt ihres Lebens nicht wenig bleihaltigen Lippenstift nebenbei »futtert«! Keine gesunde Delikatesse. Nach Ergebnissen einer Studie nimmt weltweit jeder Mensch pro Woche bis zu fünf Gramm Mikroplastik über die Nahrungskette auf. Wir knuspern pro Woche quasi eine Kreditkarte.[87] In 20 Jahren kommen etwa 36,5 Kilogramm Mikroplastik zusammen, die Ihr Wunderwerk Körper entgiften muss.

Toxine häufen sich potenziell im Körper an (»toxische Last«). Die Entgiftungsorgane – konkret: Leber, Nieren, Haut und Lunge – rackern sich ab, um sie loszuwerden. Diese Herkulesarbeit kostet Energie. Vor allem die Leber als Hauptentgifter opfert sich täglich auf. Sie ist Ihre Heldin. Aber auch sie braucht Verschnaufpausen. Und kommt dann noch ein Nährstoffmangel dazu, stockt ihre Entgiftungsarbeit, und die toxische Last steigt.

Das erste untrügliche Anzeichen einer toxischen Überbelastung ist: Müdigkeit. Weitere, *unspezifische* Symptome einer Toxinbelastung sind:

- Kopfschmerzen, Benommenheit (»neben sich stehen«)
- Muskelschmerzen, -zittern, -schwäche, Gelenkschmerzen
- Sensibilitätsstörungen (»Kribbeln an Händen und Füßen«)
- Konzentrations- und Gedächtnisstörungen
- Angst, Stimmungsschwankungen, Unruhe, Reizbarkeit
- Zahnfleischerkrankungen (Parodontitis), Metallgeschmack im Mund (z. B. Amalgamfüllungen)
- Akne, Schwitzen, Haarausfall
- Tränensäcke, Augenringe
- »Nicht erklärbares« Übergewicht

Menschen, die chronisch mit Toxinen überlastet sind und nicht ausreichend entgiften, leiden nach Annahme von Umweltmedizinern oft unter unerklärbarem Übergewicht. Die Argumentation: Werden die Entgiftungsorgane nicht mehr mit der Toxinlast fertig, lagern sie die Giftstoffe bevorzugt in den Speicherdepots der Fettzellen ein. Der Versuch, Gewicht zu verlieren, muss scheitern. Der Körper schützt sich selbst vor einer unkontrollierten Giftüberflutung aus den Fettzellen, indem er den Giftabbau stocken lässt. Die Kilos bleiben. Die Müdigkeit kommt und bleibt. Bei Patienten mit therapieresistentem Übergewicht unterstütze ich deshalb auch die Entgiftungsarbeit des Körpers. Dies ist oft ein weiterer Schlüssel zum Erfolg (siehe Teil 2, Kapitel: *Entgiften – aber richtig*).

DIE VERBORGENE TOXISCHE LAST

Das Thema Gifte und Entgiftung wird in der Medizin kaum berücksichtigt. Es ist höchste Zeit, sich selbst mit den leisen Belastungen durch die Schwergewichte der Gifte zu beschäftigen und aktiv zu werden. Denn sie sind Müde- und Krankmacher erster Güte!

Selbsttest

TOXISCHE LAST

Der folgende Test hilft Ihnen dabei, die individuelle toxische Last einzuschätzen.
Überlegen Sie, ob es bei Ihnen irgendwann einmal besondere Belastungen gab. Beispiel: Hatten Sie intensive Hausrenovierungen, Dämm-Maßnahmen? Gibt es im Haus alte Wasserrohre? Haben Sie vielleicht als Kind abgesplitterte alte Wandfarbe oder Quecksilberkügelchen aus einem Fieberthermometer genascht? Solche »Bagatellen« kommen

tatsächlich vor. Selbstverständlich können Sie nicht alle toxischen Einflüsse abstellen, das müssen Sie auch nicht, aber wenn Sie unter extremem Energiemangel leiden oder Sie vielleicht sogar an Krebs oder Multipler Sklerose erkrankt sind, wird es Zeit, auch diese Baustelle unter die Lupe zu nehmen. Brustkrebs[88] und Multiple Sklerose[89] werden zum Beispiel mit einer erhöhten Belastung aus Schwermetallen in Verbindung gebracht.

Beantworten Sie die Fragen und zählen Sie die entsprechende Punktzahl zusammen.

Toxische Last	**Nie**	**Gelegentlich**	**Immer (noch)**
Haben/Hatten Sie Amalgamfüllungen?	0	1	2
Haben/ Hatten Sie Goldfüllungen und/oder Titanimplantate?	0	1	2
Haben/Hatten Sie Wurzelkanalfüllungen?	0	1	2
Haben Sie eine Zahnspange mit Metall/Kunststoff oder Retaining (Metallschiene im Mund)?	0	1	2
Gibt es an Ihrem Arbeitsplatz oder zu Hause viele Chemikalien oder riechen Sie chemische Gerüche?	0	1	2
Gibt es an Ihrem Arbeitsplatz oder zu Hause Schimmelbelastung (Geruch oder sichtbarer Befall)?	0	1	2

Gibt es an Ihrem Arbeitsplatz oder zu Hause Bleibelastungen (aus alten Wasserleitungen oder alter Wandfarbe)?	0	1	2
Gibt es an Ihrem Arbeitsplatz oder zu Hause Asbestbelastungen (alte Gebäude) oder sind Sie durch Bauschutt belastet?	0	1	2
Haben Sie Kontakt zu Pestiziden (Bauernhof, Rasen, Parkanlagen, Golfplatz)?	0	1	2
Haben Sie Kontakt zu Insektiziden (häufiger Einsatz von Schädlingsbekämpfung, beruflich oder privat)?	0	1	2
Haben Sie oft Kontakt zu Chemikalien der chemischen Reinigung, nutzen Sie häufig Textilien aus chemischer Reinigung?	0	1	2
Rauchen Sie (aktiv oder passiv) oder haben Sie in den letzten 20 Jahren geraucht?	0	1	2
Nutzen Sie fluoridiertes Speisesalz oder fluorhaltige Zahncreme/Mundlösungsmittel?	0	1	2
Konsumieren Sie regelmäßig Fastfood, künstliche Süßstoffe, Softdrinks bzw. haben Sie diese in den letzten 10 Jahren oft konsumiert?	0	1	2

Interpretation

0 bis 5	Glückwunsch! Sie haben eine sehr geringe toxische Last und leben erfreulich schadstoffarm.
6 bis 14	Ihre toxische Last ist wie bei den meisten Menschen erhöht. Sie sollten sich mit den Empfehlungen im Praxisteil des Buches beschäftigen. Auch wenn Sie weitgehend symptomfrei sind oder »nur« an Energiemangel leiden, sollten Sie Ihre körpereigene Entgiftung anregen und die toxische Last reduzieren.
14 bis 28	Es besteht eine hohe toxische Last. Sie sollten die Empfehlungen in Teil 2 des Buches zur ENERGY!-Ernährung, Entgiftung und Mikronährstofftherapie umsetzen. Holen Sie sich einen erfahrenen Zahnarzt bzw. Kieferchirurgen ins Boot, um Störfelder im Mund einzuschätzen und, falls nötig, zu sanieren (siehe Teil 1, Kapitel: *Tatort Mund – wie unentdeckte Störfelder schlapp machen*). Je nach Entwicklung Ihrer Symptome empfiehlt sich ein Termin bei einem erfahrenen Arzt für Präventiv- oder Umweltmedizin, auch um weiterführende Analysen und Therapieverfahren zu diskutieren.

Schwermetalle

Unerkannte Schwermetallbelastungen machen Sie potenziell müde – und krank.[90] Wie das? Schwermetalle

- blockieren Enzyme des Energiestoffwechsels in den Mitochondrien und das Enzym *Diaminooxidase*, das Histamin im Körper abbaut.
- hemmen die Wirkung von Zink und Selen. Das reduziert Energielevel und Immunabwehr und verursacht Schilddrüsenstörungen (z. B. Unterfunktion und Autoimmunkrankheiten der Schilddrüse).[91]
- schädigen die Darmschleimhautbarriere (Leaky-Gut-Syndrom) und die gesunde Darmflora (Dysbiose; siehe auch Teil 1, Kapitel: *Ihr Verdauungssystem – und wie es funktioniert*).

- fördern oxidativen Stress durch übermäßige Bildung von Sauerstoff-Radikalen (ROS).
- lösen chronische Entzündungen aus und wirken dadurch als Müdemacher und Krankheitsmotor.

Quecksilber

Quecksilber ist ein hochgiftiges Metall und bis zu 800-fach toxischer als die giftigsten Kunststoffe. Es setzt nicht nur die Energieproduktion in den Mitochondrien schachmatt, es blockiert gleichzeitig die Entgiftung. Trotzdem findet es sich seit Jahrhunderten in unserem Alltag. Über ein halbes Jahrhundert war Quecksilber sogar Bestandteil von »Zahnungspulver« für Säuglinge. Millionen wurden vergiftet. Ein Skandal erster Güte!

Sogar heute noch ist es präsent. Seit über 170 Jahren ist es weltweit das gebräuchlichste Material in Amalgam für Zahnfüllungen. Amalgam ist leicht zu verarbeiten, hält lange und wird von Krankenkassen subventioniert. »Gratis« sozusagen gibt es dann pro Zahnfüllung toxisches Quecksilber dazu. Das Quecksilber im Zahn bleibt aber nicht dort eingemauert, sondern verteilt sich im Körper. Es gibt Zusammenhänge zwischen der Anzahl von Amalgamfüllungen und der Quecksilberkonzentration in Blut und Urin.[92]

Beim Kauen, beim Zähneputzen, Zähneknirschen (Bruxismus), beim Trinken von heißen Getränken entstehen Quecksilberdämpfe, die über das Einatmen in das Blut gelangen, auf Nerven und Nieren einwirken und sich im Gehirn anreichern können. Sie haben keine Amalgamfüllungen (mehr)? Nun, auch die Luft ist eine kleine Quecksilberdusche: Mit dem Niederschlagswasser gelangt Quecksilber aus der Atmosphäre auf die Erdoberfläche und setzt sich in Boden, Meeren und Flüssen ab. Von dort gelangt Quecksilber in die Nahrungskette (vor allem Fisch). Dabei stammt der Hauptanteil aus Emissionen, zum Beispiel aus Müllverbrennungsanlagen oder Kohlekraftwerken. Das Gift findet sich zudem unter anderem in Energiesparlampen, Pestiziden, in Tätowierfarben oder hautaufhellenden Cremes und manchen Medikamenten.

Arsen

Arsen ist ein Halbmetall aus der Erdkruste. Es gelangt über Klärschlamm oder Phosphatdünger in die Umwelt. Über das Grundwasser kommt es in Nahrung und Trinkwasser. Vor allem Reis, der auf Feldern, die unter Wasser stehen, angebaut wird, saugt mit seinen Wurzeln Arsen auf. Deshalb können Reis und Reisprodukte wie Reiswaffeln für Kleinkinder kritische Mengen enthalten. [93]

Praxistipp: Keine Sorgenfalten! Sie müssen nicht aufhören, Reis zu essen. Aber beherzigen Sie ab jetzt folgende Tipps: 1. Wählen Sie Produkte aus biologischem Anbau. 2. Waschen Sie Reis gründlich vor dem Garen und kochen ihn nur noch mit sehr viel Wasser anstatt mit der »Quellmethode«. Das löst Arsen weitgehend aus dem Reis. 2. Verzehren Sie Reis und Reisprodukte (z.B. Reiswaffeln) in Maßen und nicht regelmäßig.

Blei

Dieses Metall findet sich in Luft und Erde. Das kommt nicht von ungefähr: Lange wurde Blei für Anstrichfarben genutzt und als Tetraethyl-Blei Benzin zugemischt. Auch Zigarettenrauch ist ein »Bleitoxinlieferant« wie Leitungswasser aus alten Wasserrohren. Klar gibt es Grenzwerte im Trinkwasser, aber das schließt nicht aus, dass sich Wasser auf dem Weg zur Küche mit Blei aus alten Rohren anreichert. Weitere Bleibomben sind Kosmetika, vor allem Lippenstifte. Inzwischen gilt als belegt, dass es keine unbedenkliche Menge an Blei gibt.[94]

Praxistipp: Wählen Sie in Zukunft Kosmetik- und Pflegeprodukte, die möglichst frei von Chemikalien und Schwermetallen sind. Informieren Sie sich unter dem Stichwort »Naturkosmetik«. Ihre Gesundheit und Ihr Energielevel sagen Danke.

Aluminium

Das Leichtmetall Aluminium kommt in der Erdkruste vor. Zwar ist Aluminium selbst relativ ungiftig, aber es wirkt wie ein Aufputschmittel für

Quecksilber und verstärkt seine Giftigkeit vielfach. Aluminium findet sich in Aluminiumgeschirr und -folie, gechlortem Trinkwasser, einigen Kochsalzen (Streuhilfe), Backpulver, Deos (zum Binden von Gerüchen) und manchen Medikamenten (z. B. Magensäureblocker). Noch ein Problem: Künstliche Säuren wie Zitronensäure oder Phosphorsäure aus Brausetabletten, Cola, Limonaden und Fertigprodukten fördern die Aluminiumaufnahme in Darm und Gehirn, und diese steigert das Risiko für Alzheimer-Demenz.[95]

Kunststoffe

Plastik begegnet uns überall: beim Verzehr von Trinkwasser oder Öl, das in Plastikflaschen abgepackt ist, beim Ablutschen von Plastiklöffeln in der Küche (Melamin), beim Trinken aus Einwegbechern oder wenn wir den beschichteten Kassenbon, Parktickets oder Kontoauszüge aus Thermopapier lange in der Hand kneten. Und das macht müde: Kunststoffe schwächen die Mitochondrien und provozieren so Energiemangel.[96]

Unabhängige Wissenschaftler fordern schon lange ein weltweites Verbot von Bisphenol A (BPA). Davon sind wir leider weit entfernt. In Kanada hat man bereits 2008 BPA in Babyflaschen verboten. In Europa war Frankreich der Vorreiter, 2015 wurde dort BPA generell in Lebensmittelverpackungen verboten. Einzelne EU-Länder wie Belgien, Dänemark und Schweden haben das Verbot auf alle Lebensmittelbehältnisse für Kleinkinder ausgedehnt. Immerhin, ein Anfang. Aber: Es gibt Plastikartikel, die als »BPA-frei« ausgewiesen sind, aber ähnlich hormonaktiv wirken und die Hormonbalance des Körpers stören.[97] Sie sind genauso kritisch zu sehen wie das BPA. Um diese sollten wir öfters einen Bogen machen.

Schimmel und Mykotoxine

Eine oft übersehene, extrem toxische Quelle ist Schimmelpilzbefall. Die Pilzgifte, Mykotoxine, rauben unsere Energie, da sie einen Ansturm freier Radikale bewirken und so die mitochondrialen Energiefabriken schädigen. Oft sind sie nicht nur die Ursache für Müdigkeit, sondern Auslöser anderer Beschwerden: Allergien, laufende Nase, tränende Augen, Juckreiz, Asthma, Geruchs- und Geschmacksveränderungen, Kopfschmerzen, Gedächtnisstörungen, Bluthochdruck, Infektanfälligkeit, Gelenkschmerzen etc.[98] Manchmal zeigen sich sogar nur unspezifische Beschwerden im Magen-Darm-Trakt, und die Symptome ähneln Nahrungsmittelallergien. Da viele Nahrungsmittel mit Schimmel belastet sind, denken Betroffene dann, dass sie das Lebensmittel nicht vertragen, dabei liegt es in Wahrheit möglicherweise nur an Schimmel, der eine Reaktion provoziert. Oft gänzlich unerkannt sitzen Pilzsporen auf Brot, Zitrusfrüchten, Kernobst, Beeren, Nüssen und Kernen (z.B. Erdnüssen, Mandeln oder Pistazien), Trockenfrüchten und Gewürzen, Milchprodukten, Fetten und Margarine.[99]

Was man nicht sieht, erkennt man selten. Schimmel lauert häufig unsichtbar, hinter Wänden, in Spalten oder unter Dielen. In Schulen und Bürogebäuden hierzulande wird die Schimmelbelastung sträflich verharmlost und nicht adäquat beseitigt. Ein riesiges Risiko.[100] Mindestens ein Viertel der Bevölkerung hat ein relevantes Problem mit Mykotoxinen. Meistens bessern sich Energiemangel und andere Symptome meiner Patienten allein dadurch, dass sie sich an meine Heilmethode halten (siehe die praktischen Empfehlungen aus Teil 2 und Teil 3). Hochgradigen Verdacht auf Mykotoxine schöpfe ich, wenn sich Patienten mit seltsamen Beschwerden vorstellen, die nicht zueinander passen, und trotz engagierter Ernährungsumstellung und Mikronährstofftherapie eine Restmüdigkeit und andere Symptome zurückbleiben oder wenn »wohnmedizinische« Ursachen wie ältere, feuchte Häuser dafür sprechen.[101] Dann mache ich gezielte Laboranalysen, zum Beispiel Antikörpertests (siehe Teil 3, Kapitel: *Weiterführende Diagnostik*). Bestätigt sich die Diagnose, muss von einer erhöhten Exposition mit den analysierten Schimmelpilzen ausgegangen werden. Dann empfehle ich eine professionelle Schimmelpilzentfernung.

Praxistipp: Ein treffsicheres Indiz für eine unerkannte Mykotoxinbelastung: Im Urlaub geht es Ihnen besser, und sobald Sie zu Hause sind, nagen Müdigkeit und andere Beschwerden an Ihrem Nervenkostüm (natürlich kann es Ihnen auch aus anderen Gründen so gehen – komplett ohne Schimmelpilzsporen). Haben Sie den Verdacht, dass Ihnen Schimmelpilze Energie und Gesundheit rauben? Dann lesen Sie unbedingt das Kapitel *Entgiften – aber richtig*, und setzen Sie die Empfehlungen im Praxisteil um – so stählen Sie Ihren Körper, mit Toxinen aus der Umwelt besser fertigzuwerden. Im Zweifel sollten Sie eine gezielte Laboruntersuchung organisieren (siehe Teil 3, Kapitel: *Weiterführende Diagnostik*).

Fluor

Fluoride sind Bestandteile von Salzen und finden sich weit verbreitet in der Natur. Fluoride werden seit Jahrzehnten in den USA und einigen anderen Industrieländern dem Trinkwasser zugesetzt. Man erhofft sich dadurch einen besseren Schutz vor Karies. Mit dem gleichen Argument findet sich Fluorid nicht nur in Zahnpasta, sondern auch in Mundspüllösungen oder Fluoridtabletten, und fleißig pflegt man damit auch die Beißerchen der Kleinen. In moderaten Mengen, wie zur üblichen Kariesprophylaxe empfohlen, weisen Fluoridanwendungen wohl keine Gefahren einer akuten Toxizität auf. Allerdings argumentieren auch nicht wenige Zahnärzte, dass Karies kein »Fluoridmangelproblem« ist, sondern ein Problem der zucker- und kohlenhydratdichten Fehlernährung und des Konsums von zuckerreichen Limonaden. In den letzten Jahren ist Karies deutlich seltener geworden. Das verdanken wir vor allem länger stillenden Müttern und gesundheitsbewussten Vätern, die ihren Kindern statt gezuckerter Babybreie und -tees vollwertige Nahrung und zuckerfreie Getränke einflößen und bereits ab Durchbruch den ersten Zahn behutsam putzen. Eine unkontrollierte, überdosierte Fluoridzufuhr im Alter zwischen ein und sieben Jahren, durch Zahnpasta, Fluoridsalz und vor allem durch die Gabe von Fluoridtabletten, ist bedenklich und bleibt potenziell nicht ohne Folgen. Etwa 15 Prozent der Kinder und Jugendlichen haben hierzulande eine chronische Fluorvergiftung (»Fluorose«)[102], die die Entwicklung des Zahnschmelzes hemmt, den Knochen allgemein anfälliger und poröser macht. Jedoch gilt die Ausprägung der Fluorose meist als mild, schwere Formen kommen bei der lokalen

Anwendung von Fluorid zur Kariesprophylaxe eher nicht vor. Trotzdem gibt es viele kritische Stimmen zu Fluoriden [103], denn:

- Sie blockieren scheinbar die Energieproduktion der Mitochondrien.
- Sie konkurrieren (ebenso wie Brom und Chlor) mit Jod im Körper und verdrängen es. Die Arbeit der Schilddrüse ist auf Jod angewiesen. Deshalb vermutet man, dass der »chemische Fluorid-Overkill« Schilddrüsenfunktionsstörungen und Autoimmunkrankheiten der Schilddrüse begünstigt.
- Sie hemmen Melatonin, das wichtigste Hormon für erholsamen Schlaf.
- Sie können Quecksilber aus Amalgamfüllungen freisetzen und fördern die Aufnahme anderer giftiger Metalle in Organen und Gehirn (z. B. Aluminium).
- Sie entfachen Insulinresistenz und Diabetes mellitus (die sich nicht selten durch Müdigkeit ankündigen).

Selbsttest

FLUOROSE

Eine Fluorose können Sie sehr leicht durch einen Blick auf Ihre Zähne oder die Ihrer Liebsten erkennen: Im Zahnschmelz finden sich kleine weiße, weißliche oder hellbraune Flecken.[104] »Es scheint so, als hätten die Zähne Sommersprossen«, so erkläre ich es meinen Patienten in der Praxis.

Praxistipp: Achten Sie auf Fluoridquellen, und reduzieren Sie die toxische Last: Zahncreme und Mundspüllösung, fluoridiertes Kochsalz, Teflon-Geschirr, Medikamente. Bestimmte Teesorten wie grüner Tee enthalten deutlich weniger Fluorid als schwarzer Tee.[105]

TATORT MUND – WIE UNENTDECKTE STÖRFELDER SCHLAPP MACHEN

Gesund beginnt im Mund! Wenn Sie sich ständig schachmatt fühlen, hat das nicht selten etwas mit Ihrer Mundhöhle und ihren Nischen und »Bewohnern« zu tun, den Zähnen, Zahnfleisch, Speichel und Mundbakterien.[106] Zähne sollten wie Herz, Lunge, Leber und Darm als sensible Organe betrachtet werden. Sie haben eine eigene Blutversorgung und ein eigenes Nervensystem und sind anatomisch nah beim Gehirn (weswegen toxische Materialien aus der Mundhöhle leichter ins Gehirn übersiedeln können).

Leider wachsen Zähne bei uns Menschen nicht einfach nach wie beim Hai. Umso mehr sollten wir uns von Kindheit an um sie kümmern. Sie denken, Zähneputzen, Zahnseide, Zwischenraumbürstchen, wenig Zucker und gute Gene reichen? Nicht ganz! Sie wissen schon, warum: Im »Organ Mundhöhle« werden noch routinemäßig Materialien wie Amalgam eingebaut. Neben diesen von Krankenkassen mitfinanzierten Quecksilbergeschenken belagern noch andere Störfelder und Altlasten die Mundhöhle: Karies und Parodontitis kennt jeder. Nicht weniger selten, oft sogar ohne typische Zahnschmerzen, zündeln chronisch-entzündliche Herde in alten wurzelbehandelten Zähnen oder im Kieferknochen (»Kieferostitis«).[107] Bleiben diese Störfelder unentdeckt, können sie uns irgendwann die »Beine weghauen«. Meistens gärt dieser Prozess lange vor sich hin, ohne dass man durch Zahnschmerzen vorgewarnt wird. Zeit, die Probleme durch toxische »Altlasten« und Störfelder aufzuspüren.

Altlast: Metalle im Mund

Körperfremde Materialien haben eine *immunologische Konsequenz* im Körper und damit auch »allergenes Potenzial«. Metalle, vor allem im Mund, sind ein kritisches Störfeld, da Partikel durch den Abrieb beim Kauen und den Speichel leicht in den Körper übertreten.[108] Tag für Tag schlucken Sie bis zu zwei Liter Speichel. Die im Speichel gelösten Metallionen und Kunststoffe aus Zahnmaterialien fließen in den Magen-Darm-Trakt. Sie werden in jüngeren Studien sogar bezüglich ihrer ungünstigen Wirkung auf die Darmbakterienflora und Durchlässigkeit der Darmschleimhaut diskutiert.[109]

Gold ist als Zahnersatz bei weitem nicht so toxisch wie Amalgam, dennoch lädieren vor allem ältere Legierungen, die in Goldfüllungen verwendet werden, in Tierversuchen den Mitochondrienstoffwechsel[110] und rauben damit potenziell Lebensenergie. Nicht wenige Patienten mit chronischer Müdigkeit, Gelenk-, Muskel- und Nervenschmerzen, Depressionen und Multichemikalienunverträglichkeit haben durch die wohlüberlegte Entfernung von allen Metallen im Mund Energielevel und Allgemeinzustand verbessert.

Neue Last: Titan

Zahnimplantate mit Titan gelten seit Jahren als gut verträglich und lange haltbar. Zahnärzte berichten jedoch, dass sich bei der Entfernung von Titanimplantaten im Mund mit bloßem Auge graue Verfärbungen im umgebenden Zahnfleischgewebe ausmachen lassen. Mikroskopisch entsprechen die »grauen Zonen« Immunzellen, die Titanpartikel absorbieren und speichern.

Dabei ist vor allem Metall, das in Mundhöhlen »eingebaut« wird, ein Problem, da es durch den Speichel leicht in den Körper gelangt.[111] Nach einem spannenden Bericht der FDA, der Lebensmittelüberwachungs- und Arzneimittelbehörde in den USA, aus dem Jahr 2019 werden grundsätzlich Metalle im Körper, aber vor allem in der Mundhöhle, zunehmend kritisch als Krankheitstreiber diskutiert.[112] Das Metall Titan gelangt aber nicht nur aus Zahnmaterial leicht in unseren Körper. Als Titanoxid (E 171) schummelt es sich auch in Medikamente, Nahrungsergänzung, Kaugummis, Zahnpasta etc. In meiner Praxisarbeit habe ich erfahren, dass der Einfluss von Metallen oder ein regelmäßiger hoher Konsum von Titanoxid, zum Beispiel durch Kaugummikauen, Erschöpfung auslösen kann[113].

Frei von Amalgam

Amalgam ist aus Sicht der integrativen Medizin hochgiftiger Quecksilber-Sondermüll im Körper. Egal, ob Sie müde, krank oder gesund sind: Amalgamfüllungen können eine hohe Quecksilberlast verschulden. Deswegen ist es empfehlenswert, sich langfristig von ihnen zu trennen, vor allem, wenn Sie unter Symptomen leiden. Leider kommt es aber gerade beim Entfernen von Amalgam zu gröbsten Fehlern, wenn Füllungen ohne die zwingend erforderlichen Schutzmaßnahmen herausgebohrt werden.

Praxistipp: Amalgam sollte von erfahrenen Zahnärzten entfernt werden, die mit maximalem Schutz arbeiten. Folgende Maßnahmen haben sich bei Amalgamentfernung bewährt: ein »Kofferdamm« – das heißt ein Tuch zum Schutz vor Fragmenten und Bohrspänen aus Gummi –, niedertouriges Ausbohren, um giftige Dämpfe zu reduzieren, und ein Nasenschutz mit Goldbeschichtung, der Quecksilberdämpfe für den Patienten abhält (sowie für Arzt und Personal ein Mund-Nasen-Schutz mit Goldbeschichtung). Bevor Sie sich Amalgam entfernen lassen, fragen Sie unbedingt bei Ihrem Zahnarzt nach, mit welchen Schutzmaßnahmen er vertraut ist und arbeitet. Scheuen Sie sich nicht. Es zeigt nur, dass Sie sich interessieren und besser informiert sind als die meisten Menschen.

Störfeld: Wurzelbehandelte, tote Zähne

Wurzeltote Zähne sind bei chronisch müden Menschen oft die »Wurzel allen Übels«.[114] Aber wer denkt schon bei Energiemangel an einen toten Zahn?

Jeder Zahn ist von einem Labyrinth aus feinsten Kanälchen (Dentinkanälen) durchwebt. Dabei finden sich insgesamt pro Quadratmillimeter zwischen 30 bis 75000 Dentinkanäle, die aneinandergereiht eine Strecke von über zwei Kilometern ergeben. Ein gesunder Zahn sorgt dafür, dass diese kilometerlangen Kanäle mit einer Spülflüssigkeit durchgeschrubbt werden. So können sich keine giftigen Substanzen, Zellschrott oder Bakteriengifte in den Kanälen ansammeln. In einem toten

Zahn faulen Nerven- und Blutgefäße über Jahre vor sich hin, und die gesunde »Spülfunktion« geht verloren. Dabei entsteht im Kanalsystem ein Sammelbecken für Krankheitserreger. Diese Bakterien fühlen sich im verzweigten Kanalsystem wohl und geben giftige Schwefelverbindungen in das Blut ab (Mercaptane und Thioether).[115] Wird ein toter Zahn wurzelbehandelt, kann lediglich das Gewebe aus dem Hauptkanal beseitigt und desinfiziert werden. Die teils kilometerlangen Abzweigungen im Dentinkanalsystem bleiben unerreicht. Deswegen reagiert das Immunsystem früher oder Jahre später mit einer Entzündungsreaktion. So wächst sich potenziell über Jahre eine chronische Entzündung aus, die die Energieproduktion in den Mitochondrien stören kann. Kein Wunder, dass man immer müder wird und die Vitalität zersplittert. Bei extremem Energiemangel, entzündlichen Symptomen und/oder geschwächter Immunabwehr und gleichzeitig lang bestehenden Wurzelkanalfüllungen empfiehlt es sich, einen Kontrolltermin bei einem Facharzt für biologische Zahnheilkunde anzustreben.

Störfeld: Chronische Entzündungen im Kiefer

Eine Kieferentzündung (»Ostitis«) kann ein ähnliches Problem wie wurzeltote Zähne verursachen. Gifte (Thioether und Mercaptane) sowie entzündliche Botenstoffe werden freigesetzt, die nicht nur aus meiner Erfahrung, sondern auch aus Erfahrung von Umweltmedizinern und Zahnärzten als Entzündungsfeuer an anderen Stellen des Körpers beispielsweise neurologische oder Gelenkbeschwerden (»Rheuma«) triggern können. Das ist umso verblüffender, da sich die Entzündung des Kieferknochens auch unbemerkt abspielen kann. Sie bleibt oft verborgen, es sei denn, der Arzt sucht bewusst danach.

Spickzettel für den Arztbesuch

Die folgenden Schritte empfehlen sich zur Abklärung von Störfeldern im Mund:

- Thioether und Mercaptane lassen sich im Labor nachweisen.
- Die Diagnose einer Kieferostitis[116] wird über eine Bildgebung in Kombination mit einem Labortest gestellt, dem RANTES-Wert. Was vom Namen her an den altägyptischen Pharao Ramses erinnert, ist ein Entzündungsbotenstoff, der von einer Kieferostitis freigesetzt wird. Apropos: RANTES ist auch bei vielen entzündlichen Systemkrankheiten (Multiple Sklerose[117], Rheumatoide Arthritis[118]) erhöht.
- Wichtig: Die Bestimmung dieser Werte eignet sich auch, um die Heilerfolge bewerten zu können. Elementar für die Diagnose ist die aussagekräftige Beurteilung der Bildgebung. Inzwischen gibt es Verfahren, die die Entzündungsherde entlarven: ein dentales Computertomogramm (DCT), das das Umfeld von Wurzelspitzen darstellt. Und das digitale Volumentomogramm (DVT), das eine dreidimensionale Darstellung des Kieferknochens ermöglicht. Die Diagnose fällt auch Experten nicht leicht. Es braucht definitiv einen Sack voll Erfahrung in der Beurteilung. Im Zweifel holen Sie sich bitte eine Zweit- oder Drittmeinung.

Immer wieder bin ich überrascht, wie viele ursprünglich Dauermüde oder chronisch Kranke (z.B. Rheuma oder MS) sich mit Altlasten und Störfeldern in der Mundhöhle durchs Leben quälen und von einer gezielten, umsichtigen Behebung des Problems gesundheitlich enorm profitieren. Bei schwerer Müdigkeit und/oder entzündlich-autoimmuner Krankheitsvorgeschichte sollten Sie das Ziel »störungs- und metallfreier Mund« ins Auge fassen. Bei Zahnersatz empfiehlt es sich, auf metallfreie Keramik (z.B. Zirkonoxid) zu setzen. Es geht dabei nicht um eine unüberlegte und überteuerte Rodung Ihrer Mundhöhle, sondern um eine fundierte Bestandsaufnahme bei einem erfahrenen, umsichtig arbeitenden Facharzt. In der biologischen Zahnheilkunde wird etwa der individuell verträgliche Werkstoff berücksichtigt und vorher ausgetestet. So wird vermieden, dass in den Körper Materialen dauerhaft eingebracht werden, die das Immunsystem zu energieraubenden Entzündungsreaktionen anstacheln.

Patientenfall
Knud • 51 Jahre • Journalist

Seit etwa einem Jahr fühlte sich Knud extrem abgeschlagen und energielos, als er mich in der Sprechstunde aufsuchte. Er beklagte auch Konzentrations- und Gedächtnisstörungen, konnte nicht gut einschlafen und hatte oft ungewöhnlich kalte Hände und Füße. Sein bisher unverwüstlich starkes Immunsystem schien plötzlich zu schwächeln. Bis zu Beginn der Beschwerden war er ein optimistischer, lebensfroher Mensch mit viel Sinn für Humor gewesen und fast nie krank. Knud stand als »Lerche« gerne früh auf und recherchierte für seine Artikel. Er liebte seinen Job, den er seit über 25 Jahren ausübte, auch weil er ihn mit immer neuen Themen geistig forderte. Inzwischen überkam ihn oft der Gedanke, dass ihm die Kraft »zu allem« fehlte und er am liebsten im Bett schreiben würde.

Knuds Lebensstil: Er rauchte nicht, trank wenig Alkohol, früher war er gern joggen gegangen, jetzt war er zu müde dazu. Sein Ernährungsprotokoll war allerdings aufschlussreich. Er aß tagsüber enorm unregelmäßig und meist kohlenhydratlastig. Im Büro versorgte er sich manchmal mit mitgebrachtem Essen in Plastikdosen, das er in der Mikrowelle erhitzte, oder er kaufte sich ein Wurstbrötchen oder etwas »Schnelles auf die Hand«. Zwischendurch naschte er gerne, vor allem Schokolade, Weingummi und gesalzene Erdnüsse. Knud war bewegungsarm und litt unter seinem größer werdenden Bauch. Als er mir davon erzählte, dass ihn seine Frau deswegen neckte – »Wann ist der errechnete Geburtstermin?« –, lachte er laut auf, und sein sympathisches Lächeln offenbarte viele Amalgam- und Goldfüllungen im Mund. Auf Nachfrage erzählte er mir, dass er vor längerer Zeit bereits zwei Amalgamfüllungen hatte entfernen lassen, allerdings ohne be-

sondere Schutzmaßnahmen oder Förderung der Entgiftung. Ich ermutigte ihn, nachzudenken und eine Zeitschiene seiner Beschwerden zu skizzieren, um herauszufinden, seit wann er diese extreme Müdigkeit verspürte. Interessanterweise hatten seine Beschwerden ziemlich genau zwei Monate nach seiner Amalgamentfernung begonnen.

Im Labor zeigten sich eine mitochondriale Fehlfunktion und ein starker Mikronährstoffmangel (unter anderem an den Vitaminen D, B12 sowie an Coenzym Q10 und der für die Entgiftung wichtigen Alpha-Liponsäure). Ein Immuntoleranztest (Blutuntersuchung der körpereigenen Immunzellen in ihrer Reaktion auf Umweltstoffe) entlarvte eine pathologische Reaktion auf den Kontakt zu Quecksilber.

***Fazit:** Die hohe Quecksilberbelastung unter der nicht sachgemäßen Amalgamentfernung hatte für einen Ansturm von freien Radikalen gesorgt, die die Energieproduktion in den Zellen blockierten. Die Toxinlast und mitochondriale Störung erklärten auch die kalten Hände und Füße sowie die anderen Symptome.*

*Um die Belastung durch freie Radikale und Quecksilber zu vermindern, empfahl ich Knud zunächst eine mehrmonatige Darmsanierung (siehe Teil 2, **Gesunde Verdauung – Kleines Heil-ABC**) und anschließend ein intensives Entgiftungsprogramm (siehe Teil 2, Kapitel: **Entgiften – aber richtig**). Zusätzlich nahm er ein Multivitaminpräparat, einen Vitamin-B-Komplex, aktivierte Folsäure, Alpha-Liponsäure und Coenzym Q10 ein. Unter der ENERGY!-Ernährung und optimierten Mikronährstoffversorgung fühlte er sich bereits wenige Wochen später deutlich energiegeladener. Auffällige Blutwerte erholten sich innerhalb von acht Wochen. Nach vier Monaten war Knud nicht nur beschwerdefrei, er hatte auch 15 Kilogramm abgenommen und wieder Spaß an Bewegung. In den nächsten beiden Jahren reduzierte Knud seine toxische Last im Haushalt, zum Beispiel gab es keine Mikrowellengerichte mehr aus Plastik. Zudem trennte er sich nach und nach von Metallfüllungen – unter sachgemäßem Schutz bei einem spezialisierten Zahnmediziner. Heute, drei Jahre später, fühlt er sich immer noch dank der umfassenden Therapie voller Power.*

Auch wenn es Ihnen beim Lesen dieses Kapitels vermutlich an der einen oder anderen Stelle etwas mulmig wurde, können Sie entspannt bleiben. Denn die gute Nachricht lautet: Die Empfehlungen in diesem Buch stärken die körpereigene Entgiftung, bremsen Entzündungen aus und pushen Ihr Immunsystem. Allein damit kommen Sie enorm weit. Wenn Sie dann zusätzlich langfristig im Alltag klügere Entscheidungen fällen und toxische Energieräuber kleiner halten, werden Ihr Energielevel und Ihre Gesundheit enorm profitieren.

HEIMLICHE UNTERMIETER – **INFEKTIONEN**

Das Wichtigste ist, dass man nicht aufhört zu fragen.

Albert Einstein

Energiemangel kann auch Ausdruck einer Infektion sein, die stumm im Körper schlummert. Chronische Infektionen fordern das Immunsystem unermüdlich heraus. Sie haben leichtes Spiel, wenn es bereits geschwächt ist, zum Beispiel durch eine Störung der Darmflora, chronischen Stress, eine »sitzende Lebensweise«, Fehlernährung und Mikronährstoffmangel sowie toxische Lasten. Bakterien, Viren und Parasiten sind geheime Herrscher über unsere Energie.[119] Bei einem Zeckenbiss oder Mückenstichen können Dutzende von Infektionserregern (z. B. Borrelien, Anaplasmen) übertragen werden. Und doch ignorieren wir die Rolle von latenten Infektionen als Ursache von Müdigkeit.

Beginnen wir mit Parasiten: Bei Hund und Katze denken Besitzer an das regelmäßige Entwurmen. Der parasitäre Befall erscheint beim Tier als Selbstverständlichkeit. Nicht als Tabu. Oder Horrorvorstellung. Aber wie sieht es bei uns Menschen aus? In einer scheinbar hygienisch sauberen Welt in den Großstädten moderner Industrieländer haben wir den Blick für Parasiten als Auslöser von Energiemangel und anderen Symptomen verloren. Und an unappetitliche Bandwürmer oder andere Mitglieder des Parasiten-Clans mag niemand wirklich denken. Dabei ist der chronische Befall beim Menschen gar keine Rarität[120]. Sosehr wir uns das vielleicht wünschen.

Schaut man sich Daten genauer an, erkennt man das Ausmaß der klinischen Beschwerden und Verbreitung.[121] Nach Angaben der Weltgesundheitsorganisation (WHO)[122] betrifft das Problem des chronischen parasitären Befalls Milliarden Menschen weltweit. Zum Beispiel:

- Toxoplasmose-Parasit: durch Katzen übertragene Infektionskrankheit; Durchseuchung der Menschheit bis zu 50 Prozent (auch hierzulande)[123], meist symptomlos
- Ascaris-Arten (Spulwürmer): 1,2 Milliarden Menschen
- Enterobius vermicularis, Oxyuren (Madenwürmer): 1,2 Milliarden Menschen
- Strongyloides (Zwergfadenwurm): 100 Millionen Menschen
- Taenia-Arten (Bandwürmer): 80 Millionen Menschen
- Trichinose, Trichinella spiralis (Fadenwurm): 40 Millionen Menschen

Nicht nur in den Tropen oder Subtropen, in Gebieten mit schlechter Hygiene und schmutzigem Trinkwasser kommt es zu Infektionen. Betroffene schlagen sich mit Müdigkeit und Magen-Darm-Problemen, Immunschwäche, Migräne oder Allergien herum und wissen nicht, warum. Wie kommt es dazu?

- **Problem 1:** Die heutige Medizin denkt zu selten an Infektionen als Ursache für Erschöpfung und schlechte Gesundheit. Parasiten spielen im aktuellen medizinischen Curriculum kaum eine Rolle. Diese Krankheiten bleiben meist unter dem Radar der Wahrnehmung, wenn man nicht die »Gesamtheit von Symptomen« überblickt.
- **Problem 2:** Das Aufspüren von eher selteneren Infektionen verlangt spezielle Kenntnisse über Erreger, ein feines Gespür für Symptome und eine sorgfältige Anamnese. Das ist knifflig genug, da das derzeitige Gesundheitssystem engagierten Ärzten die notwendige Zeit nicht wirklich einräumt, die es für eine umständliche »Ich-stell-Sie-mal-auf-den-Kopf-Anamnese« und gezielte Untersuchung braucht.
- **Problem 3:** Manche Labortests sind aktuell leider noch nicht ausgereift genug. In Zukunft braucht es intensive Forschung, um noch bessere und sensitive Labormarker zu entwickeln, die die Diagnose erleichtern.

Krankheitserreger sind überall, auf der ganzen Welt. Niemand kann sich abschotten. Das wäre auch nicht erstrebenswert, denn wir alle müssen lernen, mit Erregern zu leben, die Immunabwehr, das heißt die Darmgesundheit, zu pflegen und Hygiene großzuschreiben – ohne als hysterischer, freudloser Hypochonder durchs Leben zu ziehen. Aber warum kämpfen manche mit chronischen Infektionen und andere bleiben verschont? Einige Menschen haben das Pech, sich irgendwo anzustecken. Entscheidend sind aber auch genetische Faktoren und vor allem die Immunabwehr. Von ihr hängt ab, wie gut Ihr Körper Angriffe regulieren kann. Je stärker Stress, zucker-, süßstoff- und transfettreiches Essen (z. B. aus Tiefkühlpizza oder Fastfood) oder eine schlechte Darmflora an der Konstitution zerren, je schwächer die Regulationsfähigkeit des Körpers ist, umso einfacher können sich unwillkommene und unsympathische »Gäste« in Ihrem Körper breitmachen.

Das Wissen um diese Energieräuber ist weder nebensächlich noch überflüssig geworden. In der Nachkriegszeit hatten Ärzte viel zu tun, die damaligen »Wurmseuchen« zu bekämpfen. Durch ihre Erfahrungen wissen wir heute viel darüber, welche Krankheitssymptome damit verbunden sind.[124] Gefahr droht auch jetzt noch für jeden Menschen, der in seiner Immunabwehr geschwächt ist und zum Beispiel durch belastete Nahrungsmittel oder nicht gewaschene Hände in Kontakt mit Krankheitserregern kommt.

Gefährlich ist auch, dass die Diagnose einer Infektion umso schwieriger geworden ist, je seltener Ärzte diese wüsten »Zombies« zu Gesicht bekommen. Es mangelt oft an klinischer Erfahrung. Dabei hängt genau davon das Schicksal des müden und symptombelasteten Patienten mit einem »infektiösen Untermieter« ab. Deshalb habe ich auch einigen seltenen und seltsamen Müdemachern in diesem Buch Platz eingeräumt; ich möchte ein neues Bewusstsein auch für unterschätzte Krankheitsbilder schaffen sowie wissenschaftliche, klinische und persönliche Erkenntnisse teilen. Wie beispielsweise eine Anekdote aus meiner Facharztzeit an der Universität: Durch einen enorm kuriosen und spannenden Patientenfall machte ich die faszinierende Bekanntschaft von Parasiten.

Patientenfall

Inge • 63 Jahre • Angestellte

Inge war eine 63-jährige Patientin mit kurzen, hellen Haaren, die ich damals als junge Fachärztin an der Universitätsklinik betreute. Sie klagte über Erschöpfung, Hautausschläge, Schwellungen an den Augenlidern sowie Muskelschmerzen und geringe Belastbarkeit. Sie war bereits in zwei Kliniken stationär untersucht worden, ohne dass man eine Ursache für ihre Symptome finden konnte. Magen-Darm-Störungen, Allergien und Krebs waren ausgeschlossen, sogar Stuhltests auf Wurmeier waren negativ. »Hier findest du nichts«, flüsterten mir ihre dicken Krankenakten zu. Meine Intuition sagte mir: Da ist noch was.

Anfangs schien ich mir die Zähne an dem Fall auszubeißen. Ich wusste, mir lief die Zeit davon. Bald würde die Patientin entlassen werden, »ohne Befund«, aber trotzdem müde und krank. Ich durchforstete die Bibliothek nach Literatur. Mir kam dabei eine Arbeit in die Finger, die belegte, dass es sinnvoll ist, nach bestimmten Erregern im **Blut** *zu suchen, weil Stuhlbefunde oft fälschlicherweise unauffällig seien. Ich fühlte, das könnte die Nadel im Heuhaufen sein, und nahm Inge noch in derselben Stunde mehrere Röhrchen Blut ab, die ich in die Mikrobiologie zu einer Spezialuntersuchung auf Parasiten und Würmer schickte. Die Suche nach Trichinen und einem unaussprechlichen Wurm namens Strongyloides brachte mir bei der Visite ungewohnte, harsche Kritik des Oberarztes ein, der meine Spurensuche für überflüssig und zu teuer hielt. Einige Tage nach diesem entmutigenden Erlebnis verlangte der damalige Chef der Mikrobiologie mich dringend am Stationstelefon. Innerlich schauderte es mich in der Sekunde. Ich dachte, jetzt würde die nächste verbale Ohrfeige für diagnostisch unangemessene »Extrawürste« kommen. Doch die sich überschlagende Stimme des Professors haute mich damals um: »Das ist eine medizinische Sensation!«, sprudelte es aus dem Telefonhörer des Klinikapparates in mein Ohr. Es hatte sich herausgestellt: Inge hatte eine Trichineninfektion, einen Wurm, der in der Regel durch infiziertes Fleisch, vor allem rohes Mett oder ungenügend gegartes Fleisch, übertragen werden kann.*

Die durch infiziertes Fleisch aufgenommenen Würmer entwickeln sich im Dünndarm weiter, setzen Larven ab, die über den Darm in das Blut und dann in den gesamten Körper gelangen. Sie lassen sich auch im Muskelgewebe nieder, was die Muskelschmerzen der Patientin erklärte. Inge war unglaublich erleichtert, aber auch etwas verstört, als sie von der Wurminfektion hörte. Am darauffolgenden Tag setzte ich mich zu ihr ans Bett und löcherte sie zu Lebensstil, Ernährung, Urlaubsreisen, kurz: zu allem, was mir aus infektiologischer Sicht damals interessant erschien. Und meine Geduld und Spürnase wurden belohnt: Inge hatte etwas Fleisch von einem selbstgeschlachteten, nicht fachgerecht untersuchten Schwein verzehrt. Das war die faszinierende Ursache! Ich leitete umgehend eine Antiwurmtherapie ein, binnen 14 Tagen bildeten sich Müdigkeit und alle Symptome zurück.

Zugegeben, dieser Fall ist exotisch und selten. Mein Ziel ist es jedoch, mit diesem Buch auch für dieses Thema und die Wichtigkeit der individualisierten Medizin und eine Ursachensuche zu sensibilisieren.

In jener Zeit habe ich viele Studenten zu Ärzten mitausgebildet. Seit diesem Trichinen-Fall setzte ich bei Müdigkeit und unklaren Magen-Darm-Beschwerden, Hautveränderungen (Urtikaria), Asthma und Allergien konsequente Untersuchungen an (Stuhl *und* Blut), um versteckten Biestern auf die Schliche zu kommen. Wer sucht, der findet! Immer öfter landete ich einen »Volltreffer«. So lernten die Studenten an der Blickdiagnose zu feilen und sammelten direkt am Krankenbett Erfahrungen der »klinischen Parasitologie«. Zugegeben nicht unbedingt appetitliche Erlebnisse, die die wenigsten vergessen werden. Aber ich hätte nie gedacht, dass man sich über den Anblick eines Bandwurms auch freuen kann.

Keine Angst. Normalerweise leben die meisten Parasiten im Tier und nicht im Menschen. Für bestimmte Parasiten ist der Mensch nicht der Endwirt, der die geschlechtsreifen Formen beherbergt, sondern nur das »Parkhaus«, der Zwischenwirt, in dem die Entwicklungsformen parken. Ein Löwenanteil der Parasiten findet sich in warmen Ländern, in den Tropen und Subtropen, aber durch die Globalisierung und den internationalen Handel mit Lebensmitteln – vor allem mit Fleisch aus Ländern mit weniger strengen Lebensmittelkontrollen – sollten wir auch hierzulande bei unerklärlicher Müdigkeit und anderen, passenden Symptomen an einen schlummernden Parasitenbefall denken.

Spickzettel für den Arztbesuch

Bei Verdacht auf Parasiten wie Würmer hat sich die folgende Stufendiagnostik bewährt:

- **Großes Blutbild:** Oft ist ein Anstieg der weißen Blutkörperchen, der eosinophilen Granulozyten, nachweisbar, eine Eosinophilie. Diese zeigt eine natürliche Immunreaktion des Körpers an. Die häufigsten Ursachen für eine Eosinophilie sind Allergien, Parasiten, Pilze oder Fremdkörper im Organismus, selten Tumorerkrankungen wie Mastzelltumore.

  Praxistipp: Die Eosinophilie im Blut ist abhängig von der Parasitenart und sagt *nicht* viel darüber aus, wie stark der Befall ist. Außerdem geht sie keineswegs immer parallel mit einem positiven Nachweis von Wurmeiern im Stuhl einher.
- **Test auf Wurmeier im Stuhl:** Bei positivem Befund gilt die Diagnose gesichert, bei negativem Befund und Verdacht kann ein Bluttest (Serologie) Klarheit schaffen.

  Ist die Diagnose erst einmal gestellt, kann der Befall durch Medikamente, »Wurmkuren«, behoben werden. Diese haben jedoch oft stärkere Nebenwirkungen. Langfristig haben sich auch biologische, nebenwirkungsarme Therapiekonzepte bewährt – Parasitenkuren kombiniert mit dem Aufbau eines starken Immunsystems und einer gezielten Entgiftung. Konkrete, weiterführende Tipps dazu erfahren Sie im Praxisteil (siehe Teil 2, Kapitel: *Gesunde Verdauung – Kleines Heil-ABC* und *Entgiften – aber richtig*).

TOXOPLASMOSE – DIE VERSCHWIEGENE EPIDEMIE

Die Toxoplasmose wird durch den winzigen Parasiten Toxoplasma gondii (T. gondii) ausgelöst.[125] Mit bis zu 40 bis 50 Prozent Durchseuchung zählt sie zu den meistverbreiteten Infektionskrankheiten der Welt und ist ein relevantes gesundheitsökonomisches Problem.[126] Leider spiegelt sich das nicht in der gängigen Behandlungspraxis wider. Sollte es aber! Müdigkeit, Muskel- und Gelenkschmerzen, Morgensteifigkeit, Schweißausbrüche, depressive Verstimmungen, Sehstörungen, Schwindel und Schlafstörungen – all das sind Symptome, mit denen nicht wenige Menschen täglich in die Sprechstunde von Ärzten kommen. Das Problem: Toxoplasmen lieben das Versteckspiel. Sie sind brillante Tarnungskünstler und werden daher nicht sauber von gängigen Labortests eingefangen. Wie viele unter einer latenten Toxoplasmose leiden, wird unterschätzt.[127] Es passiert daher oft, dass bei Menschen mit den oben genannten Symptomen eher an »Rheuma« gedacht wird als an eine Infektion mit Parasiten oder Viren als Auslöser. Das kann ich als Rheumatologin leider bestätigen. Eine schwelende Toxoplasmose wird zu selten vermutet, eher werden Patienten in die Psychosomatik-Ecke verwiesen. Wie viele müde und kranke Menschen weltweit könnten davon profitieren, wenn man diese parasitäre Erkrankung nicht mehr als »harmlos« bewerten würde und wenn die Diagnostik ausgefeilter wäre!

Als Hauptinfektionsweg beim Menschen gilt die Übertragung durch Lebensmittel. Hierzulande geschehen Infektionen vor allem durch den Verzehr von rohem oder ungenügend erhitztem Fleisch, wie zum Beispiel Hackfleisch oder Mettwurst, kontaminiertem Obst, Gemüse oder Wasser oder bei der Gartenarbeit durch Kontakt mit infizierter Erde. T. gondii hat einen komplexen Lebensrhythmus und interessante Wirtswechsel. Hauptwirt ist die Katze, die bei der Infektion nur selten Symptome wie Durchfall zeigt. Infiziert sich die Katze zum ersten Mal, dann – und nur dann – scheidet sie massenweise Erreger, die *Oozysten* aus. Nach der Erstinfektion entwickeln Katzen eine lebenslange Immunität. Die Oozysten sind enorm umweltresistent. Im Sandkasten, auf Feld und Wiese, im Wald und Garten bleiben sie über Jahre infektiös. So kann

T. gondii zum Beispiel durch kontaminiertes Erdreich oder verunreinigte Nahrung auf andere Zwischenwirte, wie etwa Nutztiere, Nagetiere oder den Menschen, übertragen werden. Katzen können sich allerdings auch umgekehrt anstecken, wenn sie einen infizierten Nager verspeisen. Und der Mensch kann sich durch kontaminierte Nutztiere (z.B. aus Schweinefleisch) anstecken. Kurz nach der Aufnahme der Oozysten im Zwischenwirt entwickeln sie sich zu sogenannten *Tachyzoiten.* Diese vermehren sich schnell (von altgriechisch: *tachys* = schnell).

Die meisten Infektionen verlaufen beim gesunden Menschen mit intaktem Immunsystem symptomlos. Selten manifestieren sich hier bereits Symptome wie Müdigkeit, Muskel- und Gliederschmerzen, Kopfschmerzen, Lymphknotenschwellungen im Halsbereich oder leichtes Fieber. Bei einer akuten Infektion können Erreger in Organe gelangen (Vorsicht: Transplantationsorgane) und auch über die Plazenta zum ungeborenen Kind. Auch am Auge des Menschen jeden Alters kann T. gondii »zuschlagen«.

Das Immunsystem ist von entscheidender Bedeutung für den Verlauf der Erkrankung. Es bildet spezifische Antikörper aus, die auf die Beseitigung der Tachyzoiten abzielen. Unter dem Dauerbeschuss des fleißigen Immunsystems wandeln sich einige der Parasiten später potenziell in sogenannte *Bradyzoiten* um, die sich in Muskulatur und Nervenzellen ansiedeln (von altgriechisch: *brady* = langsam). Dort ziehen sie sich in Gewebezysten zurück wie in einen unsichtbaren Kokon – nahezu perfekt getarnt. Die fiese Hartnäckigkeit, mit der Bradyzoiten im Körper als »Schläfer« überleben können, ist verstörend. Die Toxoplasmen liegen in den Gewebezysten als Bradyzoiten ungefährdet in der Hängematte – aber nicht faul und friedlich, sondern überraschend fies und aktiv.[128] Sie vermehren sich über die Jahre und verfolgen ihr biologisches Ziel: Irgendwann wollen sie wieder eine »Katze« als Endwirt erreichen. Die wachsende Zahl der Bradyzoiten stachelt das Immunsystem immer wieder zu verzweifelter Gegenwehr an. Diese Dauerreaktion schwächt den Wirt, den Menschen, und provoziert eine anhaltende, schützende proentzündliche Immunantwort, und Entzündungen und ein erschöpftes Immunsystem machen bekanntlich müde.

Wir stehen vor dem folgenden Problem: In der aktuellen Diagnostik verlässt man sich meist auf Laborwerte (derzeit Antikörper, die nur gegen Tachyzoiten gebildet werden) und eher weniger auf die Symptome des Patienten. Auch fehlt es bisher an zuverlässigen Biomarkern, die eine potenzielle Krankheitsaktivität, die durch die Bradyzoiten verursacht wird, einwandfrei aufdecken.[129] So kann eine Toxoplasmose ein Schattendasein führen, schlummernd, ohne dass die Laborwerte einen therapeutischen »Zugriff« einfordern.

Spickzettel für den Arztbesuch

Die derzeit verfügbaren Antikörpertests erfassen die für Tachyzoiten spezifischen Antikörper. Bei Verdacht auf eine akute Infektion sollten IgM und IgG-Antikörper bestimmt werden. IgM sind Marker für eine akute, therapiebedürftige Erkrankung. IgG bilden sich nach ein bis zwei Wochen aus. Sie sind oft Jahre später noch nachweisbar. Es gibt Hinweise darauf, dass sie langfristig abnehmen können und möglicherweise nicht lebenslang nachweisbar sind.[130] Die Antikörpertests sind nur bei Erstinfektionen verlässlich. Eine sinnvolle Ergänzung zur Antikörperbestimmung ist deshalb der Lymphozytentransformationstest (LTT). Dieser Test ist allerdings auch nicht perfekt. Es gibt falsch-negative Ergebnisse. Daher sind die derzeit besten Schlüssel zur Diagnose die Beobachtung der Symptome[131] und eine gezielte Anamnese durch den Arzt.[132] Das Fehlen einer massiven Müdigkeit schließt die aktive Infektion aus Erfahrung weitgehend aus. Wichtig: Basis sind eine gründliche Untersuchung und der Ausschluss anderer Ursachen für Müdigkeit (Vitamin-D-Mangel, sonstige Grunderkrankungen etc.) durch den Arzt.

Toxoplasmen können lebenslang im Körper »wohnen«, ohne dass Therapien notwendig sind. Eine Therapie sollte dann erfolgen, wenn eine *aktive* Toxoplasmose besteht und Symptome auftreten. In Zukunft braucht es intensive Forschung für effektive Diagnostik und Therapie des Bradyzoitenstadiums und die Entwicklung neuer Labormarker, die den Verlauf auch einer chronischen Erkrankung sensibel anzeigen. Außerdem sollten präventive Maßnahmen gefördert werden, um Risiken der Infektion zu vermindern (Anmerkung: Deutschland ist Hochrisikogebiet!). Wichtig ist es zudem, die Bevölkerung aufzuklären, vor allem gebärfähige junge Frauen und Menschen mit Immunschwäche. Die vorbeugenden Maßnahmen im Alltag (besseres Durchgaren von Fleisch, Waschen von Händen, Obst, Gemüse und Salat etc.) helfen, neue Infektionen zu verhindern.

Fazit: Wir werden nie vermeiden können, dass wir durch Nahrungsmittel (schlecht gewaschenes Obst, nicht durchgebratenes Fleisch etc.) mit Parasiten beziehungsweise ihren Eiern und Larven in Kontakt kommen. Deshalb dürfen wir alle noch lange nicht in Ansteckungsängste verfallen und hysterisch im Umgang mit Haustieren werden. Ob es zur Krankheit kommt oder nicht, hängt von der Kraft des Immunsystems ab. Das bewährte Wissen aus diesem Buch hilft Ihnen, nach Faktoren, die die Darmgesundheit und damit das darmassoziierte Immunsystem schwächen, erfolgreich zu fahnden. Sie stabilisieren Ihre Darmgesundheit, Ihre Entgiftung, fördern Ihre Regeneration und ziehen Belastungen im Alltag den Stecker. All das hilft Ihnen dabei, die unvermeidliche Begegnung mit Parasiten besser zu überstehen.

EPSTEIN-BARR-VIRUS – DER UNTERSCHÄTZTE ENERGIERÄUBER

Jede virale Infektion hinterlässt Spuren in unserem Körper. Egal, ob wir uns irgendwann einmal immunologisch mit Windpocken, Herpes, Gürtelrose, Epstein-Barr-, Corona- oder Influenza-Viren herumschlagen mussten. Im Normalfall verursachen diese Virenlasten keinerlei Symptome. Sie schlafen wie Dornröschen tief und fest, und ein gesundes Immunsystem hat die Lage im Griff.

Manche schlummernden Virusinfektionen können allerdings re-aktiviert werden, wenn das Immunsystem durch verschiedene Substanzen und Umstände, vor allem körperlichen und emotionalen Stress, akut unterdrückt wird. Dann werden diese tot geglaubten Quälgeister zu »Untoten« und bitten ein Sammelsurium an leidvollen Symptomen, allen voran Müdigkeit, aufs Parkett. Stressfaktoren, die ein stabiles Immunsystem irritieren können, sind zum Beispiel: Fehlernährung (viel Zucker, Süßstoffe, ranzige Öle und Transfette), Medikamente (vor allem Antibiotika), Rauchen, Toxinexposition (etwa eine Wohnungsrenovierung mit neuem Anstrich, PVC-Böden etc.), akute Schwermetallbelastung (wie z.B. eine Amalgamentfernung ohne adäquaten Schutz; siehe Teil 1, Kapitel: *Tatort Mund – wie unentdeckte Störfelder schlapp machen*), Schimmelpilzbelastung, Insektizide, Pestizide, Herbizide und extreme emotionale Ereignisse.

Aber nicht nur negative Erfahrungen können schlafende Viren wachkitzeln, auch wunderschöne Erlebnisse wie eine Hochzeit, ein Heiratsantrag, Jubiläumsfeiern jagen Emotionen hoch, fordern das Immunsystem und küssen Viren wach. Doch keine Sorge: Solange Sie für ein starkes Immunsystem und Stressabbau sorgen – und das werden Sie hoffentlich spätestens mithilfe des Praxisteils in diesem Buch –, bleiben schlafende Viruspartikel inaktiv und zahm.

Reaktivierte, »wiederauferstandene« Virusinfektionen sind an sich nichts Exotisches. Leider werden sie viel zu selten in der Praxis aufgedeckt, und Fehldiagnosen wie Burnout-Syndrom, Depression oder Hypochondrie sind keine Rarität. Nicht selten haben die Patienten eine jahrelange Odyssee durch Arztpraxen hinter sich. Es scheinen alle Register gezogen, und eine Lösung des Problems ist nicht in Sicht. Ohnmacht und Verzweiflung wachsen. Die Situation ist für den Patienten und den behandelnden Arzt gleichermaßen unbefriedigend und frustrierend.

Von den uns bisher bekannten Viren belagert das Epstein-Barr-Virus (EBV) fast 100 Prozent aller Menschen bis zum 30. Lebensjahr auf der ganzen Welt. Das heißt, viele von uns schleppen alte EBV-Lasten im Körper herum.[133] Dieser wahre »Streber« unter den Viren, der es auf eine so hohe Infektionsrate schafft, ist einer der häufigsten Energieräuber überhaupt. In den meisten Fällen wird EBV jedoch nicht als Ursache identifiziert.[134] Das liegt an der veralteten Annahme, dass Epstein-Barr-Viren nur dann Symptome auslösen, wenn man sie auf »frischer Tat«, als frische Infektion und als »aktiv pöbelnde Rüpel« im Labor nachweisen kann. Eine chronische EBV-Infektion ist aber ein Müdemacher par excellence. Leider wird das oft verkannt, und andere Energiestaubsauger werden fälschlicherweise für die Ursache gehalten (»Sie haben zu viel Stress«, »Der Job, die Kinder, mach mal Urlaub …«). Zeit, das Virus besser kennenzulernen.

Das EBV gehört zur Familie der Herpesviren. Es ist das erste Virus, das als potenziell krebsauslösendes Virus (Onkovirus) weltweit identifiziert wurde. Onkoviren werden für 10 bis 15 Prozent aller Krebskrankheiten verantwortlich gemacht. Auch wird das EBV mit der Entstehung von Autoimmunkrankheiten wie Multiple Sklerose in Zusammenhang gebracht.[135] Harmlos ist das »Streber-Virus« also nicht. Es braucht auch hier verstärkte Forschung, um seine Geheimnisse zu entschlüsseln. Die Infektion mit EBV ist einfach: Man infiziert sich durch Tröpfcheninfektion über Speichelkontakt, zum Beispiel durch verunreinigtes Spielzeug in Kindergärten, durch Besteck, beim Küssen (»Kusskrankheit«) etc. In dem Moment, in dem das Epstein-Barr-Virus mit Schleimhautzellen von Mund, Nase und Hals in Kontakt kommt, dockt es sich an die B-Zellen (B-Lymphozyten) an, die einen EBV-Rezeptor tragen. Die mit EBV infizierten B-Zellen werden von einem gesunden Immunsystem rasch zerstört. Die Infektion tritt potenziell in jedem Lebensalter auf, am häufigsten trifft sie Kinder und Jugendliche.[136] Die meisten Menschen spüren keine Symptome und können sich nicht an eine Virusinfektion erinnern, vor allem, wenn sie als Kleinkind angesteckt wurden. Schlägt die Infektion im späteren Lebensalter zu, kommt es anfangs zu leichter Müdigkeit und nach einer Inkubationszeit von vier bis sieben Wochen bei etwas mehr als der Hälfte der Betroffenen zu dem typischen Krankheitsbild, das auch unter dem Namen »Pfeiffersches Drüsenfieber« oder »Infektiöse Mononukleose« bekannt ist. Dabei kommt es zu erhöhter Körpertemperatur oder Fieber, Halsschmerzen, Lymphknotenschwellungen, eventuell Hautausschlag und Leber- oder Milzvergrößerung.

Spickzettel für den Arztbesuch

Die klassischen Anzeichen einer akuten EBV-Infektion im Labor sind:

- Erhöhter Lymphozytenanteil (»Lymphozytose«).
- Ein Blutausstrich unter Mikroskop zeigt charakteristische Zellen (sogenannte Pfeiffer-Zellen).
- Eventuell sind die Leberwerte erhöht.
- Erhöhte EBV-IgM-Antikörper als Marker einer frischen Infektion.
- Wichtig: Die Gabe von Antibiotika (Ampicillin und Amoxicillin) führt zu einem Arzneimittelexanthem und ist kontraindiziert.

Die häufigsten Komplikationen von großer Relevanz sind:

- **Müdigkeit und Erschöpfung.** In der Regel klingt eine akute Infektion nach etwa acht bis zwölf Wochen ab. Oft beklagen Betroffene Erschöpfung. In zehn Prozent der Fälle dauert die Müdigkeit länger als sechs Monate an. Große Anstrengungen sollten in dieser Phase vermieden werden (es besteht die Gefahr eines Milzrisses, da diese oft in der akuten Phase der Erkrankung vergrößert ist!). Durch Stärkung des Immunsystems lassen sich Dauer und Schwere der akuten Infektion drosseln.
- **Reaktivierung des Epstein-Barr-Virus.** Das EBV kann über Jahre hinweg in eine chronische aktive Form übergehen. Dabei können Komplikationen auftreten: Unter anderem werden chronische Müdigkeit und Autoimmunkrankheiten (Rheuma, MS) als Folgen diskutiert.[137]

Das reaktivierte Epstein-Barr-Virus

Dank der ausgeklügelten Kniffe des Wunderwerks unserer Immunabwehr setzen uns viele Kontakte mit Viren nicht zu. Manche latenten Virusinfektionen können jedoch einfach wieder aufflammen, wie es die Familie der Herpesviren beweist, zu der auch das EBV gehört. Viele von uns kennen die unangenehme Reaktivierungskraft des Herpes-Simplex-Virus (HSV) Typ 1 mit schmerzenden und unappetitlichen Bläschen etwa an der Lippe. Je nach Virusart sind die Beschwerden im Falle einer Reaktivierung anders als die Symptome der Erstinfektion. Bei der Erstinfektion mit dem Herpesvirus Varizella-Zoster etwa leidet man an Windpocken, die Reaktivierung des Virus tobt sich stattdessen als »Gürtelrose« aus.

Auch das Epstein-Barr-Virus verfügt als »Spross« der Herpesfamilie über clevere Mechanismen der Reaktivierung, und die Symptome der chronischen Infektion sind anders als die der Erstinfektion. Deswegen ist es meist ein beschwerlicher Weg für die Patienten, bis die Diagnose der reaktivierten EBV-Infektion gestellt wird.[138] Die Symptome variieren von Mensch zu Mensch. Typischerweise wechseln sich »gute Phasen« und »schlechte Phasen« miteinander ab: In den »dunklen« Phasen wird Müdigkeit *von allen Patienten* als belastend empfunden. Oft gesellen sich noch unspezifische Symptome dazu wie: erhöhte Körpertemperatur, Lymphknotenschwellungen, Verdauungsbeschwerden, Schlafstörungen, Gelenkschmerzen, Gewichtsverlust, Tinnitus und Kopfschmerzen. Typischerweise leiden die Betroffenen unter immer wiederkehrenden Infekten und sind als »Problempatienten« praxisbekannt: Es gibt wenige gute »Auszeiten«, in denen sich die Patienten energiegeladen und wirklich gesund fühlen. In solchen unbefriedigenden Fällen sollte man gezielt nach Ursachen forschen und eine Reaktivierung von EBV ausschließen.

Spickzettel für den Arztbesuch

Die Symptome der reaktivierten EBV-Infektion sind unspezifisch und vage. Deshalb empfiehlt sich eine Labordiagnostik folgender vier Blutwerte, mit der sich die Virus-Aktivität aktuell präziser einordnen lässt:

- EBV-VCA-IgG Antikörper (VCA = Virales Capsid Antigen, »Antigen gegen die Virushülle«)
- EBV-VCA-IgM Antikörper
- EBV-EA-IgG Antikörper (EA = »Early Antigen«)
- EBV-EBNA-IgG Antikörper (NA = »Nukleäres Antigen«)

Interpretation: Sind VCA-IgG und EBNA-IgG positiv, zeigt das eine »alte« EBV-Infektion an (»klassischer Befund«). Liegt zusätzlich ein positiver EA-IgG-Nachweis vor, handelt es sich um eine Reaktivierung der EBV-Infektion. Das *Early Antigen* liefert den ausschlaggebenden Hinweis, ob Sie an einer chronisch aktiven EBV-Infektion leiden. Der IgM-Test sagt aus, ob eine neue oder alte, reaktivierte Infektion vorliegt. Wichtig: Je höher der Antikörpertiter, umso höher die Viruslast. Der EBNA-IgG erzählt Ihnen und Ihrem Arzt auch, ob sich das Virus noch in B-Zellen munter vervielfältigt. Je höher der EBNA-IgG-Wert, umso stärker die Virusaktivität im Körper. Hohe Werte deuten auf ein dauerhaftes Problem durch Virusaktivitäten hin und machen eine »Darmrenovierung« zur Stärkung des Immunsystems notwendig. (Siehe Teil 2, Kapitel: *Gesunde Verdauung – Kleines Heil-ABC*.)

Fazit: Das Epstein-Barr-Virus wird oft noch unterschätzt. Das EBV ist klug, manipulativ und leider noch unberechenbar. Die Forschung sollte ihr Augenmerk viel stärker auf Viren richten sowie die Entwicklung sensitiverer Labortests mit Hochdruck vorantreiben. Wann das Virus chronisch aktiv wird, weiß bisher niemand exakt einzuschätzen. Symptome der Virusaktivierung sind nicht leicht entzifferbar. Deshalb werden Müdigkeit und die eingeschränkte Belastungstoleranz oft fehlinterpretiert. Die Ursachentherapie bleibt oft aus. Dabei kann man durch innovative Ansätze (siehe Teil 2, Kapitel: *Der richtige Rhythmus, Die Kraft der Ernährung* und *Gesunde Verdauung – Kleines Heil-ABC*) das Immunsystem neu justieren und gesunde Lebenskraft gewinnen.

Patientenfall

Stella • 26 Jahre • Verkäuferin

Stella suchte mich auf, da sie im Lauf der letzten zwei Jahre immer energieloser geworden war. Der Verlust ihres alten Lebens mit Energie und dem »Ich-kann-Bäume-ausreißen-Gefühl« bereitete ihr emotionalen Schmerz, das erzählten die Sorgenfalten, die wie mit einem Stift in ihr jugendliches, braungebranntes Gesicht gemalt schienen. Sie erinnerte sich, dass sie einige Jahre zuvor auf einer Urlaubsreise mit ihrem Freund nach Vietnam an einem Epstein-Barr-Virus-Infekt erkrankt war. Damals hatte sie hohes Fieber und Halsschmerzen bekommen, ihre Halslymphknoten waren geschwollen. Stella versicherte mir, dass sie sich seitdem nie wieder so fit und energiegeladen gefühlt habe wie vor der Infektion. Nicht lange bevor ich sie kennenlernte, war ihr Vater, zu dem sie ein enges Verhältnis hatte, plötzlich an einem Herzinfarkt verstorben und das Unternehmen, in dem sie arbeitete, pleitegegangen. In ihrem neuen Job fühlte sie sich zwar wohl, aber sie war kaum belastbar. Jeden Morgen quälte sie sich raus, nachts konnte sie schlecht schlafen. Tagsüber fühlte sie sich »wie gefoltert«, bei Stress bekam sie Lippenherpes, und neuerdings quälten sie leichte Asthmasymptome.

Routinelabor und Ultraschall der Bauchorgane waren normal, deshalb ging man von einer psychischen Ursache ihrer Beschwerden aus und verschrieb ihr ein niedrig dosiertes Psychopharmakon; bisher hatte sie sich aber nicht getraut, es einzunehmen. Ihr Lebensstil war zu jener Zeit bewegungsarm, sie rauchte selten, trank wenig Alkohol; sie hatte immer gern gekocht, aber jetzt fehlte ihr die Energie dafür. Deswegen gab es zu den Mahlzeiten vor allem Brote, Pasta, Tiefkühlprodukte, kaum Fleisch, etwas Obst, Nüsse und selten Süßes. Da zielführende Werte in den klassischen Labortests (Blutbild, Leber, Niere etc.) nicht erfasst werden, erklärte ich Stella, dass es weiterführende Tests brauchte, um die Ursache(n) ihrer Erschöpfung aufzudecken. Und im Labor bestätigten sich eine chronisch aktivierte Epstein-Barr-Virus-Infektion, hohe chronische Virusbelastungen mit Herpes simplex, extreme Mikronährstoffmängel (Selen, Magnesium, Folsäure, Vitamin D, B12 und Omega-3-Fettsäuren), eine leicht gestörte Darmflora und eine mitochondriale Funktionsstörung. Das allein reicht, um sich todmüde zu fühlen, erklärte ich ihr. Stutzig machte mich allerdings das Asthma, denn das war mit diesen Details noch nicht geklärt. Ich ließ mir einen älteren Allergietest zeigen: Er umfasste Gräser- und Baumpollen, aber keine Schimmelpilze. Daher führte ich einen Test gegen Schimmelpilze im Blut durch und landete damit einen Volltreffer (mit Nachweis von Aspergillus und Cladosporium).

Die Therapieziele lauteten: 1. Stärkung des Immunsystems durch Darmsanierung, 2. Mikronährstoffoptimierung, 3. Ernährung und Stressreduktion nach dem ENERGY!-Programm, 4. »Gesundes Wohnen« – das Suchen und Ausschalten von Energieräubern im häuslichen Milieu. Stella setzte meine Empfehlungen vorbildlich um. Allein durch die Umstellung der Ernährung, Mikronährstoffergänzung und hochdosierter Omega-3-Fettsäure-Einnahme sowie durch Atemübungen fühlte sie sich bereits binnen zwei Wochen deutlich fitter. Stella besorgte sich einen normalen Wecker und kümmerte sich intensiv um ihre Schlafhygiene (siehe Teil 2, Kapitel: ***Gut schlafen – das Geheimnis der Regeneration****). Nach Jahren der Schlaflosigkeit konnte sie wieder exzellent schlafen, was ihren Energielevel weiter verbesserte.*

Von ihrer Hausverwaltung erfuhr Stella, dass es Jahre zuvor einen Wasserrohrbruch zwischen Bad und Küche gegeben hatte. Mithilfe ihres Freundes entdeckte sie daraufhin hinter dem Einbauschrank in der Küche Schwarzschimmelpilzspuren, die sich im Abstrich mit den Pilzen in ihrem Blut deckten. Sie ließ sich beraten und setzte im Haus eine Pilzsanierung um, und ihr Asthma klang binnen 14 Tagen ab. Zur Stärkung des Darmmilieus hielt sich Stella zwölf Monate an meine Empfehlungen (siehe Teil 2, Kapitel: ***Gesunde Verdauung – Kleines Heil-ABC****). Bei ihrem letzten Termin zeigte sie mir mit Stolz und breitem Lächeln Handyfotos von ihren Mahlzeiten und ihrem letzten Urlaub. Beim Durchsehen schien es mir, als blätterte ich in einer wunderschönen Illustrierten.*

Je mehr Sie über die Ursachen des Energiemangels, Diagnosechancen und moderne Heilungswege wissen, umso mehr können Sie den unbeliebten, schlauen Infektions-Gästen Paroli bieten. Und so werden auch Sie Ihre Energie zurückerobern!

Sie dürfen aufatmen: Den anstrengenden Weg durch das Labyrinth von Müdigkeit, Krankheit und Immunschwäche haben Sie zurückgelegt. In Teil 2 erwarten Sie nun die Auswege, faszinierende »Lösungen«, die Ihnen dabei helfen können, Ihre Gesundheit zu revolutionieren.

2

MÜDE, IMMUNSCHWACH ODER KRANK?

DER AUSWEG AUS DEM LABYRINTH

Den Ausweg zu erkennen
ist der erste Schritt
zur Heilung.

Im ersten Teil des Buches haben Sie wie ein guter Detektiv wertvolle Informationen, Hinweise und scheinbar zusammenhanglose Puzzlestücke gesammelt. Sie haben Ursachen von Müdigkeit, einem schwachen oder übereifrigen Immunsystem und chronischen Krankheiten unter die Lupe genommen. Wenn Sie im Nebelgeschwader aus quälendem Energiemangel endlich Ursachen erkennen, dann gibt es auch Auswege aus dem Labyrinth, in dem Sie sich bis jetzt gefangen glaubten. Alle Abläufe im Körper hängen zusammen.

Jetzt ist die Zeit gekommen, Sie Schritt für Schritt in ausgewählte Strategien meiner Heilmethode einzuweihen. Ich gebe Ihnen im Folgenden Instrumente an die Hand, mit deren Hilfe Sie nicht nur Ihre Müdigkeit abschütteln, sondern ein riesiges Stück Gesundheit zurückgewinnen. Denn: Nicht nur die Wahl Ihrer Lebensmittel, sondern auch die Qualität Ihres Schlafs, die Kraft Ihrer Verdauung und die Fragen, wie Sie Nährstoffe resorbieren, welchen Toxinen und »sozialen Energieräubern« Sie im Alltag ausgesetzt sind, ob Sie eine Aufgabe im Leben erfüllt oder erdrückt, wie Sie Stress im Leben bewerten und managen – all diese inneren und äußeren Faktoren spielen jeweils eine eigene Schlüsselrolle für Ihre Gesundheit und Ihre Leistungsfähigkeit.

Ob wir uns gesund und vital oder schwach, müde und erschöpft fühlen, hängt außerdem davon ab, ob der Rhythmus unseres Lebens mit dem natürlichen Rhythmus der Natur in Einklang steht. In der Natur finden wir überall einen Rhythmus: Tag und Nacht, Sommer und Winter, Kommen und Gehen, Geburt und Tod. Wir Menschen sind ein Teil des großen Ganzen, Teil der Gesetzmäßigkeiten, Teil der universellen biologischen Rhythmen. Wenn wir den von der Natur angelegten biologischen Rhythmus in unserem alltäglichen Leben achten und uns besser in ihn einfügen, bringen wir gestörte Körperabläufe, die müde und krank machen, endlich wieder ins Lot. Sind Sie im Rhythmus?

DER RICHTIGE **RHYTHMUS**

Der richtige Rhythmus ist der beste Architekt für Gesundheit und neue Energie.

»Was hält uns gesund, vital und energiegeladen?« Der Körper funktioniert dann optimal, wenn wir unsere Lebensgewohnheiten im Alltag, also Essen, Flüssigkeitsaufnahme, Schlaf und Bewegung, in den von der Natur so klug angelegten biologischen Tagesrhythmus hineinschmiegen. Die Lehre der *Chronobiologie* belegt das eindrucksvoll. Diese noch relativ junge Wissenschaft (von altgriechisch: *chronos* = die Zeit, *bios* = das Leben) erforscht die Lebensrhythmen von Lebewesen und den Einfluss der biologischen Rhythmen auf den Organismus selbst. Die Forschungsergebnisse der Chronobiologie zeigen: Alle Lebewesen auf der Erde unterliegen einem eindeutig definierten biologischen Rhythmus. Selbst beim winzigsten Einzeller gibt es den für die Nährstoffaufnahme und Stoffwechselprozesse »richtigen Zeitpunkt«.[139] Der extreme Einfluss des biologischen Rhythmus, der auch *circadianer Rhythmus* (von lateinisch: *circa* = um, *dies* = Tag) genannt wird, auf unseren Energielevel ist faszinierend.

Der 24-Stunden-Rhythmus steuert die innere Uhr des Körpers. Die »Masterclock« wird von äußeren Faktoren wie Hunger, Licht, Dunkelheit, Bewegung und Temperatur beeinflusst. Sie ist es, die diskret und leise Ihre Vitalität und Ihren Energielevel formt. Galant und konzentriert gibt sie den Takt aller Körperprozesse vor, die in routinierten, zeitlich definierten Zyklen ablaufen.[140] Diese Zyklen regeln zum Beispiel die Phasen von Schlafen und Wachsein (»Tag-Nacht-Rhythmus«). Alles unterliegt dem Rhythmus der inneren Uhr. Vor allem die Konzentration von Hormonen wie Cortisol, von Blutzucker und Elektrolyten folgt einem ausgefeilten Tag-Nacht-Rhythmus. Daten der Chronopharmakologie beweisen außerdem: Bei jedem Organ variiert im Tagesverlauf rhythmisch die Empfindlichkeit für Medikamente und Mikronährstoffe.[141] Ist die zeitabhängige Wirkung eines Medikaments und Präparats bekannt, ist es sinnvoll, den richtigen Zeitpunkt der Einnahme zu wählen, das verbessert die Bioverfügbarkeit der Wirkstoffe im Körper und spart potenziell sogar Medikamente ein.

Aber *wo* sitzt nun die geheimnisvolle innere Uhr in Ihrem Körper? Apropos, man spricht nur verallgemeinernd von *einer* inneren Uhr. Fakt ist: In Ihrem Körper ticken jede Sekunde Milliarden von inneren Uhren. Denn jede Körperzelle besitzt eine eigene Uhr. Die unzähligen Zell-Uhren sind miteinander »vertaktet« und hören aufeinander. Sie müssen harmonisch im Gleichklang ticken, tick-tack, tick-tack, tick-tack – nur so ist der optimale Biorhythmus des Körpers garantiert. Der grandiose Dirigent der inneren Uhren sitzt in einem Hirnkern in der Mitte des Gehirns. Dieses erbsengroße Areal besteht aus etwa 20 000 Gehirnzellen (Neuronen) und wird als Nucleus suprachiasmaticus (SCN, von lateinisch: *supra* = oberhalb und *chiasmus* = Kreuzung) bezeichnet. Die Lage des suprachiasmatischen Kerns ist strategisch optimal, denn direkt über der Kreuzung Ihrer Sehnerven gelegen erfasst er zum frühesten Zeitpunkt Lichtsignale, die über die Sehnerven wie über schnelle Autobahnen in hintere Regionen des Gehirns düsen, und er passt durch die frühe Lichtinformation den 24-Stunden-Rhythmus immer wieder neu an. Verblüffend, wie sensibel dieser Miniaturdirigent die komplexe biorhythmische Symphonie Ihres Lebens lenkt.

Durch den Lichtreiz wachgekitzelt, sendet der SCN über die Sehnervenbahnen konkrete Kommandos an die Zirbeldrüse, die bei Lichtsignalen die Bildung und Freigabe von Melatonin (»Schlafhormon«) drosselt. Die Stärke des Melatoninausstoßes bestimmt den Rhythmus Ihrer Tagesaktivität, im Wechselspiel von Hell und Dunkel. Dieser so unglaublich delikate, fein justierte biologische Rhythmus regelt, ob Sie schlafen oder wach sind, wann Sie schlafen, wie hoch Ihre Körpertemperatur ist, er bestimmt sogar, wann Sie das Bedürfnis nach Essen und Trinken verspüren, welche Gefühle und Stimmungen Sie in dieser Sekunde haben, wie hochtourig Ihr Stoffwechsel arbeitet und ob Ihr Hormonspiegel steigt. Deshalb ist es absolut kein Zufall, dass extreme Leistungen wie olympische Rekorde auch vom Tagesrhythmus abhängen.

DIE ORGANUHR

Alle Organe in Ihrem Körper erledigen auf meisterhafte Art eine einzigartige Aufgabe. Dabei erledigen sie ihren Job in einem von der Natur definierten Rhythmus. In der jahrtausendealten Traditionellen Chinesischen Medizin (TCM) beachtet man schon lange den Energiefluss und die innere Uhr der Organe. Auch wenn das jahrtausendealte Wissen der TCM in der modernen Medizin, die ich vertrete, oft um Anerkennung kämpft, haben sich Ansätze auch aus meiner Erfahrung als wertvoll erwiesen. Die Organuhr der TCM zeigt an, zu welchen Tages- oder Nachtzeiten ein Organ aktiv ist, also intensiv ackert und schuftet. Direkt gegenüber liegt auf dem »Zifferblatt« der Organuhr die Passivzeit des Organs, also die Phase, in der das Organ nahezu inaktiv ist, regeneriert, sich in »die Federn legt«. Stellen Sie sich einfach ein Ziffernblatt vor, das in 24 Stunden eingeteilt ist und so den gesamten Tag-Nacht-Rhythmus abbildet. Die Lehre der TCM fokussiert sich auf Energiebahnen, die sogenannten Meridiane, die den Körper wie stabil gebaute Straßen durchziehen. Auf diesen festgelegten Straßen fließt die Energie, das sogenannte Qi, durch unseren Körper. Es gibt zwölf »Hauptstraßen«, denen je ein Organ bzw. Organsystem zugeordnet ist. Alle zwei Stunden wird ein Meridian und damit das entsprechende Organ mit einem Maximum an Energie bzw. Qi versorgt. Die Akupunktur greift heilsam unterstützend in den natürlichen Energiefluss des Körpers ein, sie ist der Abschleppwagen, der einen Energiestau auflöst und die »Hauptstraßen« freihält.

Die übergeordnete Kommandozentrale, die die Organuhr steuert, ist die Zirbeldrüse (Epiphyse), die bekanntlich das Melatonin, das »Schlafhormon« produziert. Die Organuhr – sie tickt. Auch Ihre! Von 7 bis 9 Uhr der Magen, von 9 bis 11 Uhr die Milz, von 11 bis 13 Uhr das Herz etc. In diesen Zeitphasen wird das jeweilige Organ mit einem Maximum an Qi durchströmt und fährt »volle Kraft voraus«.

In der TCM nutzt man die Organuhr auch als sensibles diagnostisches Instrument. Haben Sie etwa immer zur gleichen Zeit Beschwerden, ist das ein Warnblinker, der auf eine mögliche Störung in dem entsprechenden Organsystem hinweist. Wenn Sie zum Beispiel oft zwischen 1 und 3 Uhr nachts plötzlich wach werden, ist das ein Alarmsignal Ihrer Leber, die in dieser Zeit ihren Motor anschmeißt. Aber wer denkt schon bei Schlafstörungen an einen lauten SOS-Ruf der Leber? Störungen der Leber bereiten in der Regel keine Schmerzen. Der Schmerz der Leber sind Schlafstörungen und Müdigkeit. Deswegen therapiere ich Patienten, die mit Müdigkeit und/oder Schlafstörungen zwischen 1 und 3 Uhr kämpfen, mit einem eigenen Heilprogramm für die Leber (siehe Teil 2, Kapitel: *Gesunde Verdauung – Kleines Heil-ABC* und *Entgiften – aber richtig*). Bei meiner Arbeit kam ich auf die Idee, die Organuhr der TCM mit dem Wissen der Chronobiologie zu kombinieren. Diese innovative Kombination hat mir nicht selten die treffende Diagnose und erfolgreiche Therapie erleichtert.

Dieses einzigartige Wissen können auch Sie sich zunutze machen und damit Energie und Vitalität zurückerobern. Sie lernen mithilfe dieses Buches, Ihren Biorhythmus besser zu verstehen und damit Ihre Organfunktionen zu unterstützen. Sie erfahren, wann und warum Sie Ihre Leistungshochs und -tiefs haben, wann der richtige Zeitpunkt für Ernährung[142], Bewegung und Entspannung ist. Sie finden heraus, wann der ideale Zeitpunkt für das Auspowern beim Joggen oder für das Krafttraining im Fitness-Studio ist und wann Sie perfekt regenerieren.[143] Wenn Sie sich ab sofort Tag für Tag etwas mehr an den natürlichen Zyklen der Organe und der Chronobiologie orientieren, haben Sie im Laufe der Zeit allein dadurch deutlich mehr Energie und insgesamt mehr vom Leben. In der folgenden Graphik habe ich für Sie neue Erkenntnisse der Chronomedizin und altes Wissen über die Organuhr aus der TCM erstmals zusammengeführt. Sie ergänzen sich wunderbar, wie ein Paar, auf das die Welt gewartet hat. Studieren Sie das Bild in Ruhe und schauen Sie, ob Sie vielleicht hier und da etwas verbessern können. Lassen Sie sich von meiner Gewissheit anstecken, dass diese unscheinbare Zeichnung Ihnen enorm dabei hilft, Müdigkeit und andere Beschwerden in die Wüste zu schicken. Pflücken Sie Ihren perfekten Tag. Carpe diem!

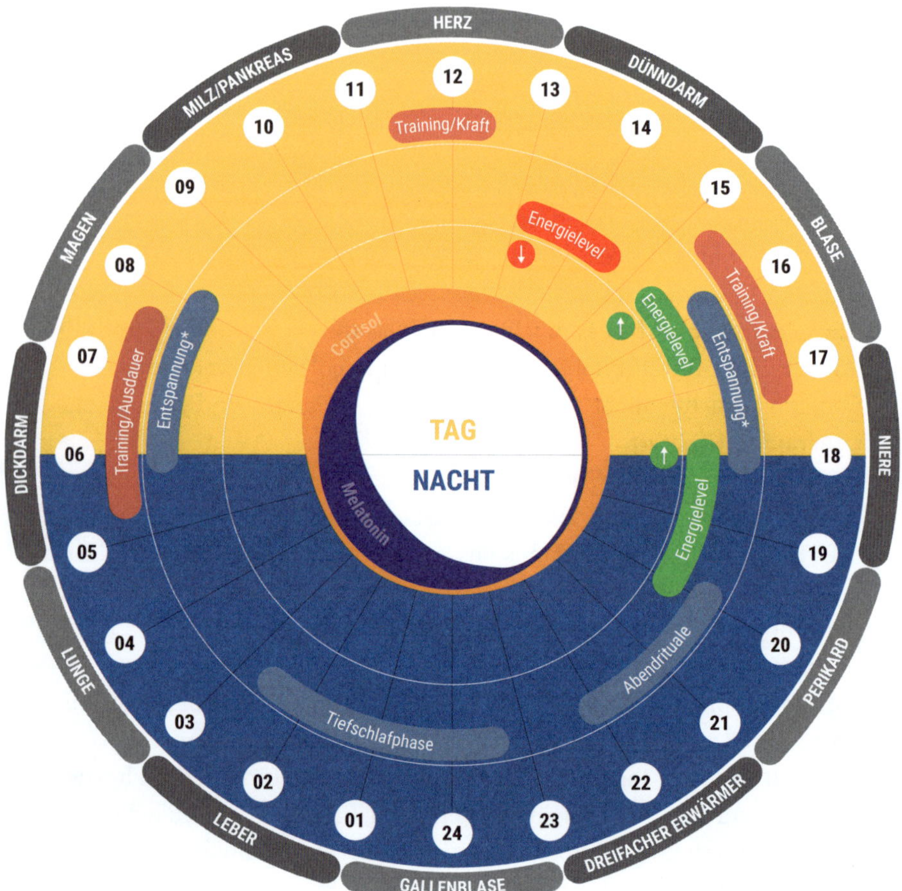

* Yoga, Meditation, PMR, autogenes Training

Die perfekte Chronorhythmik des Körpers und das Geheimnis des richtigen Zeitpunkts.

ALLES ZU SEINER ZEIT – DIE NATÜRLICHEN ZYKLEN IHRER ORGANE

Im Folgenden lernen Sie die faszinierenden Arbeitszeiten Ihrer hingebungsvoll für Sie rackernden Organe kennen. Durch das bessere Verständnis für die physiologischen Prozesse im Körper kann sich Ihre Gesundheit entscheidend verbessern.[144] Wenn Sie eine extreme Eule oder Lerche sind (siehe unten: *Der Schlaf im Biorhythmus*), dann ist es möglich, dass Ihre Organe entsprechend etwas später oder früher ihren Leistungspeak erreichen.

5 bis 11 Uhr

Zwischen 5 und 7 Uhr läuft aus Sicht der TCM Ihr Dickdarm zur Höchstform auf. Er leistet nicht nur die Ausscheidung des Stuhlgangs, er resorbiert auch die letzten Nährstoffe, Wasser und Mineralstoffe, die Sie zum Beispiel für ein gesundes Immunsystem brauchen. Loslassen, das Ausscheiden, ist für Ihren Körper und für Ihre Seele gleichermaßen wichtig. Mit dem Stuhlgang trennt man sich von etwas. Die Erkenntnis, dass man sich bisher versagt hat oder man einfach verlernt hat, Dinge loszulassen, wirkt wie Balsam. Ein neues Bewusstsein dafür, dass *Loslassen* im Leben gesund und normal ist, hat schon viele meiner Patienten zusammen mit einer ballaststoffreicheren Ernährung und Steigerung der Flüssigkeitszufuhr von nerviger Verstopfung befreit und zu neuer Energie beflügelt.

Zurück zum Rhythmus! Zwischen 7 und 11 Uhr läuft Ihre Verdauung auf Hochtouren, Magen und Milz gehen in ihre Powerphase über. Außerdem wird in dieser Zeitspanne der Sympathikus, der aktivierende Teil des Organismus, hochaktiv. Er bereitet Sie auf Aktivität, »Kampf oder Flucht« vor und kurbelt die Produktion der leistungsfördernden Hormone an, wie Cortisol und Sexualhormone. Das Tageslicht regt an und aktiviert das Glückshormon Serotonin. So steigt nicht nur die Laune, sondern auch Blutdruck, Blutzucker, Herzfrequenz und Körperkerntemperatur. Leistungsfähigkeit und Widerstandskraft nehmen zu.

Der Vormittag bringt das erste Leistungshoch des Tages und ist daher für viele der perfekte Zeitpunkt für körperliche und geistige Glanzleistungen oder Operationen. Gleichzeitig sinkt der Spiegel des müde machenden Melatonins ab.[145] Bis der Spiegel komplett abgesunken ist, kann ein Rest von Melatonin Sie in eine emotional negative, grüblerische Stimmung tauchen. Sind Sie oder einer Ihrer Lieben morgens oft quengelig und mies gelaunt? Schon die Entscheidung, welche Socke Sie anziehen, bereitet Ihnen Probleme? Nicht verzweifeln. Sie sind nicht allein mit dem Morgenmuffel-Phänomen. Die Ursache ist eher das Hormon Melatonin. Bis 11 Uhr sollten Sie daher Geduld mit sich und anderen haben.

Tipps für diese Phase

Morgenritual Direkt nach dem Aufstehen, bevor Sie an irgendetwas anderes denken – sei es die Präsentation für den Chef, der Kindergeburtstag, das Sockensuchen, die Steuerklärung oder das Zähneputzen –, schenken Sie Ihrer Verdauung und damit sich selbst den besten Start in den Tag! Trinken Sie ab sofort *jeden Morgen* optimal zwei große Gläser zimmer- oder lauwarmes stilles Wasser (ca. 400 ml bis 500 ml Flüssigkeit) schluckweise, aber relativ zügig auf nüchternen Magen. Wenn Ihnen diese Trinkmenge anfangs Probleme bereitet, fangen Sie mit einem Glas an und steigern Sie sich langsam.

Durch das Wasser wird Ihr Magen wie durch eine Morgendusche geweckt und brüllt über den sogenannten gastrokolischen Reflex Ihrem Dickdarm zu: »Kumpel, hier oben geht's jetzt los, mach unten Platz.« Noch ein Grund für dieses neue Morgenritual: Über Nacht verliert Ihr Körper etwa 500 ml Wasser über die Ausatemluft. Gleicht man dieses Flüssigkeitsmanko nicht aus, startet man den Tag »suboptimal« und fühlt sich oft träge und ausgelaugt. Deswegen legen Sie bitte ab sofort damit los! Versprochen?

Falls Sie bisher kein Freund vom Wassertrinken (am besten stille Qualität) auf nüchternen Magen sind, können Sie die »Morgendusche« Ihrer Verdauung geschmacklich mit etwas Zitronen- oder Limettensaft

(Vorsicht bei Histaminintoleranz, siehe auch Teil 2, Kapitel: *Die Kraft der Ernährung, Ernährung bei Histaminintoleranz*) alternativ mit Blättern von Zitronenmelisse oder Minze aufpeppen. Ihre Verdauung und Ihr Energielevel werden es Ihnen danken.

In der Nacht, wenn Sie regenerieren, braucht Ihr Körper Energie, um die Körperfunktionen aufrechtzuerhalten, neue Körperzellen wie rote Blutkörperchen zu basteln, Hormone zu produzieren etc. Deshalb gehen die Energiereserven des Körpers am frühen Morgen zu Ende, die Kohlenhydratspeicher in der Leber sind fast leer. Werden die Kohlenhydratspeicher im Körper komplett geleert, stimuliert das die sogenannte Autophagie im Körper, das heißt, die körpereigene Müllabfuhr von Zellschrott wird aktiviert und überflüssige, entzündliche Fettdepots werden abgebaut. Ausdauertraining auf nüchternen Magen (das heißt nach der »Morgendusche«, aber ohne Frühstück) wie Joggen, Nordic Walking oder längeres strammes Spazierengehen eignen sich deshalb für die frühen Morgenstunden (ca. 5.30 bis 7.30 Uhr), um die Autophagie gezielt zu fördern. Auch eine aktive Entspannung, wie etwa eine kurze Meditation am Morgen, passt perfekt in den gesunden Biorhythmus (ca. 5.45 bis 8.30 Uhr). Und wie sieht es mit dem Essen aus?

Frühstück als Spätstück In meinem Buch *Schlank! und gesund mit der Doc Fleck Methode* habe ich ausführlich beschrieben, welche Hungertypen (Magen-, Augen-, Nasen- und Mundhunger) es gibt und wie wichtig es ist, zu verstehen, dass Hunger nicht nur ein körperliches Symptom ist, das uns ins Ohr flüstert: »Hey, es ist Zeit, was zu essen.« Hinter dem Hunger verbirgt sich oft mehr: Gefühle wie der »Herzenshunger«, der uns zum Essen verführt durch nicht bewusst wahrgenommene Langeweile, innere Leere, Ärger, Wut, Enttäuschung, Trauer, Kummer, Schuld. Wichtig: Essen Sie ab jetzt nur, wenn Sie einen Magenhunger spüren, nach dem Motto: »Jetzt hab ich aber wirklich ein Loch im Magen!« Essen Sie nie aus Langeweile. Praxistipp für alle, die früh rausmüssen: Starten Sie den Tag mit reinem Wasser. Bereiten Sie sich etwas Gesundes für später vor, und gehen Sie tapfer am verführerischen Duft von Donuts vorbei. Das mag wie Folter klingen, aber Sie werden belohnt. Die entzündlichen, krank machenden Fettdepots schmelzen, lästige Kilos purzeln, und die Energie sprudelt.

Genießen Sie Ihr Frühstück dann, wenn der Hunger sich meldet, und – je später, desto besser – als »Spätstück« oder »Jause«. Aus einem Spätstück kann etwa auch ein sehr frühes Mittagessen werden. Wichtig ist nur: Je länger Sie die Pause zwischen Abendessen und »Spätstück« hinauszögern, als eine Art Intervallfasten[146] en miniature, umso stärker kann Ihre Putzkolonne im Körper, die Autophagie, durchwischen und mit der Müllabfuhr müde und krank machenden Zellschrott abtransportieren.[147] In der englischen Sprache findet sich das perfekte Wort für das Frühstück: »Break-fast«, »Fasten-Brechen«. Um die Autophagie zu zünden, ist eine Essenspause über Nacht von mindestens 12 Stunden bei der Frau und 13 Stunden beim Mann notwendig. In der Regel ist eine Nahrungspause von 13 bis maximal 16 Stunden praktikabel und empfehlenswert.

Die enorme Heilkraft der Autophagie kann man nach neuestem Stand der Forschung durch die innovative Nahrungsergänzung mit Spermidin verstärken. Spermidin kommt natürlich in unseren Zellen vor und ist essenziell an der Autophagie beteiligt.[148] Im Alter und bei Fehlernährung sinkt das Spermidin-Niveau im Körper ab. Der Körper kann nur circa 30 Prozent der für die optimale Autophagie benötigten Menge selbst herstellen. Spermidin findet sich in Nahrungsmitteln wie Brokkoli, Mango, Pilzen und Weizenkeimen. Wichtig: Zu langes und unkritisches *Fasten* kann bei extremer Müdigkeit genau das Gegenteil von dem bewirken, was man anstrebt. Denn: Die Nebennieren brauchen für ihre Funktion eine regelmäßige Zufuhr nährstoffdichter Nahrungsmittel (siehe auch Teil 2, Kapitel: *Die Kraft der Ernährung*). Nicht ärztlich betreutes, radikales Heilfasten kann die Nebennierenfunktion sogar schwächen. Deshalb empfiehlt sich ein »Spätstück«, das bei chronischer Müdigkeit nicht ausgelassen werden sollte. Als ideales Spätstück empfiehlt sich die bewährte Rezeptur des Doc-Fleck-Frühstücks, eine innovative getreidefreie Kombination aus Eiweiß, Omega-3-Fetten und ballaststoffreichem Obst (siehe Teil 3, *ENERGY!-Rezepte*).

Warum Sie frühmorgens keine Waschmaschine kaufen sollten …
… und auch andere wichtige (Lebens-)Entscheidungen zu einem späteren Tageszeitpunkt treffen sollten? Die Antwort liegt bekanntlich im Geheimnis der Hormone und Ihres Biorhythmus.[149] Wenn Sie sich etwas Geduld gönnen und bis etwa 10 oder 11 Uhr abwarten können, umso besser. Dann sind nämlich der nächtliche Melatoninrausch und das Cortisoltief, die Sie in ein schlafbedürftiges, aber auch überbesorgtes, negativ denkendes Wesen verwandeln, passé. »Biorhythmisch« gesehen sind Sie wieder »Sie selbst« und mutiger, zuversichtlicher und verbindlicher in Ihren Entscheidungen. Je bedeutsamer die Entscheidung, desto wichtiger dieser Geheimtipp. Verschieben Sie einen Heiratsantrag also doch eher in die romantischen Abendstunden …

11 bis 15 Uhr

Ihr Körper hat noch alle Hände voll mit der Verdauung zu tun. Falls Sie früh am Morgen ein »echtes« Frühstück genossen haben und sich erneut Hunger meldet, empfiehlt sich nach der Organuhr nun ein kleiner Lunch. Gegen 14 Uhr sinken die Körperkerntemperatur und der Blutzuckerspiegel ab, das macht oft müde und schlechte Laune. Das Mittagstief kündigt sich an.[150] Blutdruck, Konzentration und Leistungsfähigkeit sinken, auch weil nach dem Mittagessen viel Blut im Verdauungstrakt benötigt wird. Eine schlechte Nahrungsmittelwahl mit reichlich Kohlenhydraten kann das physiologische Tief verstärken (»Mittagskoma«). Extrembelastungen und Operationen passen nicht gut in diese Zeit. Mit den folgenden Empfehlungen lassen sich die Klippen der oft müde machenden Mittagszeit umsegeln.

Tipps für diese Phase

Leichtes Mittagessen Genießen Sie nur bei Hunger eine Mahlzeit aus Lebensmitteln mit geringem Blutzuckerreiz, zum Beispiel ein spätes Spätstück als Doc-Fleck-Frühstück oder ein frühes Mittagessen, wie zum Beispiel einen Salat mit Eiweißbeilage oder Gemüse mit etwas Eiweiß. Sparen Sie an Kohlenhydraten (Brot, Nudeln, Reis, Kartoffeln, Süßigkeiten). Vielleicht kennen Sie das: Wenn man in der Kantine viele Kohlenhydrate oder ein Stück vom Geburtstagskuchen des Kollegen geschlemmt hat, zieht ein Leistungstief wie finstere Gewitterwolken auf. Nicht selten wird so manches Seminar oder Meeting dann zur Qual.

Ruhe Das gute alte Sprichwort trifft den Nagel auf den Kopf: »Nach dem Essen sollst du ruhn – oder 1 000 Schritte tun.« Der Sehnsucht nach einem Mini-Mittagsnickerchen und Ruhe sollten Sie, wenn es möglich ist, nachkommen. Der optimale Zeitpunkt für ein Powernap von 15 bis 30 Minuten ist zwischen 14 und 15 Uhr. Nutzen Sie diese Zeit – und sei es auch nur dafür, einmal kurz im Büro die Augen zu schließen, rotierende Gedanken zu stoppen, zu lüften und tiefe Atemzüge als Energiebringer der Luxusklasse einzubauen (siehe Teil 2, Kapitel: *Stress reduzieren, das Immunsystem stärken und Energie zurückgewinnen*).

Bewegung jedweder Art passt perfekt in diese Mittagsstunden. Sie regt den Kreislauf an und schnitzt die physiologische Mittagsmüdigkeit klein. Die Zeit zwischen etwa 11 und 13 Uhr eignet sich auch besonders für gezieltes Krafttraining und Muskelaufbau.

15 bis 19 Uhr

Am Nachmittag folgt das zweite Aktivitätshoch des Tages. Ihr gesamter Stoffwechsel ist hochgefahren, der »Motor läuft«, und die Leistungskurve steigt steil nach oben. Langzeitgedächtnis und Feinmotorik sind in Bestform. Sie spüren deutlich mehr Energie, und das Mittagstief hat sich verabschiedet. Die Aufnahme und Verarbeitung der mit der Nahrung zugeführten Nährstoffe hat jetzt höchste Priorität. Ihr Organismus mobilisiert zusätzlich gespeicherte Glukosevorräte, um das Leistungsniveau zu erhöhen. Außerdem legen sich Ihre Ausscheidungsorgane, Blase und Nieren, mächtig ins Zeug und werden stark durchblutet.[151] Beide greifen Ihrer Leber bei der Entgiftung unter die Arme und scheiden Stoffwechsel-Endprodukte und Schadstoffe aus. Dabei entscheiden Ihre Nieren in letzter Instanz, was im Körper verbleiben darf und was definitiv herausfliegt. Ein kleines Wunderwerk.

Der Blasenmeridian ist in der TCM die wirkungsmächtigste und längste Leitbahn im Körper. Diese Energie-Hauptstraße steht mit allen Organsystemen in Verbindung und beeinflusst sogar Emotionen. Nicht ohne Grund gibt es die Floskel: »Es geht einem an die Nieren.«

Tipps für diese Phase

Viel trinken Da Sie in dieser Zeitspanne mehr Flüssigkeit umsetzen, ist es enorm wichtig, ausreichend zu trinken, damit Ihr Körper optimal entgiften kann. Da auch zu wenig trinken müde macht, sollten Sie diesen Biozyklus für eine Auszeit nutzen. Zum Beispiel für eine Tasse Tee, die die Herkulesarbeit der Nieren unterstützt und Leber und Galle als aktive Verdauungshelfer ausbalanciert (siehe auch Teil 2, *Kapitel: Entgiften – aber richtig*). In Ländern mit großartigen Teekulturen (Großbritannien, China, Japan, Tibet, Maghreb-Staaten – und Ostfriesland) gehört Teetrinken zum guten Ton. Eine Tasse Tee drückt Gastfreundschaft, Sympathie und Wertschätzung aus. Die traditionelle »teatime« zwischen 16 und 17 Uhr in der Teenation Großbritannien ist dem Biorhythmus perfekt angepasst.

Aktiv werden Egal, ob Sie sich körperlich oder geistig »austoben« wollen, zwischen 15 und 18 Uhr ist der perfekte Zeitpunkt für Hochleistung, Kraftsport und Kreativität jeder Art.[152] Wenn Sie sich ein Brainstorming oder erfolgreiches Vorstellungsgespräch wünschen, Ihren Körper oder Ihr Gehirn bei Tätigkeiten wie Radfahren, CrossFit, Tennis, Hantelschwingen, Volleyball, Segeln, Paddeln, Unkrautjäten, Meditation, Yoga oder Schachspiel »lüften« möchten, tun Sie es jetzt! Nach 18 Uhr sollten Sie auf Ihr Ruhebedürfnis achten und peu à peu in den Feierabendmodus herunterschalten. Der frühe Abend ist ideal, um den Arbeitstag ausklingen zu lassen, damit der »Gehirnreaktor« herunterfahren kann.

19 bis 23 Uhr

Langsam schaltet Ihr Organismus von Hochleistung in die wertvolle Phase von »Aufbau« und Entspannung. Unendlich viel hat Ihr Körper bis jetzt schon geleistet. Riesige Blutmengen wurden von den eifrigen Nieren gereinigt, Ihr Dünndarm hat lebenswichtige Nährstoffe aus der Nahrung herausgefingert und das gereinigte Blut mit Nährstoffen vollgetankt. Jetzt kann sich Ihr Kreislaufsystem endlich mehr um sich selbst kümmern. Volle Kraft voraus! Der Blutkreislauf pumpt das mit Makro- und Mikronährstoffen beladene Blut durch Ihren Körper, und die frisch resorbierten Nährstoffe werden wie von einem Lieferservice direkt an Ihre hungrigen, nährstoffbedürftigen Zellen geliefert. Unübersichtlich, schnell und doch exzellent strukturiert – fast wie in einem Ameisenhaufen – laufen an allen Körperzellen, den kleinsten Einheiten Ihres Körpers, Auf- und Umbauarbeiten ab. Das Regenerations- und Schönheitsprogramm Ihres Körpers läuft auf Hochtouren. Zellschrott wird entsorgt, Organstrukturen wie Haut- und Schleimhautzellen werden erneuert, der Heilprozess von Schürfwunden oder Operationsnarben flitzt in diesen Stunden so schnell wie ein Jaguar. Außerdem werden die inneren TÜV-Arbeiten und Reparaturprozesse durch den Botenstoff Somatotropin (»Wachstumshormon«) verstärkt.

Nach dieser Hochleistungsphase polt Sie der Biorhythmus zwischen 21 und 23 Uhr auf Entspannung und Ruhe. Die Hormondrüsen verschnaufen, bevor sie in tiefer Nacht zur Höchstform auflaufen. Ihr cleverer Körper kümmert sich nach Einbruch der Dunkelheit um die langsame Ausschüttung von Melatonin. Das »Schlafhormon« sorgt allerdings nur für Ihre Müdigkeit, nicht für den Schlaf per se und lässt in Ihnen den Wunsch nach Ruhe aufkommen. Melatonin wird auch oft als »Hormon der Dunkelheit« bezeichnet. Nicht, weil es düstere Absichten mit uns hat, sondern weil die Zirbeldrüse es bereits kurz nach Einbruch der Dämmerung ins Blut ausschüttet. Melatonin rennt im Blutstrom wie ein fürsorglicher Nachtwächter von Organ zu Organ und signalisiert Ihrem gesamten Körper: »Kumpels, es wird dunkel! Zeit zum Schlafen!« Wie viel Melatonin in Ihr Blut abgegeben wird, hängt von der einfallenden Lichtqualität und -menge in Ihre Augen ab. Je dunkler und weniger blaustichig das Licht Ihrer Umgebung am Abend, desto höher der Melatoninspiegel.

Während sich viele Ihrer Organe in die »Hängematte« zurückziehen, fällt in diese Zeitspanne die Hauptaktivität des sogenannten Dreifachen Erwärmers. Dies ist der einzige Meridian der TCM, für den es keine klassische Organzuordnung gibt, aber er ist nicht weniger einflussreich. Der Energiefluss im Dreifachen Erwärmer sorgt, wie der Name es andeutet, für die Wärmeregulation in Brustkorb, Ober- und Unterbauch und stabilisiert die Funktion aller übrigen Körpermeridiane. Wie ein unsichtbares Sicherheitsnetz schützt er in dieser wichtigen Phase die Balance des gesamten Energiehaushalts und schafft die optimalen Voraussetzungen für Ihre effektive Regeneration in den folgenden Nachtstunden.

Tipps für diese Phase

Frische Luft In dieser hochaktiven Phase des Blutkreislaufs wird viel Sauerstoff gebraucht. Deswegen empfehle ich Ihnen in den frühen Abendstunden einen Spaziergang an der frischen Luft – und wenn es nur ein paar Minuten sind. Falls ein Spaziergang draußen aus welchen Gründen auch immer (Regen lasse ich nicht gelten!) nicht möglich ist, lüften Sie gründlich für etwa zehn Minuten durch, und tanken Sie bewusst für einige Minuten mit tiefen Atemzügen Sauerstoff am offenen Fenster (siehe Teil 2, Kapitel: *Stress reduzieren, das Immunsystem stärken und Energie zurückgewinnen, Richtig atmen*).

Frühes Abendessen Da Ihr Magen ab 19 Uhr in seine Passivzeit übergeht und von riesiger Verdauungsarbeit verschont werden will, empfiehlt sich ein leichtes Abendessen, optimal bis 19 Uhr. Allerdings: Oft fällt die Ruhezeit des Magens exakt in die Stunden, zu denen man nach der Arbeit nach Hause kommt oder sich im Anschluss mit Familie, Freunden und Bekannten für ein gemeinsames Abendessen am Küchentisch trifft. Keine Sorge! Unperfekt ist perfekt. Der ideale Zeitpunkt für das Abendessen ist zwar circa zwei bis vier Stunden vor dem Zubettgehen, doch südeuropäische Länder wie Italien und Spanien zeigen, dass man durchaus später zu Abend essen und durch ein Spätstück, clevere Lebensmittelauswahl, mediterrane Kost und durch das positive Lebensgefühl vor Energie sprudeln und weit über 100 Jahre alt werden kann. Trotzdem: Je früher Ihr Abendessen ausfällt, umso leichter machen Sie es Ihrem Biorhythmus.

Tipp: Beobachten Sie doch einfach ab sofort Ihren Energielevel am nächsten Tag, je nachdem, wann Sie zu Abend gegessen haben. Denn jeder Mensch ist einzigartig!

Vorsicht bei Rohkost am Abend! Salat und Rohkost sind beliebt, auch am Abend. Sogar als später Snack gelten sie als gesund. Aber: Rohkost ist für den Menschen relativ schwer verdaulich. Das liegt daran, dass es uns Menschen im Gegensatz zu wiederkäuenden Tieren an dem Verdauungsenzym Cellulase fehlt. Außerdem haben wir leider nicht wie eine Kuh vier Mägen, um Nahrung aufzunehmen, wiederzukäuen und mithilfe von Mikroorganismen zu verdauen. Die Cellulase ist wichtig, um Fasern (Cellulose) aus Obst und Salat aufzuspalten.

Bis zum späteren Nachmittag verdauen wir Rohkost noch recht gut – vorausgesetzt, wir kauen sie ausreichend. Später am Tag kann Rohkost oft nicht mehr ausreichend verdaut werden. Sie »gammelt« im Darm und wird notfallmäßig von hilfsbereiten Darmbakterien durch Gärung zersetzt. Bei dieser SOS-Gärungsaktion entsteht nicht nur der uns bekannte Ethylalkohol, den viele von uns in Form eines Glas Weins schätzen, sondern giftige Alkohole wie Butanol, Methanol und Propanol.[153] Solche durch Rohkost entstandenen Giftstoffe müssen nachts von Ihrer unermüdlichen Entgiftungsheldin, der Leber, abgebaut werden. Zwischen 1 und 3 Uhr schmeißt die Leber bekanntlich ihre stärksten Motoren an. Nicht selten wacht man genau dann auf; Ursache ist die Schwerstarbeit der Leber, die diesen »Giftanschlag gegen sich« ausbügeln muss.

Tipp: Auch aus meiner klinischen Erfahrung hat sich das Einschränken von Rohkost am Abend bewährt. Wenn Sie unter Schlafproblemen leiden, verzichten Sie am Abend auf die sympathischen Vitaminbomben aus Obstsalat, Salatblättern und Gemüsesticks, auf größere Mengen Alkohol sowie auf Süßigkeiten, Cracker und Chips. Durch diese kleine, vielleicht auf den ersten Blick ungewöhnliche Umstellung werden der Takt Ihrer inneren Uhr und Ihr Verdauungssystem respektiert. Und die Schlafqualität steigt.

23 bis 3 Uhr

Zwischen 23 und 3 Uhr sind Ihre Leber und Galle die »Hauptdarsteller«. Die zähe Gallenflüssigkeit, ebenfalls oft abgekürzt als »Galle« bezeichnet, wird in Ihrer Leber produziert und regelt die Verdauung der Fette. Gemeinsam mit der Bauchspeicheldrüse (Pankreas) ist die Galle der Hauptlieferant der lebenswichtigen Verdauungsenzyme. Deswegen ist Ihre Galle für eine optimale Verdauung als Grundlage gesunder Lebensenergie so wichtig. Außerdem ist die Galle aktiv in die unerlässliche Entgiftungsarbeit Ihrer Leber verwickelt. Zwischen 23 und 1 Uhr entwickelt Ihre Galle ihre höchste Aktivität. Ein sehr spätes, fettes und opulentes Abendessen kann bei disponierten Menschen Symptome einer Überfunktion provozieren. Tatsächlich kommt es gerade in diesen Stunden gehäuft zu Gallenkoliken.

Ebenfalls in der Phase zwischen 23 und 1 Uhr wird die Ausschüttung des Stresshormons Cortisol minimiert. So kann Ihr Körper in eine tiefe Phase der Regeneration gleiten. Er fährt dann auch die Vitalfunktionen wie Körpertemperatur, Blutdruck und Herzfrequenz zurück. Sie sind deshalb kälteempfindlich, wenn die Bettdecke wegrutscht. Ihre Verdauung ruht, wenn man sie nicht durch ein zu spätes, üppiges Abendessen quält, und Ihr Stoffwechsel brennt auf kleinster Flamme. Gegen 3 Uhr steckt Ihr Organismus in einem absoluten Leistungsknick und tiefer Müdigkeit. Es ist deshalb möglich, dass Menschen, die zu dieser Nachtstunde arbeiten oder lebenswichtige Entscheidungen treffen müssen (Ärzte, IT-ler, Politiker im Verhandlungsmarathon), so unkonzentriert sind, als hätten sie zu viel Alkohol getrunken. Wichtige Entscheidungen und Operationen sollten, wenn es vermeidbar ist, nie mitten in die Nacht fallen. Es könnte fatal ausgehen.

In diesem Leistungstief Ihres Körpers übernimmt ab 1 Uhr nachts Ihre Leber den Staffelstab und entfaltet ihre überwältigende Kraft als zentrales Stoffwechsel- und Entgiftungsorgan.[154] Ihr Körper lenkt geballte Energie genau in dieses Organ, damit es sich für die lebensnotwendigen Aufgaben in der Stille der Nacht abrackern kann. Die Leber entrümpelt Altlasten aus Stoffwechselendprodukten, Medikamenten und Zusatzstoffen und steht für Entgiftung, Erneuerung und Wandel.

Schlafstörungen oder starker Kopfschmerz (eher rechtsbetont) zwischen 1 und 3 Uhr nachts gelten deshalb auch als ein Warnsignal für eine gestörte Leberenergie. Leberfunktionsstörungen verursachen bekanntlich keinen akuten Schmerz, nicht einmal ein Ziepen. Aber eine alte Bekannte ist ein Indiz, dass die Leber spürbar leidet: Müdigkeit – sie ist der Schmerz der Leber. Die späten Abend- und frühen Nachtstunden sind zur Ruhe, kurz: zum Schlafen gedacht. Sorgen Sie für entspannende und schlaffördernde Abendrituale, und finden Sie so zu tiefem Schlaf für die bestmögliche Regeneration des Körpers (siehe Teil 2, Kapitel: *Gut schlafen – das Geheimnis der Regeneration*).

Tipps für diese Phase

Stärkung von Leber und Galle am Tag Um Leber und Galle zu stärken, gilt es, bereits am Tag ab und zu an diese beiden Organe zu denken. Einfache Maßnahmen aus der Ernährungsmedizin (regelmäßiger Rhythmus der drei Hauptmahlzeiten[155], bitterstoffreiche Lebensmittel, keine eiskalten Getränke), aus der Naturheilkunde (wie z. B. der Verzehr von Löwenzahn, Mariendistel, Artischocke, Wermut, Wegwarte etc.) und besserer Umgang mit Stress päppeln diese Organe wirkungsvoll.

Bleiben Sie »cremig« Mit Leber und Galle verbindet man Gefühle wie Wut, Zorn, Ärger oder Verbitterung. Die alten Sprichworte »Gift und Galle spucken« oder »mir läuft die Galle über« erzählen schon lange davon. Selbstzweifel, Schwierigkeiten bei Entscheidungen, die Unfähigkeit, Nein zu sagen, rasches Gereiztsein, das Gefühl, sich nur schwer anpassen zu können, und erschöpfte Teilnahmslosigkeit werden aus Sicht der TCM als potenzielle Zeichen einer Leber-Galle-Störung (»Leber-Galle-Stau«) interpretiert. Erkennen Sie sich gerade selbst wieder? Oder Ihren

Partner, die Kollegin, den besten Freund oder die Nachbarin? Mein Rat an Sie: Setzen Sie die Empfehlungen aus diesem Buch um. Nach dem 30-Tage-ENERGY!-Programm sollten Sie positive Veränderungen auch Ihrer Stimmung und Gemütslage wahrnehmen.

3 bis 5 Uhr

In dieser Phase des Biorhythmus arbeitet Ihre Lunge besonders stark. Ähnlich wie der Darm hat die Lunge eine den Körper versorgende Funktion (Sauerstoff) und eine ausscheidende Funktion (Kohlendioxid). In der »Lungenzeit« manifestieren sich Beschwerden an der Lunge (Asthmaanfälle etwa treten oft in den frühen Morgenstunden auf)[156]. Außerdem switcht in dieser Zeit Ihr vegetatives Nervensystem vom Parasympathikus, der Ruhe über die Nacht einziehen lässt, in den Sympathikus, der Sie für einen aktiven und dynamischen Tag vorbereitet. Inzwischen rockt noch immer Melatonin lautstark die Bühne. Gegen 4 Uhr etwa erreicht das Melatonin Höchstwerte im Blutspiegel. Im Morgengrauen, wenn – auch bei geschlossenen Augen – das Sonnenlicht über Ihre Netzhaut (Retina) ins Gehirn gelangt, wird die Melatoninbildung in Ihrer Zirbeldrüse abgestellt. Dann sinkt der Spiegel des Melatonins und ist bis zum späteren Vormittag nicht mehr im Blut nachweisbar.

Das wichtige Hormon sorgt aber nicht nur für Ihre Schlafbereitschaft, es hat in der Tat eine »dunkle« Seite, die Sie allerdings erst kennenlernen, wenn Sie mitten in der Nacht wach werden. Dann wird Melatonin zum »Ich-mache-aus-einer-Mücke-einen-Elefanten-Hormon«. Es ist dafür verantwortlich, dass wir grüblerisch und ängstlich sind, uns um Kleinigkeiten riesige Sorgen machen. Vielleicht kennen Sie das Phänomen aus eigener Erfahrung? Sie wachen mitten in der Nacht auf, können nicht mehr einschlafen, und Ihre Gedanken rasen. Vieles erscheint belastend. Interessanterweise wird der Funktionskreis Lunge in der Lehre der TCM den Emotionen Trauer und Kummer zugeordnet. Trösten Sie sich! Sie sind dann nur zur »falschen Zeit« wach und spüren die negativen Wirkungen des noch hohen Melatoninspiegels.

Tipps für diese Phase

Gedankenstopp Falls Sie einmal zur »falschen« Zeit wach werden und sich wegen der finsteren Effekte des Melatoninhochs und des Cortisoltiefs mit Gedankenkarussell und Kopfzerbrechen im Bett wälzen, üben Sie sich im Gedankenstopp. Machen Sie sich in diesem Moment klar, dass Hormone die Ursache sind und die Welt bei Anbruch des Tages wieder besser aussehen wird, als Sie sie in diesem Augenblick wahrnehmen. Wenn negative Gedanken in Ihrem Kopf kreisen, bitte ich Sie darum: Hören Sie auf, Dinge, Menschen und Situationen Ihres Alltags zu bewerten. Sagen Sie sich leise, aber bestimmt: »Stopp! Es ist nur ein Gedanke.« Sie werden sehen, auch Elefanten lassen sich wieder in Mücken verwandeln. Außerdem verbessern Sie mit meiner ganzheitlichen Methode den gesamten Schlaf-Wach-Rhythmus. Denn nicht nur der Rhythmus einer gesunden Verdauung wirkt auf den Schlaf und umgekehrt. Auch die verbesserte Entgiftung und Ihr zukünftig reduziertes Stressniveau tun ihr Übriges, um Sie in einen erholsamen Schlaf zu bringen. So werden groteske nächtliche Melatonin-Abenteuer hoffentlich bald sympathische Anekdoten der Vergangenheit sein.

Naturmedizin Wenn Sie nachts wach werden und/oder schwer einschlafen können, bewährt sich der »Kalte Knieguss« aus der Kneipp-Medizin.[157] Dabei wird ein Strahl eiskaltes Wasser (Dusche) wenige Minuten über Unterschenkel und Füße geführt. Die Wirkung ist beachtlich: Das kalte Wasser verstärkt den Blutstrom in der unteren Extremität. So wird die Blutzirkulation im Gehirn gemindert und dem Gedankenkarussell sozusagen der Saft abgedreht.[158] Der Knieguss ist täglich durchführbar, nebenbei wird Ihre Abwehr gestärkt. Wichtig: Die Füße sollten warm sein! Im Internet finden Sie weiterführende Anleitungen.

ESSEN UND TRINKEN IM RICHTIGEN RHYTHMUS

Nicht nur *was* und *wie* wir essen und trinken, ist wichtig für einen gesunden Energielevel, sondern auch das *Wann.*[159] Grundsätzlich sollte man sich nicht nur an der Tageszeit orientieren, sondern auch auf sich selbst hören. Gewöhnen Sie sich an, nur dann zu essen, wenn Sie einen »ehrlichen« Hunger haben. Sie denken vielleicht, das sei eine Selbstverständlichkeit. Aber das ist leider nicht die Realität. Hunger begegnet Ihnen, wie schon angesprochen, nicht nur als Notruf des Körpers à la »Hey, es ist Zeit, etwas zu essen!«. Durch die Nahrungsaufnahme werden Botenstoffe im Gehirn ausgeschüttet, die so manche schlechte Laune vertreiben können. Aber ein solches »Gefühle-Wegfuttern« ist nicht nur fatal für das Gewicht, sondern auch für den Energielevel. Denn: Je stärker der Blutzuckerreiz nach der Mahlzeit ausfällt, das heißt, je mehr Kohlenhydrate und Zucker auf dem Teller landen, umso stärker sind der Insulinausstoß und der folgende energieraubende Blutzuckerabfall. Daher mein Rat: Achten Sie nicht nur auf die Wahl der Nahrungsmittel (siehe Teil 2, Kapitel: *Die Kraft der Ernährung, Die ENERGY!-Lebensmittel*), sondern auch auf potenziell emotionale Hungrigmacher.

Tipp: Essen Sie nur, wenn Sie wirklich hungrig sind, einen »echten Hunger«[160] haben, und hören Sie bei dem Gefühl, zu 80 Prozent gesättigt zu sein, mit dem Essen auf, denn das Sättigungsgefühl tritt zeitverzögert auf.

Drei-Mahlzeiten-Rhythmus Die aktuelle Forschung empfiehlt zwei bis maximal drei Hauptmahlzeiten.[161] Dabei sollten Sie zwischen den Mahlzeiten tagsüber Pausen von mindestens drei bis maximal sechs Stunden einhalten. Zwischenmahlzeiten sollten die Ausnahme sein, nicht die Regel.

Trinken im Rhythmus Zum Überleben brauchen wir Sauerstoff und Nahrung – und Flüssigkeit. Ohne Essen kann ein gesunder Mensch circa 50 bis 60 Tage überleben[162], ohne etwas zu trinken, stirbt er binnen weniger Tage. Unser Körper besteht zu etwa 70 Prozent aus Wasser. Wasser ist deshalb, auch evolutionär gesehen, der ideale Durstlöscher für den Menschen.

Heute sind Getränke immer parat: der Coffee-to-go-Becher oder die Wasserflasche winken uns aus nächster Nähe auf dem Schreibtisch zu, reisen im Rucksack oder auf dem Beifahrersitz mit. In der Vergangenheit war das anders.[163] Interessanterweise ist Durst der einzige Stressauslöser, der Aggression und Angstgefühle *mindert*.[164] Diese zugegeben ungewöhnliche Stressreaktion ist von der Evolution genau so gewollt. Denn Wasser als Grundnahrungsmittel brauchen alle Lebewesen, Mensch, Tier und Pflanze gleichermaßen, zum Überleben.[165] Interessanterweise gibt es wegen dieser durch das Hormon Oxytocin bedingten Verhaltensreaktion keinen Existenzkampf von durstigen Tieren und kein aggressives Gedränge an den Wasserstellen in der Wildnis. Das Hormon Oxytocin, das bei Durstgefühl vermehrt ausgeschüttet wird, entspannt alle Lebewesen und führt zum kurzfristigen Waffenstillstand.[166] Oxytocin gilt als das »Bindungshormon«. Es begleitet Sie von Geburt an (Oxytocin = altgriechisch: »schnelle Geburt«). Es leitet die Wehen ein, ist wichtig für das Stillen (stimuliert die Milchproduktion bei der Mutter) und vertieft die Bindung zwischen Mutter und Kind nach der Geburt. Oxytocin ist allerdings weit mehr als nur Durst-, Kuschel- oder »Wehenhormon«, Daten belegen eindrucksvoll: Das Hormon ist wichtig für die Funktion des Nervensystems und der Stressregulation[167], es bekämpft stille Entzündungen und stärkt die Immunzellen. Außerdem dämpft ein hoher Oxytocinspiegel spannenderweise sogar den Hunger und hemmt die Lust auf Zucker und Kohlenhydrate.[168]

Aus diesen Erkenntnissen lässt sich ein besserer Rhythmus für Ihre Flüssigkeitsaufnahme ableiten. Wenn Sie häufig trinken, ohne echten Durst zu verspüren, werden die entzündungshemmende und immunstärkende Oxytocin-Wirkung und ihre positiven Effekte ausgebremst. Trinken Sie Ihre tägliche Trinkmenge (30 bis 40 ml pro Kilogramm Körpergewicht) über den Tag verteilt, und gewöhnen Sie sich an, optimal 15 bis 20 Minuten vor dem Essen und nicht zu den Mahlzeiten zu trinken. Und dann gerne größere Mengen, sodass Sie sich etwas gesättigt fühlen (»Bulky drinking«). Angemerkt: Suppen zählen zur empfohlenen

Gesamtflüssigkeitsmenge dazu. Das Trinken außerhalb der Essenszeiten ist vor allem deswegen so sinnvoll, damit Ihre Magensäure und Verdauungsenzyme nicht verdünnt werden. Da bei älteren Menschen oft der Durst nachlässt und die Gefahr einer Dehydratation besteht, sollten sie regelmäßig bestimmte Mengen an Wasser trinken.[169]

Fazit: Wenn Sie bei Durstgefühl Wasser und zwischen den Mahlzeiten trinken, können Sie Ihre Gesundheit erhalten und auch Müdigkeit vorbeugen.

GUT SCHLAFEN – DAS GEHEIMNIS DER REGENERATION

Ob Sie strotzend vor Energie oder dauermüde sind, hängt natürlich auch von Ihrem Schlaf ab, einer viel zu wenig gewürdigten Größe der ärztlichen Behandlungspraxis. Der oft zitierte Grundsatz »Schlafen kann ich, wenn ich tot bin« ist nicht zu empfehlen. Chronischer Schlafmangel führt zu massivem Energiedefizit. Leider sieht die breite Öffentlichkeit das noch nicht so dramatisch. Dabei zeichnet sich ab: Ihr Schlaf ist zwar noch eine unerforschte Größe, aber eine immens komplexe »Blackbox«.

Was wir bisher eindeutig wissen: Der Schlaf ist die hochsensible, aktive Phase, in der der Körper Reparaturen erledigt und alle wichtigen hormonellen, Wachstums- und Entgiftungsprozesse ablaufen.[170] Sie sind das felsenfeste Fundament Ihrer überlebenswichtigen Regeneration. Im Schlaf wachsen nicht nur Ihre Muskeln, auch Knochen, Bandscheiben, Gehirn und Hautzellen gedeihen, und die Immunbataillone trainieren fleißig. Der Schlaf ist Ihre wichtigste Energieladezeit: Die Akkus von Körper und Geist werden gefüllt, und sogar das Erinnerungsvermögen verbessert sich. Wir lernen dank motorischer Erinnerungen des Gehirns faszinierenderweise weiter, obwohl wir schlafen. Wir werden also »schlauer im Schlaf«. (Das sollten Sie Ihren Kindern oder Enkeln nicht vor der nächsten Klassenarbeit erzählen, aber Sie sollten darauf achten, dass der Nachwuchs genügend Schlaf nach dem Lernen bekommt.)

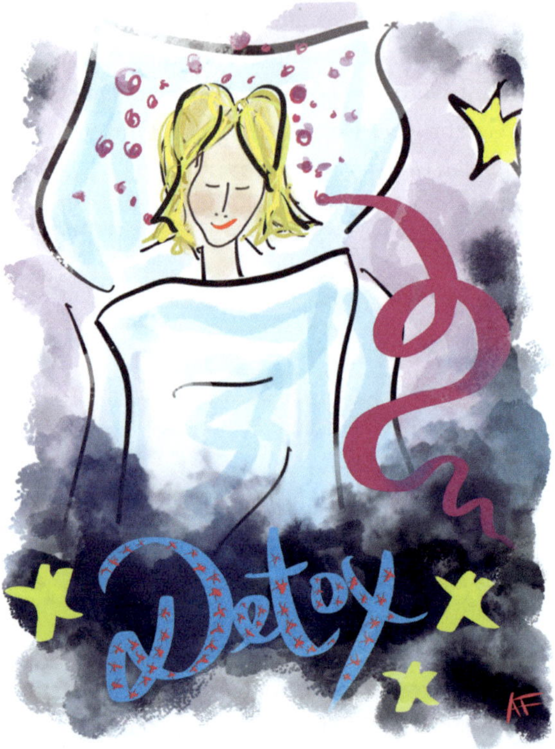

Der Schlaf birgt das Geheimnis der effektiven Regeneration.

Im Schlaf arbeitet eine eigene Müllabfuhr nur für Ihr Gehirn. Diese spektakuläre Entdeckung gelang Forschern von der University of Rochester. Im Gehirn – genauer: in seinen Gliazellen – gibt es eine exzellente Müllabfuhr, ein einzigartiges Kanalisationssystem, das sogenannte glymphatische System.[171] Dieses kümmert sich wie das lymphatische System um die lokale Abwehr und den gezielten Abtransport von Giftstoffen; es läuft, während Sie schlafen, zur Höchstform auf. Der Name *glymphathisch* ist abgeleitet von »Glia« (= altgriechisch: »Leim«) und lymphatischem System. Wie eine Waschmaschine pumpt das System die Gehirn-Rückenmark-Flüssigkeit (Liquor) durch das Gehirngewebe und spült den Zellmüll zurück in den Blutfluss und in die Endstation Leber, die den Schrott entsorgt. Wenn Sie morgens aufwachen, brummt Ihr Gehirn erneut hocheffizient, und das verdanken Sie der gründlichen »Detox-« und

Putzaktion. Diese magische Gehirn-Waschmaschine entsorgt im Schlaf auch gefährlichen Stoffwechselabfall wie etwa das Protein-Amyloid.[172]

Die Schlafmedizin nennt diese phänomenale Wirkung des Schlafs »Human Recharging« (*recharge* = aufladen). Ich verschreibe deshalb Patienten nicht nur eine individuell passende Ernährung, Nahrungsergänzung und Bewegung, sondern auch eine »Extra-Mütze Schlaf«. Sehen Sie bitte den Schlaf nicht mehr als lästiges Übel, als Zeitverschwendung, sondern als Investition in Gesundheit, Energie und Leistungsfähigkeit bis ins hohe Alter.

Leider klagen jedoch nicht wenige Menschen weltweit über Schlaflosigkeit und Schlafstörungen. Jeder Vierte bis Fünfte leidet hierzulande unter schlechtem Schlaf. Nur 19 Prozent der Menschen fühlen sich morgens ausgeschlafen und rund 31 Prozent beklagen starke Anlaufschwierigkeiten.[173] Wie viel Schlaf darf und soll es denn sein? Schlafforscher befürworten aktuell eine Schlafdauer von mindestens sieben bis acht Stunden, individuell kann das Schlafbedürfnis länger sein. Doch der Durchschnittswert aller erwachsenen Deutschen liegt bei knappen 6 Stunden und 54 Minuten. In den USA, Japan und anderen Industrienationen kommen die Menschen durchschnittlich sogar auf nur circa sechseinhalb Stunden Schlaf. So summiert sich über Jahre eine riesige Lawine an Schlafdefizit.[174] Chronischer Schlafmangel ist eine Gefahr für die Gesundheit und den Energielevel. Und Schlafmangel wird durch den Einfluss des künstlichen Lichts begünstigt.[175]

Blaues Licht – der perfekte Schlafräuber

Die Lichtrezeptoren unserer Augen, die uns Tag oder Nacht signalisieren, springen extrem auf blaues, kurzwelliges Licht (460 bis 480 nm Wellenlänge) an. Dieses blaue Licht der Sonne am frühen Morgen weckt uns liebevoll. Tageslichtwecker und -lampen, die blaustichigen Displays der Mobiltelefone, Computer und LED-Lampen muntern uns deswegen am Morgen sogar auf. Am Tag können wir vom stimulierenden Effekt des Blaulichts im Duett mit dem ankurbelnden Cortisolhoch am Vormittag enorm profitieren. Bei künstlichem blaustichigem Licht am Abend glaubt allerdings der suprachiasmatische Nucleus (SCN) im Gehirn, dass die Sonne noch immer hoch am Himmel steht, und stoppt die natürliche Melatoninausschüttung, die den Schlaf auf das Parkett holt. So dreht das Blaulicht am Abend die innere Uhr um etwa zwei bis drei Stunden zurück.[176] Der Körper registriert eine falsche Uhrzeit. Die Konsequenz: Sie können vielleicht nicht mehr gut einschlafen und wälzen sich scheinbar grundlos im Bett. Sie denken vielleicht sogar fälschlicherweise, dass Sie an einer Einschlafstörung leiden. Um Ihren erholsamen Schlaf zu retten, empfehle ich Ihnen einfache Regeln zur »Lichthygiene«[177]: Reduzieren Sie die Blaulichtexposition am Abend. Ziehen Sie gedämpftes Licht, »Stimmungslicht«, vor. Lichtquellen mit klassischen Glühbirnen, warmstichigen Lampenschirmen oder warmweißen LEDs helfen, das Blaulicht zu reduzieren. Studien belegen, dass auch gelborange oder rot getönte Brillengläser das Melatonin hemmende Blaulicht in die Schranken weisen können. Patienten schätzen die Verbesserung der Schlafdauer und -qualität, sie fühlen sich energiegeladener als »ohne« Brille.[178] Lassen Sie sich nicht entmutigen, falls Ihnen Ihr Partner mit Trennung droht, wenn Sie am Abend mit einer orange oder rot getönten Sonnenbrille wie ein Außerirdischer herumgeistern. Inzwischen gibt es auch Alternativen zur Brillenlösung: Die neuen Monitore von Computern, Mobiltelefonen und Tablets haben meist fest installierte Blaulichtfilter oder lassen sich mit Apps und Softwareprogrammen aufrüsten. So wird das aufputschende Blaulicht gedämpft.

Der Schlaf im Biorhythmus

Jeder Mensch hat einen individuellen Biorhythmus, der durch die »Masterclock-Gene« gesteuert wird. Bahnbrechendes Wissen über die innere Uhr des Menschen verdanken wir den Forschern Jeffrey C. Hall, Michael Rosbash und Michael W. Young, die für ihre Arbeit im Jahr 2017 mit dem Nobelpreis für Medizin und Physiologie belohnt wurden.[179] Menschen ticken nicht synchron. Obwohl wir alle im »24-Stunden-Korsett« stecken, unterscheiden wir uns in Energiehochs und -tiefs und sind komplett unterschiedliche Chronotypen.

Man unterscheidet drei Typen:

- **Morgenmenschen** (»Lerchen«). Das sind absolute Frühaufsteher, die meistens ohne Wecker früh aufwachen und gerne früh ins Bett gehen. Sie machen etwa 40 Prozent der Bevölkerung aus. Für diesen Typ ist der Schlaf vor Mitternacht wichtig für ein gutes Energieniveau (optimale Zeit für die Nachtruhe: ca. 22 Uhr).
- **Abend- und Nachtmenschen** (»Eulen«). Sie kommen abends in Fahrt und gehen spät, meist nach Mitternacht ins Bett. Die eher Nachtaktiven sind nicht zwingend Langschläfer, sie gehen nur später ins Bett und würden, wenn es ihnen von der beruflich-familiären Situation möglich ist, den Tag am liebsten erst am späten Vormittag oder Mittag beginnen. Sie stellen etwa 30 Prozent der Bevölkerung.
- **Neutrale Typen.** Die restlichen 30 Prozent der Menschen sind Mischformen zwischen Eulen und Lerchen, meist mit leichter Tendenz zum Abend hin.

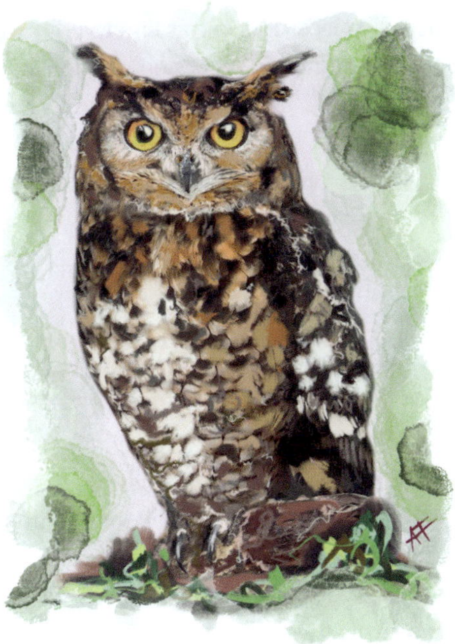

Die Eule ist der Chronotyp des Abend- und Nachtmenschen.

Unser Chronotyp ist oft erblich beeinflusst, ändert sich aber im Lauf des Lebens potenziell wieder. Kleine Kinder bis zur Pubertät sind eher Lerchen, während Teenager zu Eulen tendieren. Ab dem 20. Lebensjahr hat sich der Chronotyp eingepegelt. Ältere Menschen gehen tendenziell etwas früher ins Bett.

Der Wechsel des Chronotyps zur Eule in der Pubertät hat mit der entwicklungsbedingten Umbauleistung des Gehirns zu tun und nicht etwa mit Krawall gegen die Erwachsenen. Alle Eulen, auch die Jugendlichen, leiden unter Schlafmangel und dem daraus resultierenden Energiedefizit, da sie oft erst spät einschlafen können und morgens für ihre Verhältnisse viel zu früh rausmüssen. Jugendlichen könnte ein späterer Beginn der Schule viel helfen. Höhere Konzentration, bessere Lernerfolge und ein starkes Immunsystem wären nur einige Vorteile. Moderne Industrienationen sind »Lerchen-Gesellschaften«, nicht nur die Kinder müssen früh raus. Für Eulen bedeutet das jeden Tag eine Art »sozialen Jetlag«. Dieser ist für Energiedefizite verantwortlich und gilt als Risikofaktor für Diabetes mellitus, Übergewicht, Arteriosklerose, Fibromyalgie und Krebs.[180] Auch deshalb muss sich die Gesellschaft mit einer verantwortungsvollen, vorausschauenden Gesundheitspolitik neue Ziele setzen. Es sollten eine flexiblere Arbeitswelt und Arbeitsschutz durch gesunde Lichtgestaltungen geschaffen werden, die den Chronotyp des einzelnen Menschen berücksichtigen. Das hätte einen deutlichen Einfluss auf den Energielevel und die Leistungskraft vieler Menschen.

12 Regeln für einen gesunden Schlaf

Die gute Nachricht: Mit den nachfolgenden Tipps kann sich erholsamer Schlaf auch bei Ihnen einstellen. Bleiben Sie locker. Schlaf lässt sich niemals erzwingen. Sie sollten das Thema unverkrampft angehen und den Schlaf wieder in Ihr Leben einladen, anstatt ihn unbewusst zu vergraulen. So lassen sich auch langwierige, lästige Schlafstörungen erfolgreich eindämmen und verhindern. Mit diesen zwölf Regeln rückt ein gesunder Schlaf in greifbare Nähe, und Ihr Energieniveau wird enorm profitieren. Wenn es Ihnen mit diesen bewährten Regeln gelingt, auch nur etwa zehn Minuten mehr Schlaf pro Tag zu erhaschen, dann wird sich das enorm positiv auf Ihr gesamtes Wohlbefinden und sogar Ihre Lebensdauer auswirken.[181]

1. Nehmen Sie den Schlaf ernst

Schlaf ist keine verlorene Lebenszeit, sondern die wichtigste Aufladephase für Ihren Körper. Erstellen Sie sich deshalb einen Schlafplan! Gehen Sie möglichst zu festen Zeiten ins Bett, und stehen Sie zu festen Zeiten auf. Diese Regel gilt auch am Wochenende. (Pardon, ich kann mir vorstellen, dass das anfangs schwerfällt.) Sie werden belohnt, denn diese Regel wirkt selbst bei hartnäckigen Schlafproblemen nachhaltig.

2. Vorsicht bei Nachmittagsschlaf

Ein Nickerchen am späten Nachmittag lässt Sie abends möglicherweise schlechter einschlafen. Deshalb mein Tipp: Legen Sie sich nach 15 Uhr möglichst nicht mehr zum Schlafen hin. Dadurch verbessert sich der sogenannte Schlafdruck. Er baut sich über den Tag auf, indem sich der chemische Stoff *Adenosin* im Gehirn aufstaut. Je länger wir tagsüber wach und auf den Beinen sind, desto höher ist die Konzentration an Adenosin und umso stärker die unwiderstehliche Sehnsucht nach Schlaf.

3. Machen Sie einen Schlafzimmercheck

Schauen Sie sich um, und prüfen Sie den Raum mit kritischem Blick. Wie sieht's bei Ihnen aus? Sinnlich, beruhigend, einladend, aufgeräumt oder chaotisch, überladen, ungemütlich mit dem Charme einer Abstellkammer zwischen Bügelbrett, Kisten, Schaukelpferden, Trimmrädern als Kleiderstangen und unruhigen Bergen aus Wäsche? Welche Farben haben die Wände? Beruhigende Farben wie grün, grau oder blau oder anregende wie gelb, orange, pink oder rot? Sorgen Sie für eine ruhige, reduzierte Atmosphäre.

4. Hell-am-Morgen-Regel

Tanken Sie am frühen Morgen viel Tageslicht. Ein Tageslichtwecker ist eine wohltuende Alternative zu den schrill aufscheuchenden Weckern, die die Stresshormone hochjagen, und hilft Ihnen, entspannt, aber angeregt in den Tag zu starten. Auch eine Lichttherapie am Morgen (Bright-Light-Therapy), etwa 30 Minuten bei 7 000 bis 10 000 Lux mit einer therapeutischen Tageslichtleuchte, stabilisiert den circadianen Rhythmus und lindert sogar milde Formen von Depressionen wie die Saisonale Lichtmangeldepression (SAD, Seasonal Affective Disorder).

5. Dunkel-am-Abend-Regel

Setzen Sie in den frühen Abendstunden konsequent auf gedämpftes, warmtöniges Licht. Überprüfen Sie auch das Licht Ihrer Nachttischlampe, damit Sie nicht durch Blaulichtanteile aufgeputscht werden. Investieren Sie in Abdunkelung Ihres Schlafzimmers. Rollläden sind die perfekte und einfachste Methode. Alternativ eignen sich Jalousien und dichte Vorhänge, oder Sie nutzen pragmatisch eine Schlafbrille.

6. Technik- und strahlungsfreie Zone

Versuchen Sie, Ihr Schlafzimmer zu einer möglichst gerätefreien beziehungsweise -armen »Traumkapsel« umzuwandeln. Telefone, Handys, Tablets, Computer und Fernseher lenken nicht nur ab, sie bremsen durch blaues Licht die schlaffördernden Hormone aus. Sie erinnern sich: Es gibt Softwarelösungen oder orangefarbene Sonnenbrillen, die Blaulicht wegfiltern, falls Sie nicht auf einen Fernseher verzichten wollen. Seien Sie deshalb kritischer, und ziehen Sie öfters die Stecker vor dem Schlafengehen. Auch wenn Ihnen das jetzt übertrieben erscheinen mag, stellen Sie bitte Ihren Technikfundus im Schlafzimmer auf den Prüfstand. Die moderne Schlafforschung ermuntert uns mehr als ausdrücklich dazu.[182]

7. Kühler Kopf, warme Füße

Für erholsamen Schlaf brauchen wir frische Luft und eine kühle Raumtemperatur. Lüften Sie das Schlafzimmervor dem Zubettgehen mit weit geöffneten Fenstern durch. Die ideale Umgebungstemperatur liegt bei 17 bis 19 °C. Im Schlafzimmer sollten Sie optimal leicht frösteln, denn: Der Anstieg des Spiegels von schlafförderndem Melatonin wird nicht nur durch die Dämmerung, sondern auch durch den damit parallel einhergehenden Rückgang der Außentemperatur gesteuert. Ein Sprichwort lautet: »Den Kopf halt kühl, die Füß halt warm, das macht den Onkel Doktor arm.« Das würde ich unterschreiben. Warme Socken, ein warmes Fußbad vor dem Schlafengehen, Wärmflaschen etc. sind zwar nicht erotisch, aber exzellente Schlafmacher, genauso wie ein kühles Kopfkissen. Hierzu können Sie einfach ein paar Kühl-Akkus vor dem Schlafengehen kurz auf das Kissen legen.

8. Ruhe

Die Stille ist ein Geräusch, ein schönes sogar. Lassen Sie sich durch tickende Wecker, gurgelnde Wasserleitungen, trommelnde Waschmaschinen, laute Straßen, schnarchende Hunde oder Partner nicht zur Verzweiflung bringen. Bleiben Sie gelassen und versuchen Sie, sich selbst zu entspannen und immer wieder aufs Neue eine möglichst ruhige Schlafatmosphäre zu schaffen. Hilfreich sind auch Ohrstöpsel, die es in verschiedensten Varianten gibt und an die man sich mit etwas Zeit und Geduld sehr gut gewöhnen kann.

9. Betthygiene

Sorgen Sie für eine Matratze, die zu Ihren Bedürfnissen passt (optimal metall- und allergenfrei), ein passendes Kissen (optimal rechteckige Kissen, bei denen die Schultern gut auf der Matratze aufliegen), frisches Bettzeug (optimal alle zwei Wochen die Bezüge wechseln) und bei Bedarf für einen Milbenschutzbezug für Ihr Bettzeug (ein sogenanntes Encasing). Zu alte Matratzen sollten Sie entsorgen. Falls Sie sich ein neues Bett anschaffen, wählen Sie bevorzugt Materialien aus Holz (zum Beispiel aus Eiche oder Zirbe). Um unbemerkten Schimmelbefall zu verhindern, sollte der Platz unter dem Bett frei gehalten sein. So wird die Matratze optimal auch von unten gelüftet.

10. Stimulanzien adieu!

Meiden Sie starke Stimulanzien wie Kaffee, grünen oder schwarzen Tee, Cola, Energydrinks etc. Das gilt auch für den Verzehr von dunklen Schokoladensorten mit hohem Theobromingehalt (wirkt bei manchen Menschen aufputschend). Problem: Die Halbwertzeit von Koffein liegt bei circa fünf bis sieben Stunden, es dauert also sehr lange, bis es komplett im Körper abgebaut ist. Nach einer Tasse Kaffee fällt manchen Menschen deswegen das Einschlafen schwer. Nur wenige erahnen dabei die tatsächliche Ursache für das Problem. Wichtig: Bitte bedenken Sie, dass entkoffeinierter Kaffee nicht zwingend koffeinfrei heißt. Eine Tasse entkoffeinierter Kaffee enthält etwa 10 bis 30 Prozent der Koffeindosis einer normalen Tasse Kaffee, das ist nicht wenig. Aber auch Nikotin und intensive Bewegung in den späten Abendstunden haben eine anregende Wirkung. Bewegen Sie sich täglich, aber treiben Sie keinen Sport später als drei Stunden vor dem Zubettgehen.

11. Essen und Trinken für gesunden Schlaf
Ein leichtes Abendessen, etwa zwei bis vier Stunden vor der Schlafenszeit ist perfekt. Verzichten Sie auf zu üppige Mahlzeiten und auf Rohkost, da diese schwer verdaulich ist und die Schlafqualität mindern kann (siehe Teil 2, Kapitel: *Der richtige Rhythmus*). Trinken Sie vor oder nach dem Abendessen, am besten davor. Achten Sie darauf, nicht erst abends genug zu trinken, eventuell fragmentiert das Ihren Schlaf: Sie wachen auf, weil Sie auf die Toilette müssen. Halten Sie Maß mit Alkohol, und achten Sie darauf, dass ein Gläschen in Ehren am Abend nicht zur Regel wird. Zwar wirkt Alkohol auf den ersten Schluck entspannend. Er erleichtert das Einschlafen, allerdings unterdrückt er den erholsamen Tiefschlaf und beeinträchtigt die Atmung durch Erschlaffung der Muskeln, was zu Schnarchen, Schlafapnoe und Energiemangel am nächsten Tag führen kann.[183] Zudem wachen viele Menschen auf, wenn die Wirkung des Alkohols nachlässt. Weniger ist also auch in diesem Fall mehr.

12. Abendrituale
Geben Sie sich etwas Zeit zum Runterfahren. Rituale geben uns Halt und Struktur. Verpflichten Sie sich deshalb abends zu einem festen Ritual der Entspannung: Musikhören, Lesen, Puzzeln, Stricken, Meditieren, warme Fußbäder, Duschen oder Vollbäder mit entspannenden Badezusätzen –

was gut zu Ihnen passt. Auch das Trinken einer simplen Tasse Tee mit schlafördernden Naturheilmitteln ist ein exzellentes Abendritual. Bewährt haben sich dabei Mischungen aus Baldrian, Hopfen, Melisse, Passionsblume und Lavendelblüten.[184]

Wenn wir die Natur unseres eigenen Rhythmus besser verstehen und den Alltag etwas mehr danach ausrichten, stoßen wir die Tür zu einem neuen Energielevel auf. Denn: Egal, ob Lerche oder Eule oder »Mischvogel«, wir alle können mehr Energie, Vitalität und Gesundheit erreichen, indem wir anfangen, unseren Rhythmus zu respektieren und unsere Ressourcen, egal, wie groß oder klein sie ausfallen mögen, über den gesamten Tag zu verteilen. Perfekt wäre, nur noch zu essen, wenn wir Hunger haben, zu trinken, wenn wir durstig sind, zu schlafen oder etwas auszuruhen, wenn wir müde werden. Zusätzlich sollten wir uns genug Bewegung gönnen, um abends gesund müde ins Bett zu fallen und am nächsten Morgen munter und frisch aufzuwachen. Unterschätzen Sie nicht die Kraft der kleinen Schritte, mit denen Sie beim Lesen dieser Seiten bereits unbewusst oder bewusst anfangen. Viele kleine Veränderungen machen in der Summe einen riesigen Unterschied. Vergessen Sie nie die immense Bedeutung des Rhythmus für Ihr Leben und Ihren Energielevel.

DIE **KRAFT** DER **ERNÄHRUNG**

Eure Nahrungsmittel sollen eure Heilmittel sein.

nach Hippokrates von Kos

Bevor wir uns der faszinierenden Heilkraft der Ernährung widmen, lohnt es sich, kurz zurückzuschauen und *Energiemacher* und *Energieräuber* unter die Lupe zu nehmen. Was, wann und wie wir essen, entscheidet maßgeblich, ob wir energiegeladen oder dauermüde sind. Wenn Sie wissen, welche Ernährung Ihnen Energie und Gesundheit schenkt und welche Sie ausbremst, ist viel gewonnen. Im folgenden Kapitel lernen Sie den Stand der Forschung kennen und die Grundzüge einer antientzündlichen, darmgesunden Ernährung meiner Heilmethode, die auf *zeitlos* gesunde Lebensmittel setzt.

ENERGIERÄUBER: GLUTEN, MILCH, ZUCKER UND TRANSFETTE

Leider haben Energiemangel, ein schwaches Immunsystem oder das Ausbrüten von chronischen Krankheiten potenziell mit dem übermäßigen Verzehr von raffiniertem Weißmehl mit Gluten, Milch und Milchprodukten, Zucker und Zuckerersatz sowie ranzigen Fetten oder Transfetten aus der Bratpfanne oder Fertigprodukten zu tun. Meiden Sie deshalb solche Energieräuber, zumindest für kurze Zeit (siehe Teil 3: *30-Tage-ENERGY!-Programm*). So können Sie Unverträglichkeiten wirkungsvoll und kostenfrei demaskieren, und Ihr Energielevel wird beachtlich in die Höhe klettern. Lassen Sie uns in die Details eintauchen.

Gluten

Das Eiweiß Gluten findet sich in Getreide wie Weizen, Emmer, Kamut, Dinkel, Roggen, Gerste und Grünkern. Der Mensch kann es nicht vollständig verdauen. Das betrifft leider auch die glutenhaltigen Bio-Produkte. Gluten ist nicht per se schlecht. Ab und zu in moderaten Mengen verzehrt, ist glutenhaltiges Getreide für die meisten Menschen sehr gut verträglich, aber ohne besonderen Nährwert oder gesundheitlichen Nutzen. Die Mehrheit der Menschen scheidet Gluten komplett unverdaut wieder aus und bleibt ohne Symptome. Aber: Gluten führt auch beim putzmunteren, gesunden Menschen für wenige Stunden zu einer erhöhten Durchlässigkeit der Darmschleimhaut.[185] Zwar erholt sich eine gesunde Schleimhaut des Darms in der Regel binnen einiger Tage, aber ein wiederholter und lange Zeit anhaltender Glutenreiz kann mit anderen Co-Faktoren – zum Beispiel Antibiotika- oder Medikamenteneinnahme oder Stress – eine gestörte Darmschleimhautbarriere, das »Leaky-Gut-Syndrom« begünstigen. So küsst zu viel Gluten potenziell Nahrungsmittelintoleranzen, Autoimmunkrankheiten und chronischen Energiemangel wach[186]. Das Glutenproblem scheint sich zu verschärfen, auch weil es sich in viele Nahrungsmittel eingeschlichen hat und der Glutengehalt im Getreide in den letzten Jahren angewachsen ist. Ich mache Ihnen nichts vor: Am Anfang kann es eine echte Herausforderung sein, glutenfrei zu essen. Gluten versteckt sich in Frühstückscerealien, Sandwiches, Snacks, Saucen, Bindemitteln und als Stabilisator in vielen Fertigprodukten. Dank des Weizenanbaus konnte weltweit das Hungerproblem abgemildert werden. Dafür bin ich dankbar, denn die Diskussion um die Frage »Was esse ich heute?« ist ja eine echte Luxusdebatte. Aber wissenschaftlich betrachtet liegt Getreide als Makro- und Mikronährstoff- wie als Ballaststofflieferant etwas abgeschlagen hinter Gemüse, Salat und Obst. In den Industrienationen werden trotz massenhaftem Verzehr von Getreide nur schlappe 15 Gramm Ballaststoffe pro Tag aufgenommen.[187] Die chinesische Küche, die ich auch wegen der immensen Vielfalt an ballaststoffreichen Gemüsesorten schätze (Glutamat-Zusätze ausgeklammert), macht vor, wie man mit weniger glutenhaltigen Nahrungsmitteln fein schmeckende Gerichte zaubert. Dazu gibt es als Beilage meist glutenfreien Reis, der leider einen stärkeren Blutzuckerreiz hat. Die Devise ist auch hier: mehr Gemüse, weniger Reis. Es lohnt sich immer, die Ernährung im Alltag mehr zu hinterfragen.

Glutenhaltige Produkte liefern uns etwa als Croissant zwar ein genussvolles Geschmackserlebnis, aber ihr oft viel zu starker Blutzuckerreiz bei Produkten aus raffiniertem Weißmehl ist von Nachteil. Es lohnt sich auch deshalb, bei chronischem Energiemangel versuchsweise umzusteigen (siehe Teil 3: *30-Tage-ENERGY!-Programm*). Auf glutenfreie Produkte wie Hirse, Buchweizen (der botanisch kein Weizen, sondern ein Knöterichgewächs ist) oder Pseudogetreide wie Amaranth oder Quinoa, auf Nüsse, Samen und die daraus gewonnenen Mehlsorten etc. zu setzen ist sogar einfach (siehe Teil 2, Kapitel: *Die Kraft der Ernährung, Die ENERGY!-Lebensmittel*).

Noch eine Anmerkung zu Hafer: Von Natur aus enthält Hafer kein Gluten. Wenn Sie ihn allerdings als »normalen« Hafer einkaufen, finden sich darin oft Spuren von Gluten. Die Ursache dafür liegt in der Produktion, wenn etwa glutenhaltiges Getreide und glutenfreier Hafer auf demselben Fließband verarbeitet werden. Eine Studie des renommierten *New England Journal of Medicine* zeigte, dass nur zwei von zwölf Haferproben frei von Gluten sind.[188] Kaufen Sie daher Hafer, der als »glutenfrei« auf dem Etikett gekennzeichnet ist.

Wichtig: Man sollte allerdings nie naiv denken, dass glutenfrei automatisch »gesünder« ist. Glutenfreie Nahrung, zum Beispiel Fertigprodukte wie Kekse etc., sind oft mit Zucker und Zusatzstoffen beladen. Bei einer gluten- und vor allem weizenfreien Ernährung ist die ausreichende Nährstoffzufuhr enorm wichtig, um den Körper mit Eisen und lebenswichtigen, energiespendenden B-Vitaminen optimal zu versorgen.

Milch und Milchprodukte

Leider birgt der Konsum von Milch und Milchprodukten (aus Kuhmilch, aber auch von Schaf und Ziege) für einige von uns Probleme: Die Laktoseintoleranz ist die bekannteste Empfindlichkeit gegenüber Milch und Milchprodukten. Bei einem Mangel an dem Verdauungsenzym Laktase, das normalerweise in ausreichenden Mengen in der gesunden Darmschleimhaut gebildet wird und den Milchzucker, die Laktose, aufspaltet, kommt es nach dem Verzehr von Milch- und Milchprodukten zu Symptomen wie Müdigkeit, Blähungen oder Durchfall. Problematisch ist auch ein immunologisch exquisiter »Agent provocateur«: das Kasein, das Protein aus Milch und Milchprodukten. Die Eiweißstruktur von Kuhmilch unterscheidet sich stark von der menschlichen Muttermilch, daher sind Kuhmilch und ihre Produkte für den Menschen schwer verdaulich.

Eine hohe Kasein-Belastung – über Milch und Milchprodukte sowie über die leider nicht nur bei Bodybuildern populären Molkeproteinshakes mit Süßstoffen – kann zu einer energieraubenden Immunreaktion führen. Das heißt, das Immunsystem reagiert ähnlich frustriert und überschießend wie auf Gluten mit einer Entzündung. Bei Veranlagung erhöhen Milch und Milchprodukte so das Risiko für Autoimmunkrankheiten.[189] Daher mein Rat: Lassen Sie sich auf das 30-Tage-ENERGY!-Programm ein und verzichten Sie für 14 Tage auf Gluten, Zucker(-ersatz) sowie Milch und Milchprodukte. Denn: Diese Nahrungsmittel werden leider von vielen Menschen, ohne dass diese es wissen, nicht gut vertragen. Ohne ein solches Vorgehen wird der Zusammenhang zwischen Energiemangel und dem Konsum von Gluten und Milch(-produkten) meist im Dunkeln bleiben.

Nicht nur Kuhmilch ist schwer verdaulich und potenziell problematisch. Ziegen- und Schafsmilch(-produkte) sind nur minimal besser für Sie zu verdauen. Nach einer interessanten Studie aus dem *Journal for Allergy and Clinical Immunology* sind tierische Milch(-produkte), die mehr als 62 Prozent dem menschlichen Gewebe ähneln, mit hoher Wahrscheinlichkeit nicht immunologisch problematisch beziehungsweise kein Allergen, das eine entzündliche, energiezehrende Immunantwort provoziert.[190] Immer beliebter werden pflanzliche Ersatzprodukte wie Reis-, Mandel-, Cashew-, Hanfsamen-, Nuss- oder Kokosmilch. Auf dieser Basis gibt es auch Joghurt, Kefir und Käse. Wichtig: Setzen Sie auf ungesüßte Varianten ohne Aromazusätze und, wenn möglich, auf Bio-Qualität. Das Problem bei den aromatisierten Produkten ist oft ein hoher Zuckeranteil: Sie können zwischen 12 und 20 Gramm (ca. 5 Teelöffel) Zucker pro Tasse in den Körper einschleusen. Um solche Zuckerbomben zu vermeiden, packen Sie fleißig Ihre Lupe aus, und lesen Sie die Etiketten mit Sorgfalt. Beachten Sie auch Hinweise auf Zusatzstoffe wie Carrageen (E 407).

Tipp: Pflanzliche Milch lässt sich schnell aus Kernen, Samen oder Nüssen mit etwas Zugabe von Wasser im Mixer kostengünstig selbst herstellen.

Und was ist mit Sojamilch und Sojaprodukten? Nun, ehrlich gesagt bin ich kein großer Fan von Soja, weil nicht nur Weizen, sondern auch Soja in Züchtungen stark verändert wurde und Sojaeiweiß ebenfalls schwer verdaulich ist. Deswegen kommt es durch den Verzehr von Soja potenziell zu Verdauungsproblemen und anderen Symptomen, vor allem bei Menschen mit Autoimmunkrankheiten. Aus meiner Erfahrung sind Menschen mit Erkrankungen der Schilddrüse (Hashimoto-Thyreoiditis) häufig betroffen.[191] Nicht wenige meiner Patienten bemerken nach dem Verzehr von Soja geschwollene Gelenke und fühlen sich »ausgeknockt«.

Aber: Jeder Mensch ist anders. Der Verzehr von Soja ist in moderatem Maß (das heißt ein- bis zweimal pro Woche, optimal in Form von fermentierten Sojaprodukten) vertretbar – außer Sie vertragen es nicht. Deswegen empfehle ich Ihnen im 30-Tage-ENERGY!-Programm, kurze Zeit auf Soja zu verzichten. Vielleicht zählt Soja sowieso nicht zu Ihren Favoriten; falls Sie es aber bisher gerne gegessen haben und gut vertragen, wählen Sie Bio-Produkte. Gesünder ist fermentiertes Soja wie Miso (eine Paste aus fermentierten Sojabohnen), Natto (fermentierte Sojabohnen) oder Tempeh (eine Art Kuchen aus fermentierten Sojabohnen) und traditionell hergestellte Sojasauce (Tamarisauce). Hierzulande sind solche Produkte anders als in Asien nicht sehr verbreitet. Dabei »löst« die Fermentation von Soja den Großteil der Probleme, die nicht-fermentierte Sojaprodukte bereiten. Fermentiertes Soja ist leichter verdaulich und hat einen geringeren Gehalt an Phytoöstrogenen, der pflanzlichen Form von Östrogenen. Diese werden mit der Bildung von Nierensteinen[192] und dem Entstehen von Erinnerungsdefiziten[193] bei älteren Menschen in Verbindung gebracht.

Zucker und künstliche Zuckerersatzstoffe

Zucker und Zuckerersatz tummeln sich in der »modernen« Ernährung zuhauf: Die meisten industriell verarbeiteten Lebensmittel wie Frühstückscerealien, Kekse, Cracker, Süßigkeiten, Muffins, Donuts, Fertigsaucen, Eiscreme, Eiweißriegel oder Shakes strotzen vor Zucker oder Zuckerersatz, die in zu großen Mengen nachweislich den Energielevel senken und der Gesundheit schaden. Auch viele Getränke sind riesige Zuckerbomben: Limonaden, Cola, Fruchtsäfte, Energydrinks und gezuckerte Milch(-ersatzgetränke). Leider zählen auch alkoholische Getränke zu Zucker in flüssiger Variante. Durchschnittlich werden in den Industrienationen pro Kopf etwa 22 Teelöffel an Zucker pro Tag verknuspert, geschleckt oder geschlürft.[194] Zu viel Zucker verursacht nicht nur Karies bei Kindern, zu viel Zucker lässt schädliche Zuckermoleküle entstehen, die sogenannten AGEs (Advanced Glycation Endproducts), die sich an körpereigene Proteine andocken und sie beschädigen. Dieser Prozess gilt seit langem als Auslöser für Energiemangel, Alterung und Krankheit.[195] Die Liste der sonstigen schädigenden Einflüsse ist lang.[196]
Zu viel Zucker:

- stört die Resorption von Mineralien wie Calcium, Magnesium und Chrom. Das schnitzt die Belastungstoleranz klein (Magnesiummangel), destabilisiert den Blutzucker (Chrommangel) und macht Knochen »morsch« (Calciummangel).[197]
- vernichtet gesund und schlank machende »gute« Darmbakterien – das gilt vor allem für Zuckerersatz (Aspartam, Acesulfam, Saccharin, Sucralose etc.). Eine gestörte Darmflora fördert Energiemangel, Übergewicht, schwächt die Immunabwehr und begünstigt das Wachstum von Krebszellen.[198]
- stört den Prozess der Autophagie (»Müllabfuhr«) in den Körperzellen.[199]
- fördert Nahrungsmittelintoleranzen, z. B. Histaminunverträglichkeit, die unter anderem müde machen.[200]
- schädigt die Funktion der lebenswichtigen Enzyme und bedingt Zellschäden durch oxidativen Stress (Mitochondriopathie).[201]

- führt zu stillen Entzündungen, die Energiemangel und Krankheiten auslösen: Herzinfarkt, Schlaganfall, Diabetes mellitus, Demenz, Übergewicht, Krebs, Anstieg der Blutfette (des schädlichen oxidierten LDL-Cholesterins und der Triglyceride).[202]
- fördert das Risiko für Migräne[203], Gicht, Nebennierenschwäche und Autoimmunkrankheiten.[204]

Besonders problematisch sind Süßstoffe. Sie liefern zwar keine Kalorien, pushen den Blutzuckerspiegel aber stärker als Zucker. Deswegen sind der Heißhunger (»ich bin schon ganz zittrig vor Hunger«) und Energieabstürze nach dem Verzehr von Zuckerersatz ausgeprägter.[205] Zudem stimuliert Süßstoff das ungehemmte Wachstum von krank und dick machenden Darmbakterien.[206]

Für Ihren Alltag gilt: Je *höher* der Blutzuckerreiz aus der Nahrung ist, umso stärker fällt die Insulinantwort (das blutzuckersenkende Hormon der Bauchspeicheldrüse) aus und umso mehr rutschen Sie in eine Hypoglykämie (*hypo* = unter), einen Unterzucker – und umso heftiger verspüren Sie oft einen Energieabfall. Nicht wenige von Ihnen sind deshalb auch gereizt, muffelig oder unkonzentriert. Meist verführt dieser unvermutete, plötzliche Energieabsturz und/oder emotionale Aussetzer zum nächsten Griff zu zucker- und kohlenhydratdichter Nahrung, die blitzschnell das Energieniveau nach oben korrigiert und die Laune anhebt. Aber das vermeintlich süße Glück währt nur kurz. Je *öfter* Sie einen Blutzuckerreiz setzen, umso mehr stumpfen die sensiblen Insulinrezeptoren an der Oberfläche Ihrer Zellen ab. Sie ertrinken in der »Insulinflut« und werden mit der Zeit resistent (Insulinresistenz), das heißt, sie »hören« das laute Anklopfen des Insulins an die Zelltür nicht mehr. Dann braucht Ihr Körper immer mehr Insulin, um den Blutzucker zu senken. Schwirren zu viel Zucker und Insulin auf einmal durch Ihren Körper, sorgen Stresshormone dafür, dass überschüssiger Zucker als Fett gespeichert wird. In der Folge wird Körperfett, das man leider nicht schnell loswird, im Bauch eingelagert. Diese neue »Bauchfett-Entzündungsfabrik« feuert entzündliche Botenstoffe (Adipokine) in das Blut ab – mit den bekanntlich negativen Folgen der Entzündungsmaschinerie. Ein Teufelskreis, den Sie mit dem ENERGY!-Programm erfolgreich durchbrechen! Indem Sie sich auf die darmgesunde und antientzündliche Ernährung einlassen, können Sie das scheinbar endlos gierige »Zuckermonster« in Ihnen endgültig, aber liebevoll verabschieden. Clever ausgewählte Lebensmittel – mit geringem Blutzuckerreiz – verhindern Blutzuckerschwankungen und den traurigen Absturz Ihres Energielevels.

Transfette

Hochproblematisch für Ihre Gesundheit und Leistungsstärke sind die gefürchteten Transfettsäuren aus industrieller Fertigung. Diese mehrfach ungesättigten Fettsäuren sind deswegen so schädlich, da sie der Körper strukturell nicht von gesundheitsförderlichen Fettsäuren unterscheiden kann. Irrtümlich baut er deshalb die aus der Nahrung aufgenommenen Transfette in die Zellmembranen der Körperzellen ein. Haben sich die Transfette in den Zellen breitgemacht, stören sie den Zellstoffwechsel und die lebendige Kommunikation, das endlose »Schnattern« Ihrer Zellen untereinander. Unter diesem Transfett-Chaos im zellulären Gefüge leidet der gesamte Organismus.[207]

Die meisten Menschen denken bei Transfetten an Fertigprodukte wie Chips, frittiertes Essen wie Pommes frites, Kekse, Donuts oder Billigmargarinen. »Solchen ungesunden Schnickschnack habe ich gar nicht zu Hause«, murmeln wahrscheinlich nicht wenige. Leider ist nicht jedem bewusst, wie leicht man sich hochtoxische Transfette in der Bratpfanne anzüchtet. Das geht recht flott: etwa beim unachtsamen Hantieren mit Ölen, die nicht hoch erhitzbar sind. Deswegen empfehle ich zum Braten ausdrücklich nur Fette und Öle, die höher erhitzbar sind. Heute weiß man, dass bei zu starkem Erhitzen schädliche Nebenprodukte entstehen können: gefährliche sekundäre Oxidationsprodukte. Diese sind enorm gesundheitsschädlich. Dabei bestimmt die Zusammensetzung der Fettsäuren die Stabilität des Öls beim Erhitzen.[208] Das heißt: Die Wahl der Fette zum Braten und Erhitzen entscheidet auch über Ihre Gesundheit und Lebensenergie. Wie Sie gesünder braten, verrate ich Ihnen in *Gesunder Ölwechsel in der Küche*[209] im Verlauf dieses Kapitels.

ENERGIEBRINGER ENERGY!-ERNÄHRUNG

Man kann es nicht oft genug wiederholen: *Was* wir essen, *wie* und *wie oft* wir essen und *wann* wir essen, hat Einfluss auf Energieniveau und Gesundheit. Denn: Lebensmittel sind Bausteine der kleinsten Einheiten unserer Zellen und Treibstoff der Lebensenergie.

Es braucht deshalb eine clevere Ernährungsstrategie,

- die auf nährstoffdichte, antientzündliche und darmgesunde Lebensmittel setzt,
- die energieraubende Nahrungsmittel meidet,
- die den Blutzucker konstant hält und müde machende Insulinreize verhindert,
- die einfache und genussvolle Mahlzeiten ermöglicht und Spaß macht.

Eine solche Ernährungsweise umzusetzen und so neue Kraft zu schöpfen ist nicht umständlich. Im Folgenden habe ich die Grundregeln der gesunden Ernährung zusammengefasst.

7 Grundregeln der gesunden Ernährung

1. Setzen Sie auf möglichst naturbelassene Lebensmittel aus nachhaltiger Produktion. Meiden Sie Transfette, Zucker, Süßstoffe und Zusatzstoffe wie Zitronensäure oder Carageen (E 407), das die Darmschleimhaut entzündlich verändern kann. Je naturbelassener, »ehrlicher« ein Lebensmittel, desto besser!
2. Genießen Sie Ihre Mahlzeiten bei »ehrlichem Hunger«. Essen Sie *nie* aus versteckten Gefühlen. Missbrauchen Sie Essen nie als Trostpflaster.
3. Kauen Sie, bis ein Brei im Mund entsteht.
4. Genießen Sie Ihr Essen in Ruhe. Legen Sie oft die Gabel beiseite. Hören Sie vor dem »Ich-bin-satt-Gefühl« mit dem Essen auf.
5. Trinken Sie *vor* oder *zwischen* den Mahlzeiten. Hören Sie auf Ihr »ehrliches« Durstgefühl.

6. Bewährt hat sich das Zwei-bis-drei-Mahlzeiten-Prinzip. Gönnen Sie sich Zwischenmahlzeiten nur bei Hunger. Denn jede Mahlzeit setzt einen Blutzuckerreiz, jede Mahlzeit provoziert eine winzige Entzündung im Körper, die sogenannte postprandiale Entzündung[210], die normalerweise rasch abklingt. Setzen Sie, wenn nötig, auf Notfallsnacks mit geringem Blutzuckerreiz wie eine Handvoll Nüsse, Mandeln, Samen oder Kerne.
7. Halten Sie eine Essenspause über Nacht ein, optimal sind mindestens 12 Stunden bei der Frau und 13 Stunden beim Mann. So wird die Autophagie, die zelleigene Müllabfuhr, aktiviert. Machen Sie das Frühstück zum »Spätstück«. Den optimalen Start in den Tag bieten zum Beispiel das präventiv und heilend wirkende Doc-Fleck-Frühstück oder ein grüner Smoothie (siehe Teil 3: *30-Tage-ENERGY!-Programm*).

Was wir essen sollten, um neue Energie zu gewinnen

Jetzt heißt es endlich: Leinen los für Ihre ENERGY!-Ernährung, die sich keiner Modediät unterwirft, lästiges, veraltetes Kalorienzählen hinter sich lässt und genussvolles, gesundes Essen einfach macht. Mit dem ausgeklügelten ENERGY!-Plan profitieren Ihr Energieniveau und Ihre gesamte Gesundheit.

Die Basis der Ernährung

Hauptdarsteller auf Ihrem Speiseplan ist eine pflanzenbetonte Kost mit viel Gemüse. G-E-M-Ü-S-E! Ja, denn mehr makro- und mikronährstoff- und wasserreiches sowie sättigendes Grünzeug bedeutet nicht langweilige Öde auf dem Teller. Dazu gesellen sich fein schmeckende Salate, antientzündliche Kräuter und Gewürze, zuckerarmes Obst, gesunde Fette und Öle sowie hochwertige Eiweiße in gesundem Maß (d. h. etwa eine Handtellergröße pro Mahlzeit), wie Nüsse, Mandeln, Samen, Pilze, Bio-Eier, etwas Fleisch oder Fisch aus nachhaltigen Quellen – wenn Sie mögen. Auch etwas Kohlenhydrate sind in Ordnung. Der aktive Mensch kann sich durchaus mehr Kohlenhydrate gönnen als der »Noch-Sofa-

Surfer«. Doch ich hoffe, dass dieses Buch nicht nur die Freude an energiespendender Ernährung, sondern auch bei eingefleischten Bewegungsmuffeln den Spaß an Bewegung wachkitzelt. Lieber später als nie!

Energie-Macher: Makro- und Mikronährstoffe aus Grünzeug

Einen besonderen Platz auf dem ENERGY!-Teller haben sich dunkelgrüne Nahrungsmittel aus Pflanzen verdient. Sie zählen zu den wertvollsten Lebensmitteln, die Mutter Erde uns bietet.[211] Der grüne Pflanzenfarbstoff *Chlorophyll* ist vollgetankt mit der Energie des Sonnenlichts und stärkt so den Energiehaushalt. Chlorophyll ähnelt der Struktur Ihres roten Blutfarbstoffs und Trägers von Sauerstoff, des Hämoglobins. Chlorophyll aus der Nahrung beschleunigt die Regeneration Ihrer roten Blutkörperchen.[212] Es fördert also Ihr Energieniveau, indem es dem Sauerstofftransport im Körper unter die Arme greift. Grüne Blattgemüse und Salate liefern zudem eine hohe Dichte an lebenswichtigen Mineralien wie Ma-

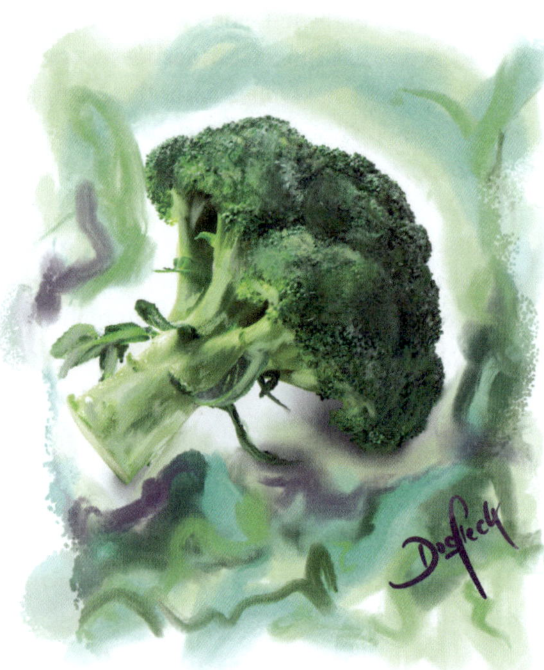

Grüne Gemüse und Salate sind perfekte Lebensmittel für die Gesundheit und einen hohen Energielevel.

gnesium und Kalium. Eltern und Großeltern, die uns in Kindertagen das ein oder andere Blatt grünes Gemüse liebevoll in den Mund zu schieben versuchten und auf heftigste Gegenwehr stießen, meinten es nur gut mit uns, und sie hatten recht. Für das ENERGY!-Programm eignen sich besonders folgende Lebensmittel:

- Kohlgemüse (Brokkoli, Grünkohl, Rosenkohl), Mangold, Pak Choi, grüne Bohnen, Spinat, Feldsalat, Rucola, Kopfsalat etc.
- Kräuter: z. B. Basilikum, Petersilie, Koriander, Rosmarin, Thymian, Majoran
- Meeresgemüse: Algen, z. B. Kelp, Arame-Algen, Lappentang

Rohkost

Einen weiteren Ehrenplatz auf Ihrem Teller hat sich Rohkost (z. B. als Salat oder Smoothie) verdient. Rohkost hat einen hohen Anteil an Wasser, Ballast- und Nährstoffen und liefert reichlich Enzyme, die Verdauung und Stoffwechsel unterstützen. Enzyme beschleunigen alle Heilprozesse im Körper und sind empfindlich gegen den Einfluss von Hitze. Probieren Sie deshalb, etwas Rohkost zu essen, bis in den Nachmittag hinein. Auch ein Smoothie will gekaut werden! Grüne Smoothies oder frisch gepresste Gemüsesäfte bieten »Ich-esse-nicht-gerne-Gemüse-Menschen« die Chance, den Speiseplan aufzuwerten. Nicht für jeden ist Rohkost geeignet. Hören Sie auf Ihren Körper. Sie wissen bereits: Ihr Körper lügt nie.

Energiebringer de luxe: gesunde Fette und Öle

Fett wurde leider zu Unrecht verteufelt, dabei ist es nach Stand der Forschung in der optimalen Dosis und Qualität ein exzellenter Treibstoff für Ihre Körperzellen. Und: Gutes Fett sorgt nicht nur für Gesundheit, sondern auch für Geschmack. Es liefert wichtige Vitamine (fettlösliche Vitamine E, D, K, A) und sorgt für ein wohliges Gefühl der Sättigung. Fette sind zwar kalorientechnisch die Schwergewichte unter den Nährstoffen, aber Fette, Kohlenhydrate und Eiweiße werden unabhängig von ihren Kalorien unterschiedlich im Körper verarbeitet und gebraucht. So sind Fette und Eiweiße als lebensnotwendige Nährstoffe etwa für die gesunde Funktion der Zellmembran oder die Neubildung von Botenstoffen und

Hormonen zuständig. Kohlenhydrate kann sich der Körper aus Eiweiß und Fett selbst bilden. Noch immer wandert der Blick vieler Menschen auf die Kalorienzahl alleine. Dabei hat sich das sklavische Kalorienzählen als Milchmädchenrechnung erwiesen. Denn: Nicht die Kalorienbilanz, sondern die *Auswahl* der Lebensmittel mit geringem Blutzuckerreiz ist ausschlaggebend für einen hohen Energielevel und ein gesundes Körpergewicht. Deswegen sind gute Fette, wenn wir sie mit ballaststoffreichem Gemüse, Salaten und Eiweiß kombinieren statt mit zu viel Nudeln, Reis, Brot, Kartoffeln oder Mais, keine Dickmacher, sondern Schlank- und Gesundmacher.[213]

Bei den Fetten bin ich zugegeben streng. Es geht nicht um Fett an sich, sondern um die *Qualität* der moderat eingesetzten Fette und die Art und Weise, wie Sie mit ihnen umgehen. All das entscheidet über den gesundheitlichen Zustand Ihrer Zellen und damit über Ihre Vitalität. Auf den Punkt gebracht: Wir altern nicht, wir werden *ranzig* und in der Folge energielos. Wenn Sie sich allerdings auf die immense Heilkraft gesunder Fette einlassen, erreichen Sie eine neue Ebene von Vitalität, Lebensqualität und Energie.

Aber was ist ein »gutes Fett«? Lassen Sie uns das kurz rekapitulieren. Fette – außer den tristen Trojanern, den Transfett-Ganoven – sind mittlerweile rehabilitiert. Alle Fette, ob gesättigte oder einfach und mehrfach ungesättigte Fettsäuren, haben ihre Berechtigung auf Ihrem Teller, in gesundem Maß und guter Qualität, versteht sich. Selbst die lang geschmähten gesättigten Fette gelten nicht mehr als schädlich, etwa für das Herz-Kreislauf-System.[214] Entscheidend für Ihre Gesundheit ist das *Verhältnis der Fettsäuren* zueinander. Wichtig ist die optimale Balance der mehrfach ungesättigten Omega-3- und Omega-6-Fettsäuren. Omega-3 wirkt antientzündlich, gefäßschützend und ist ein gefragter Energie-Macher.[215] Die meisten Menschen haben einen eklatanten Mangel. Wie kommt es dazu? Nun, eine Ernährungsweise mit regelmäßigem Konsum von zu viel Getreide oder Fertigprodukten, minderwertigen, raffinierten und/oder Omega-6-reichen Ölen (z. B. Distelöl oder Maiskeimöl) wirbelt die Balance der Omega-Fette zugunsten der entzündungsfördernden Omega-6-Fette durcheinander.

Gesunder Ölwechsel in der Küche

Die Schieflage der Fettsäuren-Balance im Körper lässt sich leicht ausbalancieren. Gönnen Sie sich dazu einen »Ölwechsel« in der Küche. Vielleicht haben Sie diese erstaunliche körperliche wie seelische Erfahrung noch vor sich, die meine Patienten bereits gemacht haben: Innerhalb kurzer Zeit werden sich Ihr Energielevel, Wohlbefinden und Ihre Laune verbessern. Die Erklärung ist simpel: Da sich gutes Fett in *alle* Körperzellen einbaut, renoviert sich Ihr gesamter Körper, Tag für Tag, ohne großen Aufwand. Und da hochwertiges Omega-3-Fett, regelmäßig und in ausreichenden Dosierungen verzehrt, nicht nur Entzündungen hemmt, sondern Ängste und Depressionen lindern kann, ist das ein mehr als lohnenswerter Ansatz.[216] Hier stelle ich Ihnen die besten Tipps für Ihren erfolgreichen Ölwechsel vor. Denn Wissen ist gut, aber angewandtes Wissen ist das Beste!

- Um die bestmögliche Omega-Balance zu erreichen, reduzieren Sie den Einsatz von Pflanzenölen, die reich an Omega-6 sind (Distel-, Maiskeim-, Sonnenblumenöl), und von Fertigprodukten.
- Sorgen Sie für eine tägliche Zufuhr von Omega-3-Fett. Quellen sind zum Beispiel Leinöl, Walnuss- und Hanföl, fetter Fisch wie Wildlachs oder Hering aus nachhaltigem Fang. Clever, nicht nur für Vegetarier und Veganer, ist der Einsatz von Algenölen, zum Beispiel als Bio-Leinöl mit Zusatz von langkettigen Omega-3-Fettsäuren – DHA (Docosahexansäure) und EPA (Eicosapentaensäure) –, die aus nachzüchtbaren Bio-Algen gewonnen werden. Geeignet sind zudem hochwertige Algenöle mit Beimischung von Weizenkeimöl, da das Vitamin E aus Weizenkeimöl die gefährliche Oxidation der Omega-3-Fette verhindert.
- Allein die Schlagworte »Pflanzenöl« und »Omega-3« sind kein Garant für positive Effekte. Lesen Sie die Etiketten und suchen Sie nach Hinweisen wie »unter Ausschluss von Licht, Hitze und Sauerstoff gepresst« oder »Omega-safe«. Da Omega-3-Fette Mimosen sind, die leicht oxidieren und damit zu Entzündungsschleudern, statt zu Gesundmachern werden, ist nur bei solchen Produktionsverfahren weitgehend ausgeschlossen, dass das Öl während des Pressvorgangs Oxidationen durch-

leiden musste. Ein hochwertiges Öl beziehen Sie am besten frisch direkt vom Hersteller, wählen Sie zudem eins mit kurzer Haltbarkeit. Auch geschmacklich lässt sich die Qualität prüfen: Ein hochwertiges Leinöl/Algenöl schmeckt nussig-mild, nie bitter.

- Peppen Sie Ihre Mahlzeiten auf mit Nüssen, Mandeln, Kernen und Samen, nach Vorliebe und Verträglichkeit. So tanken Sie nicht nur gutes Fett, sondern auch hochwertiges Eiweiß und Ballaststoffe.
- Achten Sie auf den gesunden Umgang mit Ihrer Bratpfanne! Sie müssen sie nicht in Elbe, Spree, Isar, Main, Rhein, Neckar oder Saar werfen, aber Sie sollten wachsamer sein. Öle mit vielen gesättigten Fettsäuren, wie zum Beispiel Kokosfett oder Ghee, sind bei hohen Temperaturen stabiler. Rapsöl ist, falls Sie es geschmacklich mögen, für die kalte Küche geeignet.[217] Es enthält im Vergleich zu Leinöl (57 Prozent) nur sehr wenige, aber immerhin noch 9 Prozent der extrem hitzeempfindlichen Omega-3-Fette. Olivenöl, mit dem Zusatz »extra vergine« ist nach neuen Studien zum höheren Erhitzen geeignet.[218]
- Als geschmacklich und gesundheitlich wertvolles Universalöl in der Küche hat sich deshalb nach neuestem Stand natives Olivenöl extra vergine bewährt.[219]
- Verbannen Sie raffinierte Pflanzenöle, die hochverarbeitet sind, und Transfette aus Fertigprodukten oder Frittiertem. Als erfahrener Detektiv erkennen Sie die trojanischen »Killerfette« auf dem Etikett. Zu vermeiden sind: teilweise gehärtete Fette, gehärtete Fette und pflanzliche Fette, die partiell hydrogeniert sind.

Die ENERGY!-Lebensmittel

Die folgenden Tabellen geben Ihnen eine Übersicht über die besten ENERGY!-Lebensmittel. Ich hoffe, diese Liste macht auch Ihnen Lust auf gesunden Genuss. Für Menschen mit Mastzellaktivierungssyndrom/Histaminintoleranz (HIT) und meine vegan oder vegetarisch lebenden Leser bin ich noch tiefer getaucht, entsprechend »verfeinerte« Empfehlungen finden Sie auf den nachfolgenden Seiten und im Kapitel *Vegetarische und vegane Ernährung – ein Update.*

GEMÜSE

- **Mindestens 300 Gramm täglich**
- Möglichst farbintensiv und dunkelgrüne Sorten
- Möglichst roh oder knapp gegart, gedünstet oder gebacken (nicht frittiert)
- Möglichst regional, saisonal

ENERGY!-Tipp Möglichst Bio-Qualität bei Gurken, Rucola, Salat, Sellerie, Spinat.

Geeignete ENERGY!-Lebensmittel

Vorzugsweise: *Bittergemüse und Salate*

- Artischocken, Blumenkohl, Brokkoli, Chicorée, Chinakohl, Endivien, Grünkohl, Bittergurke, Fenchel, Knollensellerie, Löwenzahn, Puntarelle, Radicchio, Rosenkohl, Rote Bete, Rotkohl, Rucola, Schwarzkohl, Schwarzwurzel, Spargel, Spitzkohl, Steckrübe, Treviso, Weißkohl
- Zwiebel, Frühlingszwiebel, Lauch/Porree, Knoblauch

ENERGY!-Tipp Bitterstoffreiche Lebensmittel: hemmen Heißhunger, fördern die Verdauung durch Anregung des Gallenflusses und wirken probiotisch als perfekter Dünger für die gesund und schlank machenden »guten« Darmbakterien.

Passen immer: *Alle anderen Gemüse- und Salatsorten*

- Austernpilze, Blattspinat, Champignons, Gurke, Ingwer, Karotten, Kohlrabi, Kräutersaitlinge, Mangold, Oliven, Pak Choi, Pastinaken, Petersilienwurzeln, Radieschen, Rettich, Stangensellerie, Topinambur, Zucchini

Nach individueller Verträglichkeit (in moderaten Mengen):
Frische Hülsenfrüchte: Bohnen, frische Erbsen, Zuckerschoten
Stärkereiche Gemüsesorten

- Süßkartoffeln, Kürbis
- Zwiebeln, Frühlingszwiebeln, Lauch/Porree

Nicht oder weniger geeignete Lebensmittel

- Dosengemüse

Nach individueller Verträglichkeit: *Nachtschattengewächse*

- Tomaten, Paprika (vor allem Haut schwer verdaulich), Auberginen, Kartoffeln

Nach individueller Verträglichkeit: *Getrocknete Hülsenfrüchte*
- Linsen, Bohnen, Erbsen, Kichererbsen
- (geeignet aber sind Nudeln aus den entsprechenden fein gemahlenen Mehlen, z. B. Linsen-, Erbsen-, Kichererbsennudeln)

ENERGY!-Tipp Manchmal werden Nachtschattengewächse und getrocknete Hülsenfrüchte nicht gut vertragen, daher langsam einbauen.

OBST 220

- Nach individueller Verträglichkeit
- **Optimal etwa 150 bis 200 g täglich**
- Möglichst regional, saisonal

ENERGY!-Tipp Möglichst Bio-Qualität bei Apfel, Erdbeere, Nektarine, Pfirsich und Weintrauben.

Geeignete ENERGY!-Lebensmittel

Bevorzugt: *Zuckerarmes Bitter-Obst*
- Boskoop-Apfel, Grapefruit, Kumquat, Pampelmuse, Pomelo, Quitten, Rhabarber, Stachelbeeren

Passen immer: *Weniger süßes Obst*
- Apfel, Aprikose, Avocado, Birne, Blaubeeren, Brombeeren, Clementine, Johannisbeeren, Limette, Orange, Papaya, Zitrone

In kleineren Mengen: *Zuckerreiches Obst*
- Vorzugsweise violettes Obst (Pflaume, Weintrauben, Zwetschgen), Ananas, Banane (nicht zu reif), Drachenfrucht, Feige, Kirsche, Kaki, Kiwi, Mango, Melone, Nektarine, Orange, Passionsfrucht, Pfirsich, Melone

Nicht oder weniger geeignete Lebensmittel

- Gezuckerte Obstkonserven

ENERGY!-Tipp In den ersten 2 Wochen weglassen, danach in kleinen Mengen: Trockenobst (z. B. Aprikosen, Bananen, Feigen, Datteln, Mango, Goji-Beeren, Rosinen).

KRÄUTER UND GEWÜRZE

Geeignete ENERGY!-Lebensmittel

Besonders geeignet: *Herb-bittere Kräuter und Gewürze*

- Beifuß, Bohnenkraut, Brunnenkresse, Löwenzahn, Lorbeer, Oregano, Rosmarin, Salbei, Thymian
- Bockshornklee, Ceylon-Zimt, Gewürznelke, Kümmel, Kurkuma, Muskatnuss, Piment, Safran
- Schwarzkümmel

Geeignete andere Sorten:

- Basilikum, Dill, Koriandergrün, Minze, Petersilie
- Anis, Cumin, Fenchel, Koriander, Paprika, Pfeffer, Pfefferbeeren, Vanille
- Schwarzer Pfeffer, Meersalz (ohne Rieselhilfen)
- Gomasio (Sesamgewürz)

Nicht oder weniger geeignete Lebensmittel

- Keine Einschränkungen. Individuelle Verträglichkeit beachten.

ENERGY!-Tipp Selbstverständlich können Sie frische Kräuter (z. B. Löwenzahn und Giersch aus dem Garten) und andere Gewürze optimal in Bio-Qualität nutzen.

GETREIDE

Geeignete ENERGY!-Lebensmittel

Glutenfreie Sorten

- Hirse, Braunhirse, Pfeilwurzelmehl, Kochbananenmehl, Süßkartoffelmehl, Mandel-, Kokos-, Hanf-, Nussmehl

Pseudogetreide

- Buchweizen, Amaranth, Quinoa etc., auch als gepuffte Variante sowie die entsprechenden Mehlsorten
- Reis- und Reismehl, Hafer (wichtig: nur mit Hinweis »glutenfrei«)

Nicht oder weniger geeignete Lebensmittel

Glutenhaltiges Getreide

- Weizen, Emmer, Kamut, Dinkel, Roggen, Gerste, Einkorn, Grünkern
- Hafer, der nicht als »glutenfrei« gekennzeichnet ist

ZUCKER UND SÜSSUNGSMITTEL

Geeignete ENERGY!-Lebensmittel

- Natürliche Fruchtsüße

Nicht oder weniger geeignete Lebensmittel

- Alle Zuckerarten, vor allem raffinierter Zucker, künstliche Süßstoffe (z. B. Aspartam, Acesulfam, Saccharin und Sucralose)

ENERGY!-Tipp Meiden Sie in den ersten 14 Tagen zunächst auch Honig, Sirup, Dicksäfte, Erythrit, Kokosblütenzucker, Stevia und Xylit (Birkenzucker), der schwer verdaulich ist. So entwöhnen Sie sich effektiv und schnell und modellieren den Geschmacksnerv auf natürliche Süße.

EIER, MILCH UND MILCHPRODUKTE

Geeignete ENERGY!-Lebensmittel

- Bio-Eier (ca. 2 bis 5 pro Woche), nach Verträglichkeit und Vorlieben
- Milchersatzprodukte aus Mandeln, Reis, Cashewkernen, Kokos-, Hanfsamen etc.

Nicht oder weniger geeignete Lebensmittel

- Kuh-, Schaf-, Ziegenmilch und entsprechende Milchprodukte
- Milchersatz aus glutenhaltigem Getreide oder Sojamilch/Soja
- Produkte, die Zucker, Süßungsmittel, künstliche Süßstoffe oder Carrageen (E407) enthalten

FISCH UND MEERESFRÜCHTE

- **2-mal pro Woche (je 125 Gramm)**

Geeignete ENERGY!-Lebensmittel

Vorzugsweise: *Geringe Quecksilber-Belastung*
- Anchovis, Butterfisch, Forelle (Süßwasser), Hering, Jakobsmuschel, Krabben (heimisch), Krebs, Makrelen (Nordatlantik), Sardinen, Scholle, Seehecht, Seelachs, Seezunge (Pazifik), Tintenfisch (Calamari), Venusmuscheln, Wels, Wildlachs

Mäßig: *Moderate Quecksilber-Belastung*

- Barsch, Karpfen, Kabeljau, Hummer, Goldmakrele, Rochen, Thunfisch (Echter Bonito), Torpedobarsch (Atlantik), Schnapper, Seeteufel

Tipp: Informationen zu nachhaltigen Fischereiprodukten finden Sie unter www.wwf.de.

Nicht oder weniger geeignete Lebensmittel

- Fisch aus Dosen, z. B. in Sahne oder Mayonnaise eingelegt (Risiko Kontamination und Metallbelastung aus Dose)

Hohe Quecksilber-Belastung

- Heilbutt (Atlantik, Pazifik), Rotbarsch, Wolfsbarsch, Thunfisch (weiß)

Extrem hohe Quecksilber-Belastung

- Blaubarsch, Hai, Makrele (Königsmakrele), Schwertfisch, Thunfisch (Großaugenthun, Gelbflossenthun), Zackenbarsch

FLEISCH UND WURSTWAREN

- **maximal 2-mal pro Woche (je 125 g)**

ENERGY!-Tipp Am besten abends essen, da dann ein besserer Zeitpunkt für die Verdauung von tierischem Eiweiß ist.

Geeignete ENERGY!-Lebensmittel

Vorzugsweise:

- (Bio-)Geflügel, Fleisch aus nachhaltiger Haltung von Weidetieren, Wild

Mäßig:

- Lamm, Kalb, Rind
- Knochenbrühe

ENERGY!-Tipp Knochenbrühe ist wirksam bei Verdauungsstörungen, Leaky-Gut-Syndrom.

Nicht oder weniger geeignete Lebensmittel

- Stark verarbeitete Wurstwaren und Fleischwaren

NÜSSE, KERNE UND SAMEN

- Nach individueller Verträglichkeit
- **Möglichst 20 bis 30 Gramm täglich**
- Dabei regelmäßig innerhalb der Sorten wechseln

Geeignete ENERGY!-Lebensmittel

Vorzugsweise: *Ballaststoff-, eiweißreiche Sorten*
- Chiasamen, Flohsamenschalen (gemahlen), Akaziensamen, Hanfsamen, Leinsamen, Mohnsamen, Kokosnussraspel, Kürbiskerne, Sesam und die entsprechenden Mehl- und Mus-Sorten

Passen immer:
- Walnüsse, Pekannüsse, Mandeln, Cashewkerne, Haselnüsse, Macadamianüsse, Paranüsse, Pinienkerne, Pistazien und die entsprechenden Mehl- und Mus-Sorten

ENERGY!-Tipp Nussmus und -mehl sind leicht und kostengünstig im Mixer herstellbar.

Nicht oder weniger geeignete Lebensmittel

- Gesalzene Nüsse, kandierte Nüsse, Erdnüsse und Erdnussmus (wegen hohem Gehalt an Omega-6-Fettsäuren)

FETTE UND ÖLE

- **Bio-Qualität**
- **Ca. 5 bis 15 TL** täglich Menge abhängig von Körpergröße, Gewicht und Verträglichkeit

Geeignete ENERGY!-Lebensmittel

- Algenöl (z. B. Leinöl aus *omega-safe*-Produktion, d. h. unter Licht, Hitze und Sauerstoff-Ausschluss gepresst mit Zusatz von DHA, EPA), Avocadoöl, Hanföl, Olivenöl extra vergine, Walnussöl, Weizenkeimöl

Zum Braten:
- Ghee[221], Kokosöl, Olivenöl extra vergine, Erdnussöl

Zum Würzen in kleinen Mengen:
- Borretschöl, Haselnussöl, Kürbiskernöl
- Schwarzkümmelöl, Sesamöl

Nicht oder weniger geeignete Lebensmittel

- Butter, Butterschmalz, Distelöl, Mayonnaise, Palmöl, Rapsöl (vor allem nicht als Bratöl), Schmalz (Schweine- und Gänseschmalz)
- Transfette aus frittierten Produkten und industriellen Backwaren

WÜRZENDE ZUTATEN

Geeignete ENERGY!-Lebensmittel

- Senf ohne Honig oder Zucker, z. B. Dijonsenf oder Senfmehl
- Meerrettich aus dem Glas ohne Sahne, Zucker oder Zusatzstoffe – besser frisch gerieben
- Essig – alle Sorten, Tabasco, Harissa und Sambal Oelek – werden alle ohne Zucker produziert
- Miso ohne Soja, z. B. Reismiso oder Lupinenmiso
- Dunkles Kakaopulver oder Kakaobohnensplits
- Sardellenpaste, Hefeflocken, Rauchsalz

Nicht oder weniger geeignete Lebensmittel

- Sahnemeerrettich, süßer Senf, Tomatenmark, Paprikamark, Fischsauce, Sojasauce, süße Sojasauce, Sambal Manis, Chutneys

GETRÄNKE

- **Ca. 30 bis 40 ml pro Kilogramm Körpergewicht**

Geeignete ENERGY!-Lebensmittel

- Wasser (nach Geschmack mit Zitronenmelisse, Minze etc., oder Zitronen, Beeren oder Kiwis im Wasser ziehen lassen)
- Ungezuckerte Tees, v. a. grüner Tee (Bitterstoffe!), Kräuter-, Basen-, Ingwer-, Ginseng-, Löwenzahn-, Brennnesseltee

ENERGY!-Tipp Mit zwei großen Gläsern Wasser auf nüchternen Magen in den Tag starten und *zwischen* den Mahlzeiten trinken.

Nicht oder weniger geeignete Lebensmittel

- Fruchtsaft, Softdrinks oder andere gesüßte Getränke wie Fruchtnektar
- Koffeinhaltige Getränke und Alkohol

Welche Lebensmittel in Bio-Qualität sein sollten

Inzwischen finden sich Produkte in Bio-Qualität fast in jedem Supermarkt. Leider sind sie teurer im Preis. Gut zu wissen: Nicht jede Karottenraspel muss aus biologischer Erzeugung stammen. Die folgenden Lebensmittellisten stehen Ihnen wie ein Lotse für die Einkäufe treu zur Seite. Sie geben Ihnen einen soliden Überblick, welche Lebensmittel Sie wegen einer potenziell höheren Pestizidbelastung besser in Bio-Qualität kaufen und welche aus konventionellem Anbau in Ordnung sind.[222]

Lebensmittel, die Sie am besten in Bio-Qualität besorgen
Äpfel, Birnen, Erdbeeren, Gurken, Grünkohl, Kaki, Kirschen, Nektarinen, Paprikaschoten, Pfirsiche, Reis, Rettich, Rucola, Salat, Spinat, Staudensellerie, Tomaten, Weintrauben.

Lebensmittel, die Sie aus konventionellem Anbau besorgen können
Ananas, Auberginen, Avocado, Brokkoli, Brombeeren, Chicorée, Erbsen, Fenchel, Grapefruit, Heidelbeeren, Karotten, Kiwi, Kohl, Mandarinen, Mango, Melone, Papaya, Pilze, Spargel, Süßkartoffeln, Zitronen, Zwiebeln.

Manche Nahrungsmittel haben geringere toxische Belastungen, auch im konventionellen Anbau, da sie weniger gespritzt werden müssen, ohne Haut verzehrt werden oder durch eine dickere Schale vor Pestiziden geschützt sind. Generell hilft bei der Wahl zwischen biologisch angebauten und konventionellen Produkten die Frage: Lassen sich potenzielle Rückstände gut abwaschen? Ein Produkt mit glatter Oberfläche ist besser abwaschbar, zum Beispiel eine Nektarine besser als ein Pfirsich oder eine Aubergine besser als Himbeeren. Sie sollten nach dem Abwaschen Bereiche rund um einen Stiel und um Knospen abschneiden. Denn an diesen Stellen können sich Rückstände von Pestiziden ansammeln.

Tipp: Wenn es im Geldbeutel knapp ist, kann man zum Beispiel auch auf einem Wochenmarkt stöbern und nach günstigen Produkten von regionalen Bauern Ausschau halten.

ENERGY!-Ernährung unterwegs

Im Alltag und unterwegs, zum Beispiel im Restaurant oder bei Einladungen, hat sich das *SCHLANK!-Tellerprinzip* der *Doc-Fleck-Methode* bewährt. Der optimale Teller liefert etwa 50 Prozent »Grünzeug«, etwa eine Handvoll Eiweiß, eine solide Portion (ca. 1 bis 2 TL) gutes Fett sowie fein schmeckende Kräuter und Gewürze. Kohlenhydrate finden flexibel nach Ausmaß der Bewegung auf den Teller. Der Teller des Bewegungsmuffels, der noch Gewicht verlieren möchte, sollte mit Beilagen sparen. Menschen mit Normalgewicht und normaler Alltagsaktivität können sich den Teller mit etwa ein bis zwei Handvoll Kohlenhydraten füllen. Ein sportlich aktiver Mensch oder Leistungssportler kann sich mehr Kohlenhydrate und Eiweiß gönnen. Wer sich Kohlenhydraten Tag für Tag verdient und klug auswählt, steigert Lebensenergie und Leistungskraft und erreicht nebenbei ein Idealgewicht.

Ernährung bei Histaminintoleranz (HIT)

Bei einer Histaminintoleranz[223] kann sich mit histaminarmen Nahrungsmitteln, einigen Grundregeln fürs Kochen und Aufbewahren von Lebensmitteln und Nahrungsergänzung (siehe Teil 2, Kapitel: *Nahrungsergänzung – die besten Tipps und Tricks aus der Praxis*) das Blatt zum Guten wenden. Klug ausgesuchte Lebensmittel sind nicht nur histaminarm, manche haben sogar das Talent, Histaminspiegel abzusenken. Als natürliche Histamin-Senker[224] gelten zum Beispiel Ernährungshelden mit hohem Gehalt an Quercetin: Äpfel, Granatäpfel, Fenchel, Rote Beete, Süßkartoffeln, Preiselbeeren, Heidelbeeren, Johannisbeeren, Sanddorn, Kirschen und Trauben. Auch die in der Kokosmilch enthaltenen Fettsäuren (MCT = mittelkettige Fettsäuren) beeindrucken: Sie steigern die Produktion des histaminsenkenden Enzyms Diaminooxidase (DAO).[225]

Die folgende Lebensmittelliste hilft Ihnen, Nahrung als Freund wahrzunehmen und Ihr Essen mit Gelassenheit zu genießen. Apropos: Gelassenheit ist beim Umgang mit HIT wichtig, da Histamin auch durch Stress aktiviert wird und sich die Symptomatik hochschaukeln kann. Die Liste soll auch den Stresslevel beim nächsten Einkauf eindampfen.

GEMÜSE

Geeignete Lebensmittel (nach individueller Verträglichkeit)

- Frischer Salat und gegartes Gemüse

Besonders empfehlenswert:

- Artischocke, Blattsalate, Blumenkohl, Brokkoli, Chicorée, Fenchel, Giersch, Gurken, Karotten, Knoblauch, Kohlrabi, Löwenzahn, Radicchio, Rote Beete, Rucola, Schwarzwurzeln, Spitzkohl, Süßkartoffel, Zucchini, Zwiebeln

Nicht geeignete Lebensmittel

- Dosengemüse, aufgewärmtes Gemüse (z. B. Hülsenfrüchte, Kürbis, Pilze)

OBST

Geeignete Lebensmittel (nach individueller Verträglichkeit)

- Apfel, Aprikose, Banane (grün), Brombeere, Cranberry, Dattel, Feige, Granatapfel, Heidelbeere, Johannisbeere, Mango, Melone, Litschi, Pfirsich, Pflaume, Preiselbeere, Quitte, Sanddorn, Stachelbeere, Trauben

Nicht geeignete Lebensmittel

- Gezuckerte Obstkonserven
- Reife Bananen, Ananas, Erdbeeren, Avocados, Zitrusfrüchte

KRÄUTER UND GEWÜRZE

Geeignete Lebensmittel (nach individueller Verträglichkeit)

Besonders empfehlenswert:

- Petersilie, Basilikum, Brunnenkresse, Schnittlauch, Thymian, Koriander, Salbei, Pfefferminze, Liebstöckel

Nicht geeignete Lebensmittel

- Vorsicht bei schärferen Gewürzen wie Pfeffer, Chili, Zimt etc.

ZUCKER UND SÜSSUNGSMITTEL

Geeignete Lebensmittel (nach individueller Verträglichkeit)

- Natürliche Fruchtsüße

Nicht geeignete Lebensmittel

- raffinierter Zucker und künstliche Süßstoffe (auch Aspartam, Acesulfam, Saccharin und Sucralose)

EIER, MILCH UND MILCHPRODUKTE

Geeignete Lebensmittel (nach individueller Verträglichkeit)

- Bio-Eier
- Milchersatzprodukte vor allem aus Mandel-, Reis-, Kokosmilch

Nicht geeignete Lebensmittel

- Kuh-, Schafs-, Ziegenmilch und Milchprodukte bei nachgewiesener Unverträglichkeit
- Milchersatz aus Getreide oder Sojamilch/Soja

FISCH UND MEERESFRÜCHTE

Geeignete Lebensmittel (nach individueller Verträglichkeit)

- Frischer Fisch (auch Tiefkühlware), möglichst kurz erhitzt

Nicht geeignete Lebensmittel

- Fischkonserven, Schwert- und Thunfisch wegen extremer Quecksilberbelastung
- Aufgewärmte Fischmahlzeiten

FLEISCH UND WURSTWAREN

Geeignete Lebensmittel (nach individueller Verträglichkeit)

- In moderaten Mengen Fleisch (ca. 100 bis 200 g pro Woche) aus Weidetierhaltung, kurz erhitzt

Nicht geeignete Lebensmittel

- Alle Wurstwaren und verarbeitete Fleischwaren
- Schweinefleisch
- Aufgewärmte Fleischmahlzeiten

NÜSSE, KERNE UND SAMEN

- Nüsse, Kerne und Samen

ENERGY!-Tipp Auf persönliche Verträglichkeit achten!

Geeignete Lebensmittel (nach individueller Verträglichkeit)

- z. B. Kokosnuss, Lein-, Chiasamen, Mandeln, Kürbis-, Pinienkerne, Sesam, Macadamia

Nicht oder weniger geeignete Lebensmittel

- Gesalzene Nüsse

FETTE UND ÖLE

Geeignete Lebensmittel (nach individueller Verträglichkeit)

- Algenöl (z. B. als Leinöl *omega-safe*, gepresst mit Zusatz von DHA, EPA), Weizenkeimöl, Olivenöl extra vergine, Hanf-, Walnuss-, Avocadoöl

Zum Braten geeignet:

- Olivenöl extra vergine, Kokosöl, Sesamöl, Ghee

Nicht oder weniger geeignete Lebensmittel

- Schweine- und Gänseschmalz, Butterschmalz, Palmfett, Mayonnaise, Distelöl
- Transfetthaltige Nahrungsmittel (z. B. frittierte Speisen, Chips, Fertigbackwaren)

GETRÄNKE

- Ca. 30 bis 40 ml pro Kilogramm Körpergewicht

Geeignete Lebensmittel (nach individueller Verträglichkeit)

- Wasser, ungezuckerte Tees (vor allem Löwenzahntee, Tulsi-Tee, Kamillentee, Grüner Tee)

Nicht oder weniger geeignete Lebensmittel

- Fruchtsaft, Softdrinks oder andere gesüßte Getränke wie Nektar

Tipps zum Produkt-Einkauf und zum Umgang mit Lebensmitteln

- Achten Sie beim Kauf von Fisch auf Herkunft und Qualitätssiegel für nachhaltigen Fang. Fisch aus Aquakultur ist zwar meist nicht mit Quecksilber belastet, wird aber eher mit histaminreichem Soja und Getreide gefüttert. In solchen Fischsorten schlummert deswegen nicht nur ein schlechteres Nährstoff- und Fettsäureprofil[226], sondern auch mehr Histamin als in Fischen aus Wildfang.
- Vermeiden Sie es, tiefgekühlte Lebensmittel (wie Fisch, Fleisch oder Erbsen) im Kühlschrank aufzutauen sowie Essensreste einer Fisch- oder Fleisch-Mahlzeit im Kühlschrank zu lagern. Histamin kann sich trotz kühler Umgebung im Lebensmittel über Nacht anreichern.
- Fermentierte, milchsauer vergorene Lebensmittel wie Oliven oder Sauerkraut sollten zurückhaltend und nur nach individueller Verträglichkeit verzehrt werden.
- Zur Zubereitung empfiehlt es sich, den Tiefkühlfisch oder das Fleisch unter fließendem, lauwarmem Wasser aufzutauen. Ist das Produkt dann nicht mehr steif gefroren, sollten Sie es zügig in Bratpfanne oder Backofen garen.

VEGETARISCHE UND VEGANE ERNÄHRUNG – EIN UPDATE

In der Diskussion um Nutzen und Risiken einer vegetarischen oder veganen Ernährung gibt es noch Kontroversen. In einer Sache ist sich die Wissenschaft einig: Eine Ernährung, die den Schwerpunkt auf Pflanzenkost als Makro- und Mikronährstoff- sowie Ballaststofflieferant legt, ist ein Gesund- und Energiemacher. Aber sie muss ausgeklügelt und individuell passend sein, sonst könnten ein Nährstoffmangel und ein nachfolgendes frustrierendes Energiedefizit die Folgen sein. Deshalb ist auch bei vegetarischer oder veganer Lebensweise solides Wissen unabdingbar.

Die Deutsche Gesellschaft für Ernährung (DGE) benennt als potenziell mangelnde Nährstoffe die Vitamine B12, B2 und Vitamin D, außerdem Proteine, langkettige Omega-3-Fettsäuren sowie Calcium und die Spurenelemente Eisen, Jod, Zink und Selen.[227] Die folgenden Tabellen demonstrieren die Nährstoffe und die pflanzlichen Alternativen.

Lebensmittel-Tabellen: Mögliche Nährstoffmängel bei vegetarischer oder veganer Ernährung und pflanzliche Alternativen

EISEN

Vorkommen in tierischen Lebensmitteln

- Fleisch, Fleischhaltige Nahrungsmittel

Pflanzliche Alternative mit relativ hohem Nährstoffgehalt

- Nüsse, Kerne, z. B. Sesam, Hülsenfrüchte, Gemüse, Salate (z. B. Brokkoli, Schwarzwurzeln, Rucola, Feldsalat), Beerenobst, Vollkorngetreide (z. B. Hafer glutenfrei; eventuelle Glutenunverträglichkeiten beachten!)

ENERGY!-Tipp Zeitgleicher Verzehr von Vitamin C aus Früchten (z. B. Beerenobst) verbessert die Aufnahme von Eisen.

EIWEISS

Vorkommen in tierischen Lebensmitteln

- Fisch, Fleisch, Milch und Milchprodukte

Pflanzliche Alternative mit relativ hohem Nährstoffgehalt

- Nüsse, Mandeln, Samen, Kerne, Hülsenfrüchte, Pilze, Gemüse (Brokkoli, Spinat), Brunnenkresse

JOD

Vorkommen in tierischen Lebensmitteln

- Meeresfisch

Pflanzliche Alternative mit relativ hohem Nährstoffgehalt

- Jodsalz (Bio-Qualität und ohne Rieselhilfen), Meeresalgen mit moderatem Gehalt an Jod, z. B. Nori

Wichtig: Algen können Jodmengen enthalten, die bei hohen Verzehrmengen die maximal tolerierbare Aufnahmemenge von Jod pro Tag überschreiten. Deswegen sollten Algen, die viel Jod enthalten (Wakame, Kombu, Arame oder Hijiki), nur selten oder in geringen Mengen verzehrt werden.

ENERGY!-Tipp Achtung, die Lebensmittel Soja, Kohlgemüse, Spinat beeinträchtigen die Jodaufnahme.

VITAMIN B12

Vorkommen in tierischen Lebensmitteln

- Eier, Fleisch, Milch und Milchprodukte

Pflanzliche Alternative mit relativ hohem Nährstoffgehalt

- Adäquate pflanzliche Alternativen fehlen. Gezielte Nahrungsergänzung unter ärztlichen Laborkontrollen notwendig.
- Supplemente, optimal für die Aufnahme im Körper als Spray, z. B. Bitterstoffe mit B12-Zusatz

VITAMIN B2

Vorkommen in tierischen Lebensmitteln

- Milch und Milchprodukte

Pflanzliche Alternative mit relativ hohem Nährstoffgehalt

- Nüsse, Ölsamen und Kerne (z. B. Leinsamen, Mandeln, Kürbiskerne, Sonnenblumenkerne, Sesam), Hülsenfrüchte, Gemüsearten (z. B. Grünkohl, Brokkoli), Champignons, Steinpilze, Randschichten von Vollkorngetreidekörnern (eventuelle Glutenunverträglichkeiten beachten!)

VITAMIN D

Vorkommen in tierischen und pflanzlichen Lebensmitteln

- Fetter Fisch wie Lachs oder Makrele, Eigelb, Leber, Milch und Milchprodukte, Pilze

ENERGY!-Tipp Über Lebensmittel wird D3 allgemein nur unzureichend aufgenommen. Die Vitamin-D-Synthese findet im Körper vor allem durch UV-Lichtbestrahlung in der Haut statt.

ZINK

Wichtig: Schwangere, Stillende, Ältere, immunschwache und autoimmunkranke Menschen sollten auf eine ausreichende Versorgung achten.

Vorkommen in tierischen Lebensmitteln

- Fetter Fisch, Fleisch (vor allem Geflügel, Rindfleisch), Innereien, Schalentiere (Austern), Eier und Hartkäse (z. B. Gouda und Bergkäse), Quark

Pflanzliche Alternative mit relativ hohem Nährstoffgehalt

- Samen, Kerne und Nüsse, vor allem Pekannüsse, Kürbis- und Cashewkerne, Wildreis, Blattspinat, Brokkoli, Beeren, Champignons, Haferflocken, Kidney-Bohnen, Hummus

SELEN

Vorkommen in tierischen Lebensmitteln

- Fleisch, fetter Fisch (Hering, Makrele), Eier, Hartkäse

Pflanzliche Alternative mit relativ hohem Nährstoffgehalt

- Paranüsse, Kohlgemüse (Brokkoli, Weißkohl, Grünkohl etc.), Knoblauch, Zwiebeln, Spargel, Pilze, Hülsenfrüchte

Anmerkung: Der Gehalt in pflanzlichen Lebensmitteln hängt vom Selengehalt der Böden ab und hat in den letzten Jahrzehnten hierzulande deutlich abgenommen.

CALCIUM

Vorkommen in tierischen Lebensmitteln

- Milch und Milchprodukte (z. B. Parmesan)

Pflanzliche Alternative mit relativ hohem Nährstoffgehalt

- Gemüse (z. B. Brokkoli, Grünkohl, Spitzkohl, Rucola), Nüsse, Kerne (z. B. Sesam, Para-, Haselnüsse), Hülsenfrüchte, fermentierte Sojaprodukte, Mineralwasser (calciumreich, d. h. > 150 mg/Liter)

ENERGY!-Tipp Mit Calcium angereicherter Milchersatz liefert genauso viel Calcium wie Kuhmilch (120 mg pro 100 g).
Zur besseren Aufnahme im Körper sollten Kerne, z. B. Sesam, fein gemahlen oder als Mus (Tahini) verzehrt werden.

OMEGA-3-FETTSÄUREN

vor allem langkettige Omega-3-Fette DHA/EPA

Vorkommen in tierischen Lebensmitteln

- Fetter Meeresfisch

Pflanzliche Alternative mit relativ hohem Nährstoffgehalt

- Algenöl: Mit Mikroalgen aus Bio-Züchtung angereicherte Öle, z. B. Leinöl mit Zusatz von DHA/EPA aus Algen (optimal aus *Omega-safe*-Produktion mit Zusatz von Weizenkeimöl als Antioxidationsschutz)

Leider zählen über Jahre *schlecht* ernährte Vegetarier oder Veganer zu einer kritischen Gruppe von Patienten, die sich oft mit Energiemangel und geschwächter Abwehr herumschlagen und schließlich chronisch erschöpft in der Praxis um Rat suchen. Zu wenig Gemüse, zu wenig gesunde Fette, zu wenig Eiweiß oder verkannte Störungen der Darmbarriere zum Beispiel durch zu viel glutenhaltiges Getreide[228] fordern einen Preis, wenn man sich nicht einer versteckten Glutenunverträglichkeit bewusst ist.[229] Aber mit dem angewandten Wissen der Forschung lässt sich auch daran erfolgreich schrauben.

Sich clever vegetarisch oder vegan ernähren

Bei allen, die sich vegan ernähren, vor allem bei Schwangeren, Stillenden, Kindern und Jugendlichen, sportlich aktiven sowie älteren Menschen, muss die ausreichende Zufuhr der oft mangelnden Nährstoffe gesichert werden. Bestenfalls wird die Versorgung regelmäßig durch den Arzt des Vertrauens kontrolliert. Sorgen bereitet vor allem die mangelnde Versorgung mit Jod, die auch bei Alles-Essern häufig ist, und mit Omega-3-Fett, Eiweiß und Vitamin B12. Die Deutsche Gesellschaft für Ernährung (DGE) hält eine vegane Ernährung in der Schwangerschaft, Stillzeit sowie im Kindes- und Jugendalter deshalb bisher nicht für geeignet, um den Nährstoffbedarf zu decken. Eine fundierte, individuelle Beratung, Nahrungsergänzung und sorgfältig geplante, abwechslungsreiche Ernährung ist elementare Voraussetzung.[230] Im Folgenden packen wir zu besonders wichtigen Nährstoffen, Omega-3-Fett, Eiweiß und Vitamin B12 die Lupe aus.

Omega-3-Fettsäuren

Langkettige Omega-3-Fettsäuren (DHA/EPA) sind elementare Bausteine Ihrer Körperzellen. Fehlt es an diesen Fettsäuren, kommt es langfristig zu massiven funktionellen Einbußen der Zellfunktion. Für die optimale Versorgung mit langkettigen Omega-3-Fettsäuren (DHA/EPA) reicht es nicht aus, nur auf Leinöl zu setzen. Ein gutes, frisch gepresstes Algenöl, hergestellt zum Beispiel aus einer Basis von Leinöl, Olivenöl oder Hanföl mit Zusatz von DHA und EPA, optimal mit dem Zusatz von Weizenkeimöl als Antioxidationsschutz, schmeckt im Übrigen nie unangenehm, ranzig oder »fischig«.

Eiweiß

Die Versorgung mit lebensnotwendigem Eiweiß bedarf bei veganer Ernährung des Fingerspitzengefühls. Oft ist auch die Korrektur durch Ernährungsmediziner zwingend notwendig. Um die vergleichbare Eiweißmenge aus einem aprikosengroßen Stück Geflügel aufzunehmen, braucht es den Verzehr von etwa einem Kopfsalat und einem mittelgroßen Brokkoli. Für die Sicherung einer adäquaten Eiweißaufnahme muss man also mengenmäßig deutlich mehr essen. Fehlt es an Eiweiß aus der Ernährung, führt das zu schweren Funktionseinbußen Ihres Körpers: Beispielsweise leidet die Integrität der Darmschleimhaut, die Wundheilung verläuft zäh, und die Immuntruppen schwächeln. Vor allem besteht bei Veganern oft ein Mangel an der Aminosäure Lysin. Er zeigt sich oft in wiederholten Herpes-Infektionen, zum Beispiel als Herpesbläschen an Lippen, Nase etc., oder in einer geschwächten Immunabwehr. Lysin findet sich kaum in pflanzlichen Nahrungsmitteln, ein wenig in Hülsenfrüchten, aber man müsste mengenmäßig so viele Linsen, Bohnen und Erbsen essen, dass bei nicht wenigen Menschen die Bettdecke wegfliegen würde. Deshalb empfehle ich bei pflanzenbetonter Ernährung zusätzlich eine gezielte Nahrungsergänzung mit der Aminosäure Lysin.

Vitamin B12

Dieses Vitamin ist der in der vegetarisch-veganen Ernährung am meisten diskutierte Mikronährstoff. B12 ist wichtig für ein gut funktionierendes Nervensystem, für Blutbildung, Zellteilung und unseren Energielevel. Natürlich und in ausreichenden Mengen kommt Vitamin B12 nur in Nahrungsmitteln tierischen Ursprungs vor. Deswegen ist vor allem bei einer veganen Ernährung die gezielte Nahrungsergänzung notwendig. Die B12-Versorgung bei Veganern hat sich deutlich verbessert, da das Risiko eines Mangels meist bekannt ist.

Um die eigene Versorgung einzuschätzen, empfiehlt sich eine regelmäßige Kontrolle von Nährstoffen beim Arzt. Dosis-Empfehlungen beziehen sich oft auf den »Mindestbedarf« von Nährstoffen, wenn man schweren Mangel vermeiden will. Oft entsprechen diese Empfehlungen aber nicht dem individuellen, *optimalen* Nährstoffbedarf, der höher liegen kann, zum Beispiel bei Omega-3-Fettsäuren. Die Kontrolle der Werte im Blut und eine eventuelle Dosisanpassung sind die innovative Vorgehensweise, die auch Ihrem Energielevel guttun wird. In der Regel reichen Routinekontrollen einmal pro Jahr aus. Wenden Sie sich auch dazu vertrauensvoll an Ihre Hausarztpraxis.

Wird Vitamin B12 über die Vene oder intramuskulär als Injektion verabreicht, sollte das Blut erst nach einigen Wochen untersucht werden, da die Blutwerte dadurch verzerrt sein können. Leider werden in unserem Gesundheitssystem innovative Analysen wie die Untersuchung von Vitamin B12, Jod und Omega-3-Fettsäuren noch immer nicht ausreichend unterstützt. Ein Jammer, der hoffentlich korrigiert wird.

Spickzettel für den Arztbesuch

Die Kontrolle der Vitamin-B12-Versorgung ist wichtig. Man darf sich dabei aber *nicht* auf den Vitamin-B12-Spiegel im Blut verlassen. Denn: Er liefert keine zuverlässige Aussage über den aktuellen B12-Status. Stattdessen empfehle ich die Kontrolle folgender Werte:

- **Holo-Transcobalamin II (Holo-TC, »aktives B12«):** Holo-TC zeigt zuverlässig ein B12-Defizit an und sollte immer mitgetestet werden. Es ist das Transportprotein von B12 zu den Körperzellen und macht es im Körper verfügbar.[231]
- **Methylmalonsäure (MMA):** Erhöhte Werte zeigen einen B12-Mangel an. Der Wert von Methylmalonsäure muss nicht obligatorisch bestimmt werden. Er eignet sich aber bei Holo-TC-Mangel als zweiter Blutwert zur Absicherung der Diagnose. Im Idealfall werden beide Werte, Holo-TC und MMA, bestimmt.[232]
- **Homocystein:** Erhöhte Homocystein-Werte weisen auf eine Unterversorgung mit Vitamin B12 (oder Folsäure) hin. Dieser Wert ist deswegen als ergänzender Marker zum Aufspüren eines B-12-Mangels geeignet.[233]
- **Omega-3-Index:** Optional ist auch die Bestimmung der Versorgung mit langkettigen Omega-3-Fettsäuren über den Omega-3-Index aus dem Blut eine aufschlussreiche Diagnostik.[234]

Seien Sie kritisch bei Fleischersatzprodukten

Falls Sie sich für eine vegetarische oder vegane Ernährung entscheiden, seien Sie kritisch bei Fleischersatzprodukten wie Burger, Würstchen etc. Diese Produkte haben meist ein »natürliches« Image. Nicht wenige strotzen aber vor minderwertigen Fetten, Zucker, Salz, künstlichen Aromen, Konservierungs- und Farbstoffen, um den Fleischgeschmack zu imitieren. In einem Test (11/2020) wurden bei knapp der Hälfte der getesteten pflanzlichen Burger sogar Spuren von Mineralöl nachgewiesen.[235] Das sollte zu denken geben.

GESUNDE **VERDAUUNG** – KLEINES **HEIL-ABC**

Eine gesunde Verdauung ist die Wurzel von Gesundheit und Energie.

Dieses Kapitel ist eines der wichtigsten in diesem Buch! Ziel ist es, Ihr Verdauungssystem zu stärken und auszuheilen. Die Verdauung, vor allem der Darm, ist ein Phänomen für sich, dessen Erforschung uns vermutlich noch faszinierende Überraschungen in der Zukunft beschert. Ihre Verdauung auf Vordermann zu bringen ist einer der wichtigsten Schritte auf Ihrer Reise zu neuer Energie. Die Kombination von Ernährung, Reduktion schädigender Einflüsse auf den Darm, Stärkung der Verdauungskraft und Aufbau der Darmflora ist vielversprechend.[236]

Das kleine Heil-ABC lautet:

A. Alles, was Sie essen, wird von Ihrer Verdauung bearbeitet. Niemand kann aber gesunde Nahrung gut verdauen, wenn Verdauungshelfer fehlen. Sie lernen, Ihre Verdauungshelfer zu fördern. Sie erinnern sich? Die geheimnisvollen Helfer der Verdauung sind: Speichel, Magensäure, Verdauungsenzyme, Leber und Galle.

B. Sie lernen, wie Sie den Verdauungstrakt renovieren, und werden zum Restaurateur. Die Darmschleimhaut wird mit »Mörtel« (Aminosäure Glutamin) abgedichtet. Dann »tapezieren« Sie die Darmschleimhaut, indem Sie die gesunden Schleimhautzellen aufbauen. Dabei helfen Ihnen Vitamin A[237], B[238] Omega-3-Fett[239] und antientzündliche Kräuter (siehe Teil 2, Kapitel: *Die Kraft der Ernährung, Die ENERGY!-Lebensmittel*).

C. Im nächsten Schritt laden Sie in Ihren immer schöner renovierten Magen-Darm-Trakt sympathische »Gäste« ein: nützliche Darmbakterien, Probiotika, die Sie schlank und gesund halten.[240] Damit sich die Gäste pudelwohl fühlen und ansiedeln, nutzen Sie die ENERGY!-Ernährung, und verköstigen die Darmbakterien täglich mit Präbiotika, fein schmeckenden Delikatessen wie den ballaststoffreichen Helfern aus der ENERGY!-Lebensmittelliste. Auch lernen Sie Bitterstoffe (aus Löwenzahn, Chicorée, Radicchio oder Bitterstoff-Präparaten) als Präbiotikum (neben gutem Kauen) und Dünger für Ihre neue, gesunde Darmflora schätzen.

HEIL-ABC – SO STÄRKEN SIE IHRE VERDAUUNGSHELFER

K-A-U-E-N Sie, bis ein Brei im Mund entsteht. Pardon, wenn ich mich wiederhole, aber es ist einfach zu wichtig: Kauen hat sich als müheloses und kostenloses Ritual für die Gesundheit etabliert. Kauen hilft nachweislich der Nahrungsverwertung, sorgt für ein stabiles Darmmilieu und verschafft Ihnen dadurch gesunde Energie. Fangen Sie am besten schon bei Ihrem nächsten Essen damit an! Zermahlen Sie Ihr Essen im Mund. Jede Mahlzeit sollte eine echte *Mahl*-Zeit sein.

Darüber hinaus helfen ENERGY!-Nahrungsmittel und Nahrungsergänzungen Ihrer Verdauung:

Enzyme

Insbesondere rohes Gemüse und Blattsalate liefern Lebendkulturen und natürliche Enzyme, die der Verdauung helfen. ENERGY!-Verdauungshelden sind: Papaya (Enzym Papain) oder Ananas (Enzym Bromelain), die vor allem Proteasen, Enzyme für die Eiweißverdauung, enthalten. Genießen Sie zum Beispiel Papaya oder Ananas als Nachtisch, oder packen Sie etwas davon in Ihren Rohkostsalat am Mittag.

Wenn Sie ahnen, dass Sie ein Verdauungsschwächling sind, und der Selbsttest (siehe Teil 1, Kapitel: *Ihr Verdauungssystem – und wie es funktioniert*, Seite 32) darauf hindeutet, dass Ihnen Verdauungsenzyme fehlen, können auch Enzyme als Nahrungsergänzungen den Heilerfolg steigern.[241] Präparate finden Sie in Ihrer Apotheke oder im Internet. Achten Sie auf Produkte ohne Zusatzstoffe.

Tipp: Wenn Sie unter Sodbrennen leiden, Medikamente einnehmen und diese versuchsweise absetzen wollen, kann die Einnahme von Verdauungsenzymen auch aus meiner Erfahrung hilfreich sein.

Bitterstoffe

Außerdem schätzt Ihre Verdauung Bitterstoffe aus Lebensmitteln, die die »Grande Dame« der Verdauung im Hintergrund, die Leber, zur Gallenproduktion stimulieren.[242] Bittere Helden der ENERGY!-Lebensmittel sind: Salate wie Chicorée, Radicchio, Löwenzahn, Rauke und Rucola sowie bitteres Gemüse wie Artischocken und Meerrettich.

Tipp: Löwenzahntee ist als Helfer der Fettverdauung ein Must-have der ENERGY!-Ernährung.[243] Genießen Sie ihn regelmäßig, am besten zwischen den Mahlzeiten. Diesen Tee, der sich auch hervorragend mit entgiftendem Brennnesseltee kombinieren lässt (mir schmeckt diese simple Kombination besser als purer Löwenzahntee), finden Sie in Apotheken, Bio-Läden und Drogerien. Bitterstoffe braucht Ihre Verdauung täglich und reichlich. Sie helfen nämlich nicht nur der Leber bei der Gallenproduktion, sondern wirken präbiotisch, das heißt, sie pflegen die gesund und schlank machenden Darmbakterien. Als Heißhungerbremse sind sie sehr beliebt. Für den Alltag haben sich Bitterstoffe auch als Spray oder Pulver bewährt. Achten Sie dabei auf hochwertige Produkte ohne Zusätze von Alkohol oder Konservierungsmittel.

Magen in Balance

Die gesamte Verdauung und ein gesundes Darmmilieu profitieren, wenn der Magen »in Balance« ist. Hegen Sie den Verdacht, zu wenig Magensäure zu haben? Einen Hinweis darauf gibt Ihnen der Selbsttest (siehe Teil 1, Kapitel: *Ihr Verdauungssystem – und wie es funktioniert*, Seite 31). Wenn Sie unter einem Magensäuremangel leiden, können Sie die Verdauungsarbeit des Magens durch folgende einfache Ratschläge verbessern. Einfachheit ist Trumpf.

- Starten Sie nüchtern in den Tag mit zwei großen Gläsern Wasser. Geben Sie außerdem frisch gepressten *Zitronensaft* (optimal die Menge einer ganzen Zitrone) zum Wasser. Sie können die Menge von Zitronensaft langsam steigern, beginnen Sie mit einem kleinen Spritzer.
- Alternativ empfehlen sich ein bis zwei Gläser frisch gepresster *Staudenselleriesaft* auf nüchternen Magen. Dieser Tipp ist auf den ersten Schluck nicht gerade eine Orgie für den Geschmacksnerv, aber er kann eine verkorkste Verdauung richten.[244]
- Nutzen Sie *Ingwer* als frisch zubereiteten Tee.[245] Zubereitung: Ein Ingwerstück klein schneiden und mit auf etwa 70 °C abgekühltem gekochtem Wasser übergießen, so wird der Effekt der ätherischen Öle nicht zerstört. Hartgesottene Ingwerfans können auch ein kleines Stück frischen Ingwer vor dem Essen kauen.

HEIL-ABC – SO RENOVIEREN SIE DARMWAND UND SCHLEIMHAUTBARRIEREN

Um die Schleimhaut der Darmwand zu »renovieren«, die Schleimhautbarrieren effektiv zu schließen, braucht es eine optimale Ernährung und eine Reduktion der immunologisch-entzündlichen[246] und darmschleimhautschädigenden Einflüsse[247] (wie negativer Stress, Alkohol[248], Nikotin, Schmerzmittel[249], Zucker, Süßstoffe, Transfette, zu viel glutenhaltiges Getreide[250] sowie Zusatzstoffe wie Carrageen, E 407). Auch Hülsenfrüchte und Nachtschattengewächse (Tomaten, Paprika, Auberginen, Kartoffeln) sollten deshalb in den ersten Wochen einer Darmsanierung reduziert werden, da sie bei einigen Menschen die Durchlässigkeit der

Darmschleimhaut erhöhen, das Immunsystem aktivieren und Entzündungsmarker steigen lassen können. Diese Wirkung kommt auch durch Saponine[251] zustande, das sind seifenartige, schäumende Substanzen. Deren »schäumenden« Charakter können Sie beim Kochen etwa von Hülsenfrüchten oder Kartoffeln beobachten oder bei der Schaumkrone auf einem Feierabendbier.

Mikronährstoffe

Die moderne Mikronährstofftherapie ist eine wichtige Säule der »Darmrenovierung«. Für die Lücken in der Darmwand brauchen Sie den besten »Mörtel«: die Aminosäure Glutamin. Sie dient als Nährstoff der Immunzellen des Darms, fördert unter anderem die Zinkaufnahme und hilft bei der Regeneration Ihres Körpers[252]. Der Bedarf an Glutamin muss über die Nahrung abgedeckt werden, aber Muskel- und Leberzellen sind in der Lage, etwas Glutamin zu bilden. Neben all ihren Talenten vermag die Aminosäure Glutamin vor allem eines: Sie ist eine ideale Substanz zur Reparatur Ihrer Schutzbarrieren und deshalb in der Ausheilung der Schleimhautbarriere Nummer eins im Team. Glutamin findet sich in tierischen Produkten wie Geflügel, Rindfleisch, Fisch und Milchprodukten. Deshalb empfehlen sich auch die gute alte Knochenbrühe oder lang gekochte Hühnersuppen. Aber auch einige pflanzliche Lebensmittel bieten etwas Glutamin: zum Beispiel Spinat, Rote Beete, Kohlgemüse, Hülsenfrüchte wie Linsen und Bohnen, Walnüsse, Haferflocken oder Petersilie. Für den perfekten Mörtel und eine schöne »Tapete« der Darmschleimhaut bedarf es außerdem einer Versorgung mit Zink und Vitamin B6[253] (z. B. aus Nüssen, Samen, Fisch und Fleisch).

Bis Ihre Darmschleimhaut renoviert ist, braucht es Zeit! Aber Ihre Geduld lohnt sich. In der Praxis rate ich zu Makro- und Mikronährstoffen und Heilkräutertee-Rezepturen für mindestens drei Monate. Um die Darmschleimhaut effektiv zu sanieren, empfehlen sich folgende Ergänzungen, die sich in der Kombination ohne negative Wechselwirkungen positiv verstärken, und Gewürze, die Sie zusätzlich zur ENERGY!-Ernährung und den Heiltee-Mixturen (siehe unten: *Meine besten Heiltees*) einnehmen können.

- **Glutamin** in Pulver- oder Kapselform: In Woche 1 bis 4 zwei- bis dreimal täglich 3 g in Wasser oder Speisen gemischt; in Woche 5 bis 8 einmal 1 bis 3 g pro Tag. Diese Dosis kann in Absprache mit einem erfahrenen Arzt auch länger eingenommen werden. Nach 8 Wochen sollten Sie eine Einnahmepause von einigen Wochen einhalten.
- **Zink** als Tablette oder in Kapselform: 10 bis 15 mg (eine abendliche Einnahme verbessert die Bioverfügbarkeit). Zink sollten Sie nicht unterschätzen. Denn: Es stärkt die Integrität der Darmschleimhautbarriere und wirkt gegen entzündungsfördernde Zytokine, die die Darmschleimhaut schädigen.
- **Kurkuma.** Der Wirkstoff Curcumin wirkt antientzündlich, antioxidativ und positiv auf die Darmflora.[254] Studien zeigen, dass es die Schleimhautstruktur des Darms aufbaut und die Durchlässigkeit der Darmschleimhaut reduziert.[255] Dosierung: 1 bis 3 g pro Tag als Gewürz zur Mahlzeit, in Wasser oder als Nahrungsergänzung.

Außerdem tragen Omega-3-Fette, B-Vitamine, Folsäure, Vitamin A, C, D und E, Magnesium, Selen sowie Probiotika (siehe im Folgenden: *Heil-ABC – So fördern Sie die neuen, sympathischen Darmbewohner*) zur Regeneration der Schleimhäute bei.[256]

Meine besten Heiltees

Die Wirkung von Eichenrindentee, Tormentill und Gänsefingerkraut kann die Durchlässigkeit der Darmschleimhaut lindern; durch den hohen Gehalt an Gerb- und Bitterstoffen schmecken diese Tees allerdings nicht so gut. Grüntee ist für Teeliebhaber angenehmer und liefert die Substanz Epigallocatechin-3-Gallat (EGCG). Sie wirkt entzündungshemmend auf die Darmschleimhaut.[257] Außerdem wirken die bitterstoffreichen Teesorten präbiotisch, das heißt, sie dienen den guten Darmbakterien als Futter[258] (siehe im Folgenden: *Heil-ABC – So fördern Sie die neuen, sympathischen Darmbewohner, Präbiotika*).

Tipp: In der Apotheke können Sie sich meine Teerezeptur für die Darmschleimhaut anmischen lassen: eine 100-g-Mischung mit je 25 g

Eichenrindentee, Tormentill, Gänsefingerkraut und Pfefferminze. Zubereitung: Nehmen Sie 1 bis 2 TL der Mischung und übergießen Sie sie mit etwa 200 ml Wasser, Ziehzeit 10 bis 15 Minuten. Achtung: Diese Teemixtur ist in ihrer Wirkung hocheffizient. Experimentierfreudigen empfehle ich, täglich ein bis zwei Tassen frisch aufzubrühen und eventuell »im Notfall« mit etwas Honig zu verfeinern, damit Sie mich auch noch nach dem ersten Schluck leiden können. Für einen ausreichenden Effekt sollte die Tee-Kur für zwei bis vier Wochen angewendet werden.

HEIL-ABC – SO FÖRDERN SIE DIE NEUEN, SYMPATHISCHEN DARMBEWOHNER

Die Heilung des Darms braucht darüber hinaus neue, engagierte Darmbewohner: gesund und schlank machende Bakterien. Vor allem, wenn Sie unter einer Autoimmunkrankheit leiden, sollten Sie die folgenden Empfehlungen ernst nehmen. Damit sich die neuen Gäste wohlfühlen, müssen Sie schädliche Bakterien, Viren, Pilze und eventuelle Parasiten aus Ihrem Darm vertreiben. Dies gelingt mit der Einnahme von antimikrobiell, antibakteriell, antiviral und antiparasitär wirksamen Heilkräutern und -ölen.[259] Bei Verdauungsbeschwerden und bei im Stuhltest nachgewiesenem pathologischen Befall empfiehlt sich aus Erfahrung eine zwei- bis dreiwöchige Einnahme der folgenden Kräuterergänzungen in Kombination.

Antimikrobielle Kräuter

- **Grapefruitsamen-Extrakt**[260] (Kapseln/Tabletten): 3-mal täglich 250 bis 500 mg.
- **Knoblauch-Allicin**[261] (Kapseln/Tabletten): 2- bis 3-mal täglich 50 mg. Achtung: Unter der Einnahme kann die Wirkung von blutdrucksenkenden oder gerinnungshemmenden Medikamenten verstärkt

werden. Vermutlich könnten Sie solche Medikamente zukünftig reduzieren – nach Rücksprache mit Ihrem Arzt. Eine Woche vor und nach Operationen sollte auf eine hochdosierte Einnahme verzichtet werden. Knoblauch hat eine exzellente bakteriostatische Wirkung, das heißt, Bakterienwachstum wird gehemmt. Dies gilt auch für hartnäckige Infektionen mit Helicobacter pylori (bakterielle Infektion im Magen), ein Grund für Energiemangel. Knoblauch ist, wenn er in Kapselform eingenommen wird, sozialverträglich.
- **Oregano-Öl**[262] (Kapseln oder Tabletten): 3-mal täglich 200 bis 250 mg.
- **Schwarzkümmel-Öl**[263] (optimal frisch gepresstes Öl, alternativ Kapseln): 2-mal täglich 250 bis 500 mg, das heißt 2-mal täglich 1 TL.

Sie können die Einnahme der genannten Heilextrakte um weitere vier bis sechs Wochen verlängern, bis auch Darmsymptome passé sind. Eventuell kann es anfangs zu Blähungen, Müdigkeit oder Kopfschmerzen kommen. Lassen Sie sich nicht entmutigen. Solche Symptome zeigen nur, dass die Therapie anspricht und viele schädliche Darm-Untermieter vertrieben werden. Sie können in diesem Fall die Kräuter und Öle niedriger dosieren. In der Regel sind Symptome nach wenigen Tagen vorbeigezogen wie dunkle Wolken. Bei anhaltenden Beschwerden holen Sie Ihren Arzt ins Boot.

Probiotika

»Pro bios« bedeutet »für das Leben«. Während sich der Darm von illoyalen Bewohnern verabschiedet und die Renovierung der Darmschleimhautbarriere voranschreitet, ist es wichtig, eine gesunde Darmflora aufzubauen. Deswegen gilt es, früh Probiotika, gesunde Darmbakterien, einzuladen und als Mitbewohner anzusiedeln. Die neuen Gäste sind tatkräftige Unterstützer bei der Renovierung und helfen, Ihr Darmmilieu auf »gesund und energiegeladen« umzuprogrammieren. Sie krempeln die Ärmel hoch und lenken die Produktion von Botenstoffen, Enzymen und Fettsäuren. Deshalb ist die gezielte Zufuhr von Probiotika (in Kapseln oder Pulverform) für mindestens drei bis sechs Monate sinnvoll.[264]

Bei der Auswahl der Probiotika empfehlen sich erfahrungsgemäß Kombinationspräparate, die vor allem *Bifidobakterien* und *Lactobazillen* enthalten, jeweils mit mehreren Stämmen. Die Konzentration der Bakterien sollte pro Kapsel oder Portion im Milliardenbereich liegen.

Probiotika aus der Ernährung

Fermentierte Lebensmittel wie frisches Sauerkraut, Miso (Paste aus fermentiertem Soja) oder Kimchi (Gemüse) liefern ebenfalls Lactobazillen, allerdings in deutlich kleinerer Größenordnung. Sie sind wie die probiotischen Kulturen aus milchfreien Joghurtprodukten kleine Helfer in der Ernährung. Aktuell wird aber diskutiert, ob die darin enthaltenen probiotischen Kulturen die Abschnitte im Darm, wo sie am meisten gebraucht werden, lebendig erreichen. Wegen der höheren Bioverfügbarkeit im Körper scheinen Mikroorganismen, wie sie auf frischem Obst, Salat und Gemüse, Sprossen aus Brokkoli, Radieschen, Linsen etc. anzutreffen sind, eine interessantere Quelle für Probiotika zu sein. Der Schlüssel liegt aber in dem Verzehr von rohen Nahrungsmitteln. Hier verbirgt sich allerdings auch ein Problem für Sie als verantwortungs- und hygienebewussten Verbraucher: Essen Sie qualitativ hochwertige Produkte. Auch sollte sichergestellt sein, dass die Produkte nicht verunreinigt sind. Besser noch, Sie haben das riesige Glück, einen Garten zu besitzen, und können hochwertige Lebensmittel selbst anbauen. Achten Sie jedoch dabei auf die potenzielle Infektionsgefahr mit Toxoplasmose durch verunreinigte Erde und auf Hygiene im Haushalt.

Präbiotika

Probiotika, die eifrigen Energie- und Gesundmacher, fühlen sich dauerhaft in Ihrem Darm wohl, wenn sie gut versorgt werden. Dabei helfen Präbiotika (*prae bios* = vor dem Leben), vor allem aus Ballaststoffen.[265] Die Deutsche Gesellschaft für Ernährung rät zu 30 g Ballaststoffen pro Tag. Diese Menge wird leider nur von wenigen Menschen erreicht. Lassen Sie sich Zeit und gewöhnen Sie sich langsam an Ballaststoffe.

Ballaststoffquellen sind frisches, rohes Obst (vor allem Beeren und Äpfel in Bio-Qualität), Salate und Gemüse (Fenchel, Karotten, Kohl), Nüsse (Wal-, Hasel-, Macadamia-, Pekannüsse), Kerne sowie Samen (Lein-, Chiasamen). Ein vortrefflicher Ballaststoff ist auch resistente Stärke. Sie kommt in Lebensmitteln vor, die zuvor erhitzt und dann kalt gegessen werden, zum Beispiel in erkaltetem Reis (Sushi) oder Kartoffeln.[266] Wegen des stärkeren Blutzuckerreizes empfiehlt es sich, auf die körpereigene Reaktion und den Energielevel nach dem Verzehr von kaltem Reis oder Kartoffeln zu achten. Zusätzlich können Sie die Zufuhr im Alltag steigern durch den regelmäßigen Verzehr folgender Alternativen, die zu der Einnahme von Probiotika kombiniert werden können[267]:

- **Flohsamenschalen** (gemahlen, in Bio-Qualität), gut verträglicher Ballaststoff aus der Pflanze Strauchwegerich (Plantago ovata). Täglich 1 bis 3 TL. Oder:
- **Akazienfasern** (Wirkstoff Arabinogalactan). Täglich 1 bis 2 EL als Pulver. Oder:
- **Zitruspektin.** 1- bis 2-mal täglich 1 TL.

Wichtig: Bei der Einnahme von Präbiotika ist *unbedingt* auf eine gute Flüssigkeitszufuhr zu achten. Präbiotika in Pulverform sollten Sie in Flüssigkeit auflösen und 15 bis 30 Minuten vor der Mahlzeit trinken. Alternativ kann man sie in grüne Smoothies oder ein Frühstück (Spätstück) einrühren. Sie erhalten hochwertige Produkte in Ihrer Apotheke, im Reformhaus, in gut sortierten Bio- und Drogeriemärkten oder im Internet.

Mundpflege

Ihr gesunder Darm beginnt in Ihrem Mund. Oft starten bakterielle Fehlbesiedlungen des Darms in einer entzündlich-veränderten, potenziell krank machenden Mundflora.[268] Blutet Ihr Zahnfleisch regelmäßig beim Zähneputzen oder beim Benutzen von Zahnseide? Wenn ja, dann ist eine bakterielle Fehlbesiedlung mit entzündlicher Begleitreaktion zu vermuten. Es ist also sinnvoll, folgende Tipps zur Mundpflege zu beachten, wenn Sie den Darm, die Quelle Ihrer Gesundheit und Energie, heilen wollen.

- **Chemische Mundspülungen** sollten Sie meiden, außer bei der Prävention und Bekämpfung von Viren und Bakterien (zum Beispiel mit Wasserstoffperoxid). Sie töten leider auch nützliche Bakterien ab.
- **Ölziehen** eignet sich als eine gesunde Mundspülalternative. Spülen Sie dazu, am besten morgens, den Mund mit etwas Sesam-, Kokos- oder Olivenöl aus und ziehen das Öl kräftig zwischen den Zahnzwischenräumen durch (»Ziehdauer«: mindestens drei, besser zehn Minuten oder länger).[269] Ölziehen entsorgt nicht nur lästige Bakterien, es heilt Entzündungen im Mundraum, hellt die Zähne natürlich auf und reduziert die Plaques an Zähnen bereits nach sieben Tagen signifikant.[270] Es gibt wohlschmeckende »Mundspülöle«, ein einfaches, günstiges Öl tut es aber auch, da Sie das Öl ausspucken. Wichtig: Das verunreinigte Öl sollte nicht geschluckt werden. Es sollte in ein Papiertaschentuch oder Stück Toilettenpapier gespuckt und im Hausmüll entsorgt werden.
- **Pflege der Zähne und Zahnzwischenräume.** Wechseln Sie Ihre Zahnbürste etwa alle acht Wochen bzw. bei einem Erkältungsinfekt sofort und nach dem Abklingen des Infekts. Abgenutzte Zahnbürsten, die einer zerzausten Pusteblume ähneln, sind nicht nur ein optisches, sondern auch ein gesundheitliches Problem. Sie können nicht mehr adäquat die Plaque entfernen, bakterielle Fehlbesiedlungen, Karies und Zahnfleischentzündung sind die Folge. Nutzen Sie regelmäßig Zahnseide und Reinigungsbürstchen. Putzen Sie nicht zu fest, sondern setzen Sie auf sanfte Putzbewegungen und sensible Borsten. Meine Zahnreinigungsfee empfiehlt, »mit der Bürste auf der Grenze zwischen Zahn und Zahnfleisch zu verweilen«. Dieser Tipp ist Gold wert.
- **Mundspülung mit Probiotikum-Pulver.** Sie können mit in Wasser aufgelöstem Probiotikum-Pulver den Mund etwa eine Minute lang ausspülen, bevor Sie das Pulver *herunterschlucken.* Lassen Sie diese probiotische »ENERGY!-Dusche« in Ihrer Mundhöhle einwirken und warten danach mit dem Essen und Trinken mindestens 15, besser 30 Minuten. In meinem Alltag hat sich das Mundspülen während einer Probiotika-Einnahme bewährt.[271]

ENTGIFTEN – ABER RICHTIG

Sie schaden Ihrer Entgiftung nicht mit Dingen, die Sie ab und zu tun, sondern mit den Dingen, die Sie täglich tun. Die Dosis macht das Gift!

Ihr Körper ist ein hochspezialisiertes Wunderwerk. Wie gesund und energiegeladen Sie sich fühlen, hängt von dem harmonischen, effizienten Ablauf aller Organfunktionen und Ihrer Entgiftung ab. Die Entgiftung des Körpers ist von der Evolution fürsorglich geplant: Mutter Natur hat mit großer Finesse aus Leber, Gallenblase, Dickdarm, Nieren, Haut, Lunge und Atemwegen eine großartige »Entgiftungs-Band« gecastet, die körpereigene Abfallprodukte des Stoffwechsels und toxische Substanzen aus dem Körper entsorgt.

Leider werben auch fragwürdige »Detoxkuren« mit dem Begriff Entgiftung, die schlimmstenfalls sogar schädlich sein können. Weit verbreitet ist auch die Meinung, dass der Körper die Entgiftung schon von allein »geregelt kriegt«. Leider ist dieser Blick aus Sicht der modernen Präventivmedizin etwas kurzsichtig. Nicht jeder Mensch entgiftet gleich gut. Es gibt nicht nur Verdauungsschwächlinge, sondern auch Entgiftungsschwächlinge. Menschen mit erblich bedingten Stoffwechselstörungen wie zum Beispiel Morbus Meulengracht haben eine verminderte Entgiftungsleistung und nicht selten eine weitere Gemeinsamkeit: Sie sind und bleiben energielos, wenn das Problem der mangelnden Entgiftung nicht erkannt und behoben wird. Aber nicht nur sie profitieren von einer soliden, sanften Unterstützung der Entgiftung des Körpers, sondern jeder von uns! Denn: Neben Stoffwechselgiften fordern Toxine aus Bakterien oder Pilzen (Mykotoxine), Kunststoffe, Schwermetalle, Medikamente, Genussmittel und Chemikalien, die wir über Wasser, Nahrung, Luft,

Haut und Schleimhaut aufnehmen, unsere Entgiftung täglich. Eine makro- und mikronährstoffarme Ernährung verschärft das Problem, denn eine adäquate Entgiftung braucht viele Nährstoffe (siehe Teil 2, Kapitel: *Nahrungsergänzung – die besten Tipps und Tricks aus der Praxis*).[272] Deshalb lohnt sich der Blick auf die körpereigene Entgiftung.

WIE DIE ENTGIFTUNG DES KÖRPERS FUNKTIONIERT

Die Prozesse der Entgiftung laufen in routinierten Zyklen. Das wichtigste Organ ist die Leber. Mit Ihrem Lebensstil, mit all den kleinen Entscheidungen im Alltag bis hin zu der, welche Hautcreme und welches Parfum Sie benutzen, mit allem, was Sie essen und trinken, belasten Sie die Leber. Sie sortiert sensibel toxische Stoffe aus, lagert sie ein oder wandelt sie mithilfe von Enzymen um, damit sie aus dem Körper eliminiert werden. Je weniger sie für Sie ackern muss und je besser die Nährstoffversorgung ist, umso fitter fühlen Sie sich (siehe Teil 2, Kapitel: *Die Kraft der Ernährung* und *Nahrungsergänzung – die besten Tipps und Tricks aus der Praxis*). Die körpereigene Entgiftung verläuft in verschiedenen Phasen. Jede hat präzise Abläufe und braucht bestimmte Nährstoffe, damit alles rundläuft.

- **Phase I:** In dieser Phase werden die Gifte durch die Enzyme der Leber, hauptsächlich durch das Cytochrom-P450-System (CYP), »aktiviert«, das heißt, man bringt die Gifte »in Stimmung« und macht sie reaktionsfreudig. So werden sie von den Enzymen in weniger toxische, ausscheidungsfähige Substanzen gewandelt. Bei dem ersten Aufeinandertreffen der Leberenzyme mit den Giftstoffen fallen hochtoxische freie Radikale an. Daher nennt man Phase I der Entgiftung auch *Giftungsphase*. CYP-Proteine kommen in allen Organen vor, vor allem aber in der Leber. Ihre Hauptarbeit liegt in der Oxidation wasserunlöslicher Substanzen (körpereigener und körperfremder), wie etwa Medikamenten. Die bessere Löslichkeit in Wasser fördert die schnellere Ausscheidung von Toxinen aus dem Körper (Biotransformation). Neben der Optimierung der körpereigenen Entgiftung sind die CYP-Proteine an elementaren Schritten der Bildung von Hormonen (Steroide), Botenstoffen (Prostaglandine) und von Vitamin D3 im Körper beteiligt. Für den optimalen Ablauf von Phase I empfehlen sich folgende Nährstoffe: B-Vitamine, Antioxidantien wie Vitamin C, E und Glutathion. Die Substanz Glutathion ist der wichtigste Sicherheitsdienst Ihrer Zellen. Gemeinsam mit anderen Antioxidantien bewahrt sie Zellen und Zellorganellen vor möglichen Schäden durch oxidativen Stress, das heißt vor freien Sauerstoff-Radikalen.

- **Phase II:** In der zweiten Phase findet die eigentliche *Entgiftung* statt. Dazu werden die Gifte über Enzyme mit bestimmten Stoffen »verkuppelt« (Prozess der Methylierung). Dabei verknüpft der Körper die Gifte mit Aminosäuren (Cystein, Glycin und Glutamin), zudem mit Schwefel, Selen und Glutathion. Deswegen profitiert die Phase II von nährstoffreichen Nahrungsmitteln, die zugleich viel Schwefel und Antioxidantien liefern, zum Beispiel Zwiebeln, Knoblauch und alle Kohlgemüse.
- **Phase III:** In dieser Phase werden die Gifte endgültig entsorgt. Ihre emsige Leber differenziert in ihrer eigenen »Müllabfuhr« zwischen wasserlöslichen und fettlöslichen Giften. Wasserlösliche Gifte werden der Niere über das Blut zugeführt und über den Urin ausgeschieden. Fettlösliche Gifte leitet die Leber in die Gallenwege. Von dort schwimmen sie gemeinsam mit der Gallenflüssigkeit und dem Nahrungsbrei in den Darm und werden dann mit dem Stuhl ausgeschieden.

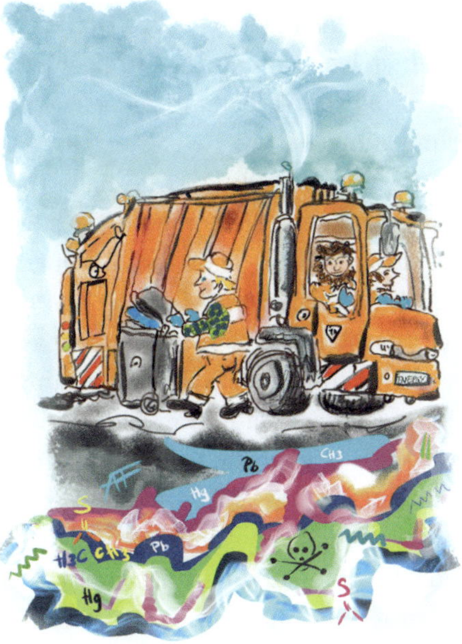

Zwischen Leber, Galle und Darm zirkulieren also eine Menge Substanzen. Dünn- und Dickdarm passen genau auf, dass Wasser und wichtige Nährstoffe aus der Nahrung ins Blut aufgenommen werden, und führen sie über den Kreislauf zurück zu Ihrer Leber. Manchmal werden allerdings auch Stoffe, die dringend den Körper verlassen sollten, wieder über die Darmwand resorbiert. So kommt es zu einer kleinen Rückvergiftung. Kritisch wird es dann, wenn Sie zu wenig Ballaststoffe zu sich nehmen, die die »Toxin-Rückresorption« abpuffern.

Der Lupenblick auf die Abläufe der Entgiftung macht die Unsinnigkeit von zu rabiaten, zeitlich limitierten und unüberlegten »Detox-Kuren« bewusst. Gelobte Molkeshake-Kuren zum Entgiften bewirken im Körper eher einen ungewollten Adrenalin-Zickzack und keine Heilung. Wie jeder gute Hausputz sollte auch der innere Hausputz behutsam erfolgen. Intermittierendes Fasten etwa hat in der Entgiftung eine Berechtigung, da es den Prozess der Autophagie, die Selbstreinigung des Körpers, unterstützt. Aber auch Fasten braucht ein gesundes Maß. Eine Entgiftung darf sich nie wie ein Horrortrip durch eine endlose Geisterbahn anfühlen. Fragwürdige Detox-Experimente enden vor allem dann dramatisch, wenn die körpereigene Entgiftung forciert wird, ohne dass zuvor an die Verdauung gedacht wurde und eine gezielte Darmsanierung erfolgt ist.

Elementar wichtig ist deshalb: Um den Körper *richtig* zu entgiften, muss als Erstes die Verdauung gestärkt werden. Dann bleibt eine suffiziente Entgiftung ohne die Nebenwirkungen einer Rückvergiftung und schenkt Ihnen enorm viel neue Energie. Eine beschädigte Darmschleimhautbarriere schwächt die körpereigene Entgiftung. Eine intakte Darmschleimhaut ist Dreh- und Angelpunkt Ihrer Entgiftung und Ihres Energielevels. Jedes Haus braucht ein Fundament, auf dem es fest steht. Das gilt für die Entgiftung genauso. Mit folgenden einfachen goldenen Regeln kommen Sie sehr weit, und an diese sollten Sie sich halten. Mein Ziel für Sie ist, dass Ihre körpereigenen Entgiftungssysteme täglich gepflegt werden und optimal funktionieren, lebenslang. Und diesem Ziel kommen wir bereits mit kleinen Schritten im Alltag deutlich näher!

DIE 7 GOLDENEN REGELN DER ENTGIFTUNG

1. Stärken Sie Ihr Verdauungssystem und schützen Sie die Darmschleimhautbarriere

Die Heilung Ihrer Verdauung ist der erste Schritt des erfolgreichen Entgiftens. Sie können der Entgiftung exzellent helfen, indem Sie die »Entgiftungs-Band« unterstützen: Leber, Galle, Nieren, Haut, Atmung.

2. Setzen Sie auf Entgiftungskost

Die zeitlos gesunde ENERGY!-Ernährung nutzt die therapeutische Kraft von antientzündlichen und darmgesunden Lebensmitteln.[273] Die teils stark entgiftende Kraft bestimmter Nahrungsmittel wird genutzt.[274] Folgende Lebensmittel versorgen Sie mit reichlich sekundären Pflanzenstoffen und stimulieren die Entgiftungsenzyme: Blumenkohl, Brokkoli, Grün-, Rosen-, Rot-, Spitz- und Weißkohl, Kohlrabi, Meerrettich, Mangold, Radieschen, Zwiebeln und Knoblauch, Beeren und Trauben. Auch Walnüsse und Avocados punkten als glutathionreiche Lebensmittel in einer ausgefuchsten Entgiftungskost sowie Kräuter und Gewürze wie Brunnenkresse, Basilikum, Petersilie, Kreuzkümmel, Kurkuma, Rosmarin, Schwarzer Pfeffer und Mohn. Exzellente Entgifter sind auch Spirulina- und Chlorella-Mikroalgen sowie Koriander.[275] Dieser wirkt besonders antioxidativ und hebt den Glutathionspiegel an. Binden Sie diese natürlichen Entgifter und Rohkost in Ihren Speiseplan ein. So haben Sie ein hocheffektives Detox-Programm ohne riesigen Aufwand.

3. Unterstützen Sie Leber und Gallensystem

Alles, was die Schadstoffzufuhr minimiert, hilft Ihren Entgiftungsgrößen Leber und Galle. Sorgen Sie für ausreichend erholsamen Schlaf und gute Schlafhygiene (siehe Teil 2, Kapitel: *Gut schlafen – das Geheimnis der Regeneration*), da in den frühen Nachtstunden die Leber zur Höchstform aufläuft.

Tipp: Alle bitter schmeckenden Nahrungsmittel und Kräuter (z.B. Löwenzahn, Rucola, Chicorée, Radicchio) stimulieren die Leber- und Gallenfunktion. Bitterstoffe sollten erfahrungsgemäß regelmäßig über

Nahrungsmittel, Tees (wie Löwenzahntee) und Bitterstoffpräparate (z. B. als Spray ohne Alkohol und Konservierungsmittel oder Pulver) zugeführt werden. Als erprobte Nahrungsergänzung zur Unterstützung der Leber und damit der gesamten Verdauungs- und Entgiftungsarbeit gelten Kombinationspräparate aus Artischocke, Löwenzahn und Mariendistel (Silybum marianum).

4. Helfen Sie den Nieren

Die Arbeit Ihrer Nieren unterstützen Sie, indem Sie Wasser, vor allem reines Quell- oder gefiltertes Wasser, trinken. Starten Sie bereits morgens mit zwei großen Gläsern Wasser (ca. 400 ml) in den Tag. So sorgen Sie dafür, dass die in der Nacht von der Leber entschärften Gifte schnellstmöglich über die Nieren ausgeschieden werden. Teesorten wie Brennnesseltee kurbeln die Diurese, das heißt die Ausscheidung, an. Als Zielwert für die Trinkmenge am Tag haben sich dabei 30 bis 40 ml pro Kilogramm Körpergewicht erwiesen. Machen Sie dazu einen Selbsttest: Versuchen Sie, so viel zu trinken, dass die Farbe Ihres Urins wenigstens einmal am Tag von sehr heller Farbe ist. Das spricht für eine ausreichend gute »Durchspülung« Ihrer Harnwege und bessere Entgiftung.

5. Unterstützen Sie Ihre Haut und Ihre Atmung

Sorgen Sie dafür, möglichst oft, mindestens einmal am Tag, kräftig ins Schwitzen zu kommen. Bleiben oder werden Sie aktiv(er)! Regelmäßige Bewegung, Treppensteigen, Tanzen, Fahrradfahren und andere Sportarten, aber auch Saunabesuche bieten Ihnen hervorragende Chancen, über die Haut zu entgiften. Die entgiftende und entspannende Infrarotsauna ist besonders empfehlenswert[276], auch für Menschen, die beim Sport eingeschränkt sind. Inzwischen gibt es sogar faltbare Saunakabinen für kleine Wohnungen. Unterstützen Sie zudem Ihre Entgiftung und Ihr Energieniveau, indem Sie versuchen, täglich mindestens 15 bis 30 Minuten, optimal eine Stunde an der frischen Luft zu verbringen. Nutzen Sie dabei die Kraft des bewussten Atmens (siehe Teil 2, Kapitel: *Stress reduzieren, Immunsystem stärken und Energie zurückgewinnen, Atemübung*).[277]

6. Helfen Sie dem Darm beim Gifte-Ausleiten

Es ist immens wichtig, die Giftstoffe nicht nur zu mobilisieren, sondern effektiv aus Ihrem Körper zu lotsen. Einer Rückresorption toxischer Substanzen aus dem Darm muss deshalb vorgebeugt werden. Eine optimale Zufuhr von Ballaststoffen verhindert Verstopfungen, Kotverkrustungen und »Kotsteine«, die sich wie unsympathische Gäste in die Darmschleimhaut regelrecht »einmauern« können und von dort aus toxischen Abfall aus dem Stuhl ungewollt in das Blut leiten. Als hilfreich gilt die Einnahme von Bio-Chlorella, die bereits zu Anfang einer Darmsanierung gestartet werden kann.[278] Diese Süßwasseralge hat den höchsten Gehalt an Chlorophyll im Pflanzenreich. Sie ist ein exzellenter Entgiftungshelfer, da Chlorophyll Schwermetalle bindet und Methylgruppen zur Giftbindung liefert.[279] Ihr außergewöhnlich hoher Gehalt an Protein (bis zu 60 Prozent) mit allen acht essenziellen Aminosäuren, Vitamin A, C, Mikronährstoffen, Eisen, Zink und Vitamin B6, B9, B12 macht sie außerdem zu einem guten Partner in der vegetarischen und veganen Ernährung (siehe Teil 2, Kapitel: *Vegetarische und vegane Ernährung – ein Update*). Die Einnahme von Chlorella empfiehlt sich in Bio-Qualität als Pressling, Kapsel oder Tablette. Die empfehlenswerte Anfangsdosis für die behutsame Entgiftung liegt bei 500 mg. Sie kann auf eine Tagesdosis von 1 bis 7 g langsam gesteigert werden.

Falls Sie Bio-Chlorella nicht gut vertragen, gilt als kostengünstigeres Alternativmittel Flohsamenschalenpulver. Achten Sie auch hier auf Bio-Qualität, da Flohsamenschalen sehr belastet sein können. Ihr hoher Gehalt an Ballaststoff (über 80 Prozent) und Schleim macht sie zum hervorragenden Giftstaubsauger. Sie wirken zudem präbiotisch und entzündungshemmend auf Ihre Darmschleimhaut. Bei der Einnahme ist auf eine ausreichende Flüssigkeitszufuhr zu achten. Empfehlung zur Dosis: 2- bis 3-mal 1 TL kurz vor den Mahlzeiten in 250 bis 300 ml Wasser verrühren und zügig trinken.

7. Überdenken Sie Genussmittel!

Genussmittel sind die größten Feinde der Entgiftung. Denn: Alkohol[280] und Nikotin[281] greifen massiv in die Entgiftung ein. Dabei marschieren auch massenhaft freie Radikale auf (oxidativer Stress). Außerdem führt Alkohol zu einer Cortisolausschüttung, was die Gewichtszunahme fördert und den Energielevel minimiert. Wegen dieser eindeutigen Effekte sollte der Konsum von Alkohol und Nikotin eingeschränkt oder gestoppt beziehungsweise grundsätzlich überdacht werden.

WAS SONST NOCH DER ENTGIFTUNG HILFT – UND WAS NICHT

Meine besten Spezialtees zur Entgiftung

Seien Sie experimentierfreudig, und lassen Sie sich in der Apotheke folgende Tee-Variationen anmischen – zu gleichen Teilen oder nach Vorlieben. Sie fördern die Arbeit Ihrer Leber und Nieren, wirken antientzündlich (Olivenblätter[282]) und entgiftend (Klettenwurzel).

- Löwenzahn, Brennnessel (einfach und mein Favorit)
- »Der Cremig-Macher«: Schafgarbenkraut, Löwenzahn, Pfefferminzblätter, Mariendistelkraut, Kamillenblüten (diese Mischung macht emotional »cremig«, d. h. gelassen und entspannt)
- Hibiskusblüten, Hagebutten, Brombeer- und Himbeerblätter, Zitronenverbene
- Olivenblätter, Zitronenmelisse, Bockshornklee
- Klettenwurzel, Ingwer, Zitronenverbene

Übergießen Sie jeweils 1 bis 2 TL Ihrer favorisierten Teemischung mit etwa 200 bis 250 ml heißem Wasser und lassen Sie sie 10 bis 15 Minuten ziehen. Die optimale Wirkung entfalten diese Mischungen, wenn sie abwechselnd zum Zuge kommen.

Trampolin

Springen oder »trampeln« Sie Trampolin! Es lindert Knochenschwund, es regt Ihre Durchblutung und den für den Giftabtransport wichtigen Lymphfluss besonders gut an.

Leberwickel
Schicken Sie Ihre Leber in einen Wellness-Kurzurlaub mit einem Leberwickel. Diese altbewährte Maßnahme unterstützt Ihre Leber.[283] Sie brauchen dazu: ein kleines und ein großes Handtuch sowie eine dichte Wärmflasche. Füllen Sie zunächst die Wärmflasche mit heißem, nicht mehr kochendem Wasser. Anschließend tränken Sie das kleine Handtuch mit warmem Wasser und wringen es aus. Legen Sie das kleine, feuchte, nicht mehr zu heiße Handtuch vorsichtig auf die Leberregion unter dem rechten Rippenbogen. Positionieren Sie die gefüllte Wärmflasche auf dem kleinen Handtuch, umwickeln Sie mit dem großen, trockenen Handtuch die Wärmflasche, und fixieren Sie den Wickel am Oberkörper. Der optimale Zeitpunkt für den Leberwickel liegt zwischen 12 und 15 Uhr, die Dauer sollte etwa 30 Minuten betragen. Abends fördert er das Einschlafen. Wichtig: Wenden Sie den Leberwickel nicht bei Fettleber oder Magen- beziehungsweise Dünndarmgeschwüren an.

Vorsicht bei Saft- und Molke-Eiweiß-Kuren
Der Gedanke, allein mit einer Saftkur oder Eiweiß-Shakes die Leber zu entgiften, wirkt bestechend. Gegen solche Kuren zum Leber-Detox spricht allerdings Folgendes: Grüne Saftkuren liefern zwar wertvolle Antioxidantien, die die Phase I der Entgiftung fördern. Aber es fehlt hier an wichtigen Aminosäuren. Bei vielen Eiweiß-Shakes mangelt es umgekehrt an Antioxidantien, Vitaminen und Ballaststoffen. Basieren sie auf Molke-Eiweiß, also Milcheiweiß, mit Süßstoffen, können sie das Immunsystem ungünstig aktivieren und die gesunde Darmflora schädigen. Der Entgiftungsprozess bleibt deswegen bei beiden Ansätzen auf halber Strecke stecken. Nicht wenige Menschen spüren das an einem lausigen Körpergefühl mit Kopfschmerzen, Unwohlsein und Erschöpfung. Das zeigt: Die Leber wurde in diesem Fall nicht entgiftet, sondern überlastet.

Kaffee – ein zweischneidiges Schwert
Wie man auf Koffein reagiert und wie gut oder schlecht man Kaffee entgiftet, ist individuell verschieden. Die Leber ist durch ihre hochspezialisierten Enzyme in der Lage, Koffein wie andere Giftstoffe umzuwandeln

und zu entschärfen. Wer nach einer Tasse Kaffee lange wach bleibt, hat eine eher geringe Enzymaktivität, entgiftet also schlechter. Deshalb wirkt hier Koffein so viel länger. In diesem Fall sollte man auf Kaffee verzichten oder ihn deutlich reduzieren. Aber Kaffee ist nicht nur schlecht. Im Gegenteil. Ein Trost für alle Kaffee-Liebhaber: Er fördert die Durchblutung der Nieren und aktiviert die Enzyme der Leber. So kann er potenziell sogar die Entgiftung viel toxischerer Giftstoffe fördern. Kaffee ist also des einen Freund, des anderen Feind. Probieren Sie es aus! Problematisch ist Koffein vor allem für Menschen mit chronischem Energiemangel und zeitgleich starker Unruhe oder Nebennierenschwäche (siehe Teil 1, Kapitel: *Ausgebrannte Nebenniere – die schleichende Müdigkeit*). Diese Menschen fahren zweifelsfrei besser und haben deutlich mehr Energie, wenn sie langfristig auf Koffein verzichten. Deshalb lohnt es sich für Sie, im 30-Tage-ENERGY!-Programm herauszufinden, wie gut oder wie schlecht Ihnen Koffein tut.

Sonstiges

Halten Sie sich an die Empfehlungen dieses Buches und horchen Sie in sich hinein, wie sich Ihr Energieniveau verbessert. Eine intensive Entgiftung ist nichts, was man zwischendurch in irgendeinem »Gesundheitsstudio«, bei einem »Experten« oder »Gesundheitsberater« oder in einer kostspieligen »Detox-Klinik« *ohne* vorherige mehrwöchige Darmsanierung macht. Rät Ihnen jemand zu einer Detox- oder Infusionstherapie, ohne sich über die Gesundheit Ihres Darms genauestens zu vergewissern und Ihre Mikronährstoffbilanz im Blut abzuklären, sollten Sie die Finger davon lassen. In Sachen Entgiftung empfehle ich immer den behutsamen und professionellen Weg über einen auf diesem Gebiet sehr erfahrenen Arzt.

TOXISCHE **ENERGIE-STAUBSAUGER** IM ALLTAG – UND WIE WIR SIE **LOSWERDEN**

Eine Gewohnheit kann man nicht einfach zum Fenster hinauswerfen. Man muss sie Stufe für Stufe die Treppe hinunterlocken.

Mark Twain

Ihre Gesundheit und Ihr Energieniveau werden sich durch eine bessere Auswahl von Lebensmitteln eindrucksvoll zum Positiven verändern. Diese Wirkung können Sie steigern, wenn Sie die hartnäckigen Energiestaubsauger aus Alltagsgiften reduzieren und Ihre körpereigene Entgiftung Tag für Tag aufmöbeln. Das Credo meiner Methode ist: Vorbeugen ist die beste Medizin! Deshalb rate ich Ihnen: Tun Sie das, was Sie leicht umsetzen können, und beißen Sie sich nicht die Zähne an Dingen aus, die Sie zunächst nicht ändern können. Jeder von uns wird den Weg finden, der zu ihm passt. Das sollte auch unser Anspruch sein.

Ich selbst gehe zum Beispiel diesen Weg: Ich versuche, immer weniger Produkte zu verwenden, die Toxine enthalten oder die Umwelt belasten. Ich nutze weitgehend Naturkosmetik (Kosmetik sollte man meiner Meinung nach essen können), keine Silikonbackformen, wenig Plastik und koche mit gesundem Kochgeschirr ohne Antihaftbeschichtung aus Edelstahl. Vor jeder Kaufentscheidung stelle ich mir Fragen wie: »Brauche ich das?« Meine Lieblingsfrage lautet: »Ist das *delphinig*?« Damit meine ich, ob dieses Produkt aus gesundheits- und umweltschädlichem Plastik besteht und theoretisch im Maul eines sympathischen

Delphins landen könnte. Allein diese beiden Fragen helfen mir, gesündere Entscheidungen zu treffen. Auch der Blick auf das Etikett von Kleidungsstücken hilft mir: Ich habe mir abgewöhnt, Kleidung zu kaufen, die man nicht normal waschen kann und in die chemische Reinigung schleppen muss, um den nostalgischen Fleck vom letzten »Spaghetti-um-die-Gabel-drehen-Genuss« erfolgreich zu beseitigen.

Auch ich kann aus Zeitmangel nicht immer auf der Jagd nach gesunden Nahrungsmitteln in den deutlich entfernteren Bio-Markt hetzen oder gemütlich über den Wochenmarkt schlendern und in aller Ruhe Äpfel und Möhrchen aussuchen. Kompromisse sind möglich und nötig. Wenn wir aber steuern, was wir steuern können, und das große Ganze nie aus den Augen verlieren, ist bereits viel gewonnen. Jeder von uns hat Prioritäten im Leben. Wenn Sie die folgende Strategie peu à peu umsetzen, liegen Sie ganz weit vorn!

Spielen Sie Detektiv. Begeben Sie sich akribisch auf die Suche, wie Sherlock Holmes, Jane Marple oder Hercule Poirot. Überprüfen Sie Ihr Umfeld: Küche, Bad und Abstellkammer sind interessante Fundgruben. Mit folgenden Tipps können Sie viel erreichen.

Trinken Sie reines, sauberes Wasser

Die Qualität des Trinkwassers hängt trotz bester Vorsorge durch die Trinkwasserverordnung hierzulande auch von Ihrem Wohnstandort ab. Wenn Sie die Neugier treibt, können Sie Ihr Trinkwasser in ausgewiesenen Laboren auf Rückstände untersuchen lassen. Allgemein empfehle ich, Trinkwasser zu filtern oder reines Quellwasser zu trinken. Informieren Sie sich dazu im Internet, welche Lösung für Sie am besten passt.

Gönnen Sie sich für unterwegs Behältnisse aus Edelstahl oder Glas, in die Sie Ihr Wasser füllen. Die Auswahl von Wasserfiltern hat einige Finessen. Wenn Sie einen Tischwasserfilter mit einem austauschbaren Aktivkohlefilter verwenden, achten Sie auf die Bedienungsanleitung und vergessen Sie nicht, den Filter regelmäßig zu wechseln und zu reinigen, um für eine gute Wasserqualität zu sorgen. Sonst sickern ungesunde Chemikalien in das gefilterte Wasser, und das gefilterte Wasser wird zu einer »Giftschleuder«. Wasser, egal, ob gefiltert oder nicht, verkeimt schnell. Es empfiehlt sich, Tischwasserfilter im Kühlschrank aufzubewahren und Wasser täglich frisch zu filtern.

Wenn Sie dann noch die nächsthöhere Zündstufe der Wasserreinigung zünden wollen, können Sie überlegen, ob Sie sich Wasserfilter direkt in den Wasserhahn einsetzen. Filtersysteme können Sie nicht nur in der Küche, sondern auch im Bad umsetzen. Und falls Sie sich um Ihre Zeit sorgen, kann ich Sie beruhigen: Die Zeitinvestition für Einkauf, Installation und regelmäßigen Wechsel ist äußerst gering.

Wenn Sie ein eigenes Haus besitzen, könnten Sie langfristig überlegen, Filter für die gesamte Wasserversorgung einzurichten. Die stärksten Filter sind sogenannte Umkehrosmose-Geräte. Eine teure Investition. Ein solches Gerät kann etwa 25 Liter Trinkwasser täglich filtern. Für eine mehrköpfige Familie kann sich das bald rechnen. Allerdings haben auch solche hochpreisigen »Alles-geht-raus-Filter« einen Nachteil: Nicht nur die Toxine, auch lebenswichtige Mineralien wie Magnesium und Calcium werden aus dem Wasser gefischt. Sie haben dann ein absolut sauberes, aber mineralienfreies Wasser. Ich persönlich habe mich bisher für ein einfaches Aktivkohlefiltersystem entschieden, nachdem ich das Trinkwasser in meinem Zuhause auf Rückstände untersuchen ließ.

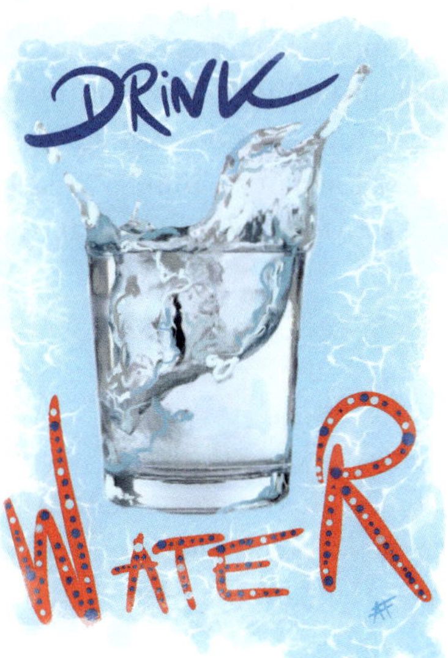

Zwei Gläser Wasser auf nüchternen Magen gleichen das über Nacht entstandene Flüssigkeitsdefizit aus.

Sorgen Sie für saubere, frische Luft

Lüften Sie mindestens einmal alle zwei Stunden die Zimmer, in denen Sie sich aufhalten, für 10 bis 15 Minuten. Oft sind wir uns nicht bewusst, wie stark die Verschmutzung der Innenräume durch Chemikalien aus Möbeln, Matratzen, Druckern und Energiesparlampen mit Quecksilberleuchten auf uns wirkt. Die meisten Menschen verbringen bis zu 90 Prozent ihrer Lebenszeit in Innenräumen. Deshalb sollten Sie die Luft, die Sie in Ihrem Zuhause oder Büro atmen, so sauber wie möglich halten. Der Hausputz der Zukunft entstaubt nicht nur Regale, sondern kümmert sich auch um die Atemluft. Luftfiltersysteme (HEPA, High-Efficiency Particulate Air Filter) mit ihrem potenziellen Nutzen für die Gesundheit sind wegen der Corona-Epidemie und der Ausbreitung der Viren über Partikel in der Ausatmungsluft (Aerosole) begehrter geworden.[284]

Sorgen Sie für unbelastete Lebensmittel

Kaufen Sie so oft wie möglich frische, unbelastete, regionale und saisonale Lebensmittel. Achten Sie beim Einkauf auf die Herkunft (Etikett). Wenn Sie Fleisch und tierische Produkte kaufen, entscheiden Sie sich für Bio-Fleisch von Tieren aus artgerechter Haltung und für Bio-Eier von freilaufenden Hühnern. Wählen Sie Fisch aus nachhaltigem Fang und mit möglichst geringer Quecksilberbelastung. Die Quecksilberbelastung in Fisch ist ein ernst zu nehmendes Problem, das Ihre Entgiftung fordert. Achten Sie auch bei der Ernährung Ihrer Kinder und Enkel auf diese Empfehlung, selbst bei größter Liebe Ihrer Kleinen zu Thunfisch (siehe Teil 2, Kapitel: *Die Kraft der Ernährung, Die ENERGY!-Lebensmittel*).

Reduzieren Sie die Toxine (Haushalt, Hobby, Handwerk und Beruf)

Plastik ist überall: von den vertrauten Behältnissen für das Schulpausenbrot oder für den Lunch im Büro bis zu den Thermopapier-Kassenzetteln, die uns beim Einkauf in die Hände gedrückt werden. Aber es fällt nicht gerade leicht, Kunststoff mit einem Handgriff aus dem Alltag zu bannen. Beginnen Sie in kleinen oder großen Schritten, und entscheiden Sie selbst, wie weit Sie gehen. Zwei Tipps sind mir besonders wichtig: Wenn Sie eine Mikrowelle nutzen wollen, setzen Sie bitte auf Glasbehältnisse, um Lebensmittel zu erwärmen, nicht auf Plastik. Und falls Sie eine neue Pfanne brauchen, schaffen Sie sich langfristig eine Edelstahlpfanne an. Warum? Töpfe und Bratpfannen mit Antihaftbeschichtungen enthalten perfluorierte Tenside, toxische Chemikalien, die sich potenziell auch in Wegwerf-Kaffeebechern, Fastfood-Schachteln etc. tummeln und Ihr Hormonsystem beeinflussen. In Verbindung mit sehr hohen Temperaturen, zum Beispiel beim Anbraten, in sehr warmem Essen oder Heißgetränken löst sich diese Chemikalie leicht und gelangt in Ihren Körper. Ein Verzicht auf Antihaft-Bratpfannen und Junkfood schickt die Entgiftungsheldin, die Leber, in den Urlaub. Energiezuwachs inklusive!

Tipp: Für handwerkliches Arbeiten gilt: Halten Sie Handschuhe, Atemmaske und Augenschutz bereit, zum Beispiel bei Maler- oder Lackierarbeiten, der Bearbeitung von Holz, der Nutzung von Laubbläsern im Garten sowie Hochdruckreinigern für das Auto.

Nutzen Sie natürliche Kosmetika und Körperpflege

Die Haut isst und trinkt immer mit. Mein Tipp: Ersetzen Sie aufgebrauchte Produkte aus Ihrem Badezimmer durch ein Produkt mit weniger Schadstofflast. Kritische Inhaltsstoffe sind vor allem Parabene, Phtalate (Weichmacher), die im Körper östrogenartige Wirkungen entfalten, außerdem künstliche Duft- und Farbstoffe, antibakterielles Triclosan, Formaldehyd und Mikroplastik. Auch auf die Begriffe »Bio« sollten Sie sich nicht allein verlassen. Als hilfreiche Stütze im Alltag haben sich Produkt-Tracker bewährt, die den Barcode entschlüsseln, wie zum Beispiel Code-Check. Spannend finde ich auch »festes« Shampoo oder Duschprodukte als eine Art Seifenstück. Der Markt bietet ständig Innovationen, wie zum Beispiel biologische Vollwaschmittel als »Blätter« in Postkartengröße, die volle Waschkraft auch bei niedrigeren Temperaturen entwickeln. Sie sparen Plastik und chemische Spülmittel, schonen Körper und Umwelt. Solche Produkte finden Sie in Drogerien und Supermärkten.

Antibakterielle Seifen enthalten oft *Triclosan*, eine Substanz, die sehr umstritten ist. Sie kann den menschlichen Hormonhaushalt stören und gilt als potenziell krebsauslösend. Auch das oft als Alternative eingesetzte *Benzalkoniumchlorid* ist nicht viel besser. Wählen Sie deshalb lieber normale Seifen, waschen Sie die Hände öfter und gründlich. Zur Händedesinfektion setzen Sie auf Produkte, die auf Ethanol basieren.

Hausputz – mal anders

Konventionelle Reinigungsmittel, die wir in Küche, Bad und Haushalt benutzen, sind nicht selten echte Chemiekeulen. Ungiftige Alternativen für Reinigungs- und Spülmittel finden Sie im Reformhaus, Biomarkt, in Drogerien oder im Internet. Mit geringem Zeitaufwand können Sie einfache, »natürliche« Putzmittel auch selbst herstellen. Das Internet bietet Ihnen dazu eine Oase an Recherchemöglichkeiten.

Besuch beim Zahnarzt

Wenn bei Ihrem Zahn eine neue Füllung ansteht, besprechen Sie vorab mit Ihrem Zahnarzt, dass Sie keine Amalgam- oder Goldfüllungen wünschen. Im Zweifelsfall nehmen Sie einen Wechsel des Zahnarztes in Kauf, und wenden Sie sich an einen ganzheitlich arbeitenden Zahnarzt.[285] Alte Gold- oder Amalgamfüllungen sollten langfristig bei Bedarf durch metallfreie Füllungen sachgerecht ersetzt werden (siehe Teil 1, Kapitel: *Tatort Mund – wie unentdeckte Störfelder schlapp machen*). Die Verträglichkeit von Materialien kann nach neuestem Stand der umweltmedizinischen Labordiagnostik vorher getestet werden (z. B. Kompositfüllung, Klebstoffe etc.). Die beste Verträglichkeit bieten derzeit metallfreie Lösungen mit Keramikfüllungen.

Vorsicht bei Schimmel

Da nicht erkannte Schimmelpilzbelastungen eine Ursache für Energiemangel und unklare Symptome sind, empfehle ich Ihnen, hellhörig zu werden, wenn Sie mögliche Schimmelbelastungen in Ihrem direkten Umfeld ausmachen[286] – ein älteres Haus, Zwischendecken, niedrige, muffige Kellergeschosse, die schon nach Schimmel riechen, oder Häuser, die einer hohen Feuchtigkeitsbelastung ausgesetzt sind. Effektiver, als Ihre Umgebung auf Schimmel zu testen, ist es jedoch, wenn Sie sich bei Verdacht auf eine Schimmeltoxin-Belastung selbst untersuchen lassen. Interessant sind dabei nur die Schimmelpilzsorten, die giftige Mykotoxine bilden können. Für verschiedene Mykotoxine gibt es entsprechende Blut- und Urintests. Ein in Umweltmedizin, funktioneller Medizin oder Präventivmedizin erfahrener Arzt kann Ihnen hier helfen.

Dazu eine Anmerkung: Solche Leistungen der Umweltmedizin werden leider bisher nicht von den gesetzlichen Krankenkassen bezahlt. Ist ein Schadstoffnachweis in einer Wohnung allerdings geführt, fallen erforderliche Untersuchungen in der Regel in die Leistungspflicht der Krankenkassen. Die Leistungspflicht besteht auch, wenn der Hausarzt einen Verdacht hat, dass Beschwerden durch unklare Intoxikationen erklärbar sind. Regional haben einige Krankenkassen Sondervereinbarungen zur Vergütung solcher Untersuchungen geschlossen. Fragen Sie im Zweifel bei Ihrer Krankenkasse nach.

Im Falle eines Schimmelpilznachweises sollten Sie das Problem angehen und Ihre Wohn- oder Arbeitsplatzumgebung fachgerecht sanieren lassen. Zudem sollten Sie die ENERGY!-Tipps zur Darmsanierung und anschließenden Entgiftung beherzigen (siehe Teil 2, Kapitel: *Gesunde Verdauung – Kleines Heil-ABC* und *Entgiften – aber richtig*).

Emotionale Gifte

Bei allen toxischen Geistern, die um uns herumspuken, dürfen wir nicht vergessen: Es gibt nicht nur »böse Gifte« von außen, sondern auch emotionale Gifte können auf uns einwirken – Stress, ein Leben gegen die eigenen Werte und Überzeugungen, fehlende Erfüllung im Job, mangelnde Zugehörigkeit zu anderen Menschen, Streit in der Familie, Leiden unter Missgunst, Krankheit, körperlicher und psychischer Gewalt, Existenzangst etc. All diese Gifte können sich aufsummieren und in uns eine viel stärkere, krank machendere und energieraubendere Wirkung entfachen als die Armada der Gifte »von außen«. Aus meiner Praxisarbeit mit Patienten weiß ich: Diese oft unerkannte toxische Last, die tief in die Seele dringt, darf nicht übersehen werden.

Innerer Widerstand und negative Gefühle sind Energieräuber par excellence. Auch ihnen müssen wir uns stellen, wenn wir gesund werden und ein Leben mit Energie und Lebensfreude bis ins hohe Alter genießen wollen. Wenn Sie sich an dieser Stelle liebevoll ertappt fühlen, gehen Sie bitte diesem Gefühl nach. Schluss mit Verdrängen! S-C-H-L-U-S-S. Trauen Sie sich auf eine weitere Expedition, und werden Sie Jäger Ihrer verborgenen Sorgen und inneren Gifte. Kümmern Sie sich auch um toxische (Alt-)Lasten, und suchen Sie sich bei Bedarf professionelle therapeutische Hilfe zum »seelischen Entgiften« und Loslassen von Dingen, die Sie belasten. Lassen Sie auch diese Klippen hinter sich, die Ihnen immer wieder wertvolle Lebensenergie rauben. Tun Sie das! Versprochen?

Für die meisten Menschen sind diese Tipps zur Toxin-Abwehr ausreichend. Selbst wenn Sie langfristig nur wenige dieser »alltagsentgiftenden« Empfehlungen umsetzen, bringen Sie die ENERGY!-Ernährung und das 30-Tage-ENERGY!-Programm in eine neue Umlaufbahn. Und wir können erstaunliche Kräfte mobilisieren, um mit Toxinen fertigzuwerden. An dieser Stelle denke ich an Alt-Bundeskanzler Helmut Schmidt (1918–2015) und seine Zitate zurück. Wie sagte er so schön: »Für mich gibt es nur noch zwei Stimulantia: die Arbeit und die Zigarette!« Helmut Schmidt rauchte, rauchte und – rauchte. Seit seinem 16. Lebensjahr und bis zu seinem Tod. Und dennoch brachte er es auf ein nahezu biblisches Alter von 96 Jahren. Schätzt man seinen Konsum auf durchschnittlich 40 Glimmstängel am Tag und nimmt man an, er begann mit 16 Jahren mit dem Rauchen, dann hat Helmut Schmidt somit 40 Zigaretten mal 365 Tage mal 80 Jahre, also 1 168 000 Zigaretten geraucht und etwa 700 800 Stunden in toxischen Nebelschwaden verbracht, abzüglich der Stunden, in denen er geschlafen hat. Das macht deutlich: Wir können auch unter toxischen Einflüssen alt werden …

NAHRUNGS-ERGÄNZUNG – DIE BESTEN **TIPPS** UND **TRICKS** AUS DER PRAXIS

*Wir können den Wind nicht ändern,
aber wir können die Segel anders setzen.*

Nahrungsergänzung darf gesundes Essen nicht ersetzen, nach dem Motto: »Erst gönne ich mir die transfettvolle Chipstüte und dann schlucke ich eine Handvoll Pillen. Läuft doch!« Läuft eben nicht. Das Ziel, mehr Gesundheit, Lebensfreude, Immunstärke und Energie zu gewinnen, würde so garantiert verfehlt, das haben die vorherigen Kapitel gezeigt. Es kann jedoch sinnvoll sein, durch die kontrollierte Gabe von Nährstoffen frühzeitig in die Prozesse des Stoffwechsels einzugreifen, das Immunsystem zu stärken und Krankheiten zu verhindern oder zu lindern.[287] Daher spielten Nahrungsergänzungen schon in den bisherigen Kapiteln dieses Buches immer wieder eine Rolle als Nebendarsteller.

Ergänzungen dürfen aber nicht wahllos eingesetzt werden. Nährstoffe sind in der optimalen ENERGY!-Wirkung aufeinander angewiesen wie ein Kletterer an einer steilen Bergwand auf seinen Kameraden. Es bedarf eines Konzepts, um nutzlose oder teure Stoffe zu vermeiden, die Ihr Körper nicht verwerten kann. Wenn Sie die Ursachen von Müdigkeit und Krankheit beseitigen und Ihre Gesundheit stärken wollen, empfehle ich Ihnen einen couragierten Ausflug in die Nahrungsergänzung.

Oft wird behauptet, Nahrungsergänzung wäre reine Zeit- und Geldverschwendung. Lassen Sie sich dadurch nicht verunsichern. Warnungen treffen zu für minderwertige Produkte und nicht kontrollierte, zu hohe Dosierungen. Jüngste Studien und unabhängige Experten demonstrieren, dass eine sorgsame Einnahme sinnvoll ist.[288] Die körperliche Belastbarkeit wird verbessert und das Infektionsrisiko zum Beispiel auch für virale Erkrankungen wie Covid-19 gemindert.[289] Da eine Nahrungsergänzung oft die tägliche Einnahme von Produkten erfordert, sollten Sie pingelig die Qualität und das Etikett prüfen. Hochwertige Produkte basieren auf dem sogenannten Reinsubstanzen-Prinzip, sie verzichten auf:

- versteckte, nicht deklarationspflichtige Hilfsstoffe: Farbstoffe wie Titanoxid, Trennmittel wie Magnesiumstearat oder Siliciumdioxid,
- Zusatzstoffe wie Carrageen (E 407)
- Süßstoffe wie Aspartam oder andere Zuckeraustauschstoffe
- Allergene oder unverträgliche Stoffe (Gluten, Laktose, Fruktose und Histamin)

Qualitätsprodukte finden Sie in der Apotheke oder im Reformhaus. Sie können sie auch direkt von Herstellern, die ausschließlich nach dem Reinsubstanzen-Prinzip arbeiten, erwerben (für Bezugsquellen siehe Anhang: *So bleiben Sie informiert*).

Nahrungsergänzung – modernes Wissen kompakt

Um Ihnen den Einstieg möglichst einfach zu machen, habe ich Tabellen erstellt, die Ihnen einen fundierten Überblick zum Thema verschaffen. Mein Tipp: Lesen Sie sich in Ruhe ein! Bitte erschrecken Sie nicht angesichts der Ausführlichkeit. Sie sind auch als Handlungsleitfaden für Ärzte geschrieben. Sie können diese Tabellen pragmatisch angehen und sich erst auf die Basisempfehlungen »für alle« konzentrieren. Wenn Sie mithilfe dieses Buches spezielle Ursachen für Ihren Energiemangel entschlüsselt haben, zeigen Ihnen die darauffolgenden Tabellen die aktuell optimale begleitende Nährstofftherapie zur ENERGY!-Ernährung.

Es empfiehlt sich auch ein zeitlich versetztes Vorgehen: Wenn Sie die Empfehlungen für die Verdauungs-Therapie (siehe Teil 2, Kapitel: *Gesunde Verdauung – Kleines Heil-ABC*) mindestens drei Monate umgesetzt haben, können Sie sich bei Bedarf zusätzlich der Entgiftung widmen. Falls Sie unter einer Histaminintoleranz beziehungsweise einer Mastzellaktivierung leiden, gebe ich Ihnen eine innovative Formel an die Hand, um Ihre Symptome zu lindern. Gehen Sie in Ihrem Tempo vor. Holen Sie unbedingt Ihren Hausarzt ins Boot. Bleiben Sie neugierig, man lernt nie aus!

Wirkstoffe und ihre ENERGY!-Funktion im Körper

(Referenzwerte für die Nährstoffzufuhr nach D-A-CH)

ENERGY!-BASISEMPFEHLUNG
für alle, die unter Energiemangel leiden

OMEGA-3-FETTSÄUREN *(langkettige Fettsäuren DHA/EPA)*

+ Bausubstanz Zellmembran
+ steigern Energielevel, Vitalität
+ antientzündlich
+ verbessern Mikrozirkulation
+ steigern körperliche/seelische Belastungstoleranz (Synthese von Serotonin, »Glückshormon«)

- Mindestzufuhr DHA und EPA je 200 mg/Tag, z. B. aus Algenölen
- Therapeutische Dosis bei starkem Bedarf: 1–4 g/Tag
- Bis zu 5 g pro Tag haben keine negativen Effekte (EFSA) [290]

ENERGY!-Tipp Einnahme zu den Mahlzeiten, regelmäßig und langfristig.

Vorkommen in Lebensmitteln

- Fettreiche Kaltwasserfische: Lachs, Makrele, Hering, Sardine
- Pflanzliche Quelle DHA: Algen, z. B. Schizochytrium
- DHA-Vorstufe Alpha-Linolensäure in z. B. Leinsamen, Leinöl, Hanfsamen, Hanföl, Walnüsse, Walnussöl

erhöhter Bedarf

- Schwangerschaft, Stillzeit
- Veganismus, entzündliche Krankheiten, Allergien (Nahrungsmittelintoleranzen), ADHS, Depression, Macula-Degeneration

Anmerkungen

- Algenöle (z. B. Leinöl mit DHA-/EPA-Zusatz) aus Omega-safe-Produktion; Kombination mit Weizenkeimöl als Antioxidationsschutz empfehlenswert

EXPERTEN-Tipp Der Omega-3-Index[291] im Labor deckt einen Mangel frühzeitig auf und gilt als Richtgröße für eine individuelle Anpassung.

MAGNESIUM *(»Stressmineral«)*

+ als wichtiges Co-Enzym an über 300 Reaktionen im Körper beteiligt
+ steigert Energielevel, Vitalität
+ trägt zur normalen Funktion von Nervensystem, Muskulatur, Eiweißsynthese, Herz-Kreislauf-System, Blutdruck, Knochen- und Zahnerhalt bei
+ reguliert körperliche, geistige und seelische Belastbarkeit
+ balanciert Hormonhaushalt (Insulin/Neurotransmitter)

- Frauen: 350 mg/Tag
- Männer: 350 mg/Tag

ENERGY!-Tipp Individueller Bedarf liegt potenziell deutlich höher. Einnahme optimal über den Tag verteilt, morgens und vor dem Zubettgehen.

Vorkommen in Lebensmitteln

- Grünes Blattgemüse (essenzieller Bestandteil in Chlorophyll), Nüsse, Cashew-Kerne, Hülsenfrüchte, Beeren, Bananen

erhöhter Bedarf

- Stress, Sport (starkes Schwitzen), Aluminiumbelastung, Alkoholabusus, Schilddrüsenfunktionsstörung, Diabetes, entzündliche Darmerkrankungen

Anmerkungen

- Magnesiumcitrat kann in höheren Dosierungen breiige Stühle verursachen
- Alternativen: Magnesiumglycinat, -glukonat, -oxid etc.

COENZYM Q10

+ steigert Energielevel, Vitalität
+ erhöhte Energieproduktion (ATP)
+ Antioxidans, Zellschutz
+ stabilisiert Zellmembranen
+ steigert Zellvitalität

- 100–500 mg Ubichinon/Tag oder
- 60–120 mg Ubichinol/Tag
- Einnahme zu den Mahlzeiten

Vorkommen in Lebensmitteln

- Fleisch, fetter Fisch (z. B. Sardinen, Makrelen), Weizenkeime, Walnüsse, Mandeln, Sesam

erhöhter Bedarf

- Ab 40. Lebensjahr, fettarme Ernährung, Diabetes, Herz-Kreislauf-Krankheiten, Statin-Therapie, Migräne, Fibromyalgie, Leistungssport

Anmerkungen

- Q10 existiert in zwei biochemischen Formen; höhere Bioverfügarkeit besteht für *Ubichinol* (aktive Form des Ubichinons)

VITAMIN C *(Ascorbinsäure)*

+ stärkt Energielevel und Vitalität
+ Antioxidans, Zellschutz
+ wirkt antientzündlich
+ stärkt Immun-, Gefäßsystem, Bindegewebe und Zahnapparat (Kollagenbildung)
+ unterstützt Funktion des Nervensystems
+ regeneriert verbrauchtes Vitamin E (Antioxidans)

- Frauen: 100 mg/Tag
- Männer: 100 mg/Tag
- Individuell höhere Gaben nach ärztlicher Indikation
- Therapeutische Dosis: 500–2 000 mg/Tag

Vorkommen in Lebensmitteln

- Obst und Gemüse, insbesondere Acerolakirsche, Kiwi, Sanddorn, Zitrusfrüchte, Brokkoli, grünes Blattgemüse, Paprika

erhöhter Bedarf

- Sport, Stress, chronische Krankheiten, Krebs, Immunschwäche (AIDS/HIV), Arthrose, Osteoporose, Gastritis
- Alkoholabusus, Rauchen

Anmerkungen

- Empfindlich gegen Hitze (Kochen), Licht, Metall (z. B. Kupfertöpfe); selbst bei schonender Zubereitung ist mit einem Verlust von rund 30 % zu rechnen

VITAMIN D

+ reguliert Knochenstoffwechsel, Herz-Kreislauf-Funktion
+ reguliert Insulinsekretion
+ unterstützt Funktion von Immunabwehr (z. B. bei Covid-19) und Muskulatur
+ wirkt antientzündlich
+ schützt vor Krebs und Lichtmangeldepression

- Säuglinge/Kleinkinder (bis 12 Monate): 10 µg/Tag
- Kinder und Jugendliche (1–18 Jahre): 20 µg/Tag
- Frauen: 20 µg/Tag
- Männer: 20 µg/Tag
- 1 µg entspricht 40 IE

ENERGY!-Tipp Oft reichen die Dosierungen der offiziellen Empfehlungen bei Vitamin D nicht aus. Deshalb ist eine individuelle Dosisanpassung nach Ausgangswert empfohlen.

Zielwert im Blut:

- Zwischen 60–90 ng/ml
- Als langfristige, sichere Aufnahme pro Tag gilt maximal 100 µg/Tag = 4 000 IE/Tag (EFSA[292])
  Meist ist die Einnahme von 800 IE bis 2 000 IE/Tag ausreichend

Vorkommen in Lebensmitteln

- Höhere Vitamin-D-Konzentration findet sich in fettreichem Fisch wie Lachs oder Hering, und Lebertran
- Geringe Mengen in Eigelb, Milch, Milchprodukten; Spuren in Spinat, Kohlgemüse, Hefen, Pilzen und Avocado

erhöhter Bedarf

- Säuglinge, Kleinkinder, Jugendliche, Menschen in hohem Alter bzw. in Alten-/Pflegeheimen; vegetarische/vegane Kost, Zöliakie, chronische Darmkrankheiten mit Resorptionsstörung, Diabetes, Multiple Sklerose, chronische Krankheiten, Krebs

Anmerkungen

- Vitamin D wird vor allem über die UV-B-Strahlung in der Haut gebildet. Nördlich des 42. Breitengrades ist von Anfang Oktober bis Ende März keine Bildung von Vitamin D in der Haut möglich, auch in den Sommermonaten reicht die Strahlung nach 16 Uhr nicht mehr aus. Das heißt, um mehr Vitamin D über die Haut zu bilden, muss man in der Mittagspause an die Sonne gehen bzw. solide substituieren.

ENERGY!-ZUSATZEMPFEHLUNGEN
bei Verdauungsstörungen, Leaky-Gut-Syndrom, Entzündungs-, Autoimmunkrankheiten, Mitochondriopathien etc. und Infektionen

MAGEN-DARM-THERAPIE

GLUTAMIN

+ Energielieferant der Darmschleimhautzellen, »Mörtel«
+ Bildung Blutzellen, Proteine
+ Vorläufer von Glutathion (wichtigstes Antioxidans)
+ reguliert Säure-Basen-Haushalt
+ immunstärkend

- Woche 1 bis 4: 1- bis 3-mal täglich 3 g
- Woche 5 bis 8: 1-mal 1 bis 3 g pro Tag
- in Wasser oder Speisen gemischt

Vorkommen in Lebensmitteln

- Fleisch, Erdnüsse, Haferflocken (glutenfrei)

erhöhter Bedarf

- Leaky-Gut-Syndrom
- Entzündliche und Autoimmune Krankheiten
- Leistungssportler, Leber-, Nierenkrankheiten
- Tumor- und Traumapatienten
- Virus-Infektionen

Anmerkungen

- Bei Sportlern empfiehlt sich die Einnahme vor/nach dem Training

ZINK

+ stärkt Immunsystem, Entgiftung und Gedächtnis
+ fördert Kollagen-, Zellbildung/Wundheilung (»Haut-Haare-Nägel-Nährstoff«)
+ wirkt als Antioxidans, Entgiftungs-Co-Faktor
+ normalisiert Säure-Basen-Haushalt
+ Co-Faktor von Schilddrüsen- und Wachstumshormonen

- Frauen: 7 mg/Tag
- Männer: 10 mg/Tag
- Therapeutische Dosis: 10–15 mg/Tag
- Einnahme abends zu den Mahlzeiten
- Nicht gemeinsam mit Eisen und Magnesium einnehmen!

Vorkommen in Lebensmitteln

- Fleisch, Fisch, Austern, Eier, Milchprodukte; Randschichten von Getreide, deshalb abhängig vom Ausmahlungsgrad der Getreide

erhöhter Bedarf

- Infektionen (z. B. Influenza), Sport (Verlust durch Schweiß)
- Alkoholabusus, vegetarische/vegane Kost, chronische Darmerkrankungen, Zöliakie, Darmresektion, Belastung mit Schwermetallen (Amalgam)

Anmerkungen

- Zinkversorgung von Kindern und Erwachsenen kritisch, vor allem bei Vegetariern und Veganern
- An dieser Stelle mein Tipp zur Abwehr von Erkältungen bzw. als Vorbeugung zum Feuchthalten der Schleimhäute: Meersalz-Nasenspray und warme Getränke im öffentlichen Raum sowie im Nah- und Fernverkehr. Bei den ersten Symptomen eines Infekts wie Kratzen im Hals oder am Gaumen, Niesen etc. setze ich bis zum Abklingen der Symptome auf eine Kombination aus 50 mg Zink, 2-3 g Vitamin C, Gurgeln mit Myrrhetinktur, bitterstoffreichen Lösungen oder Teemischungen z. B. mit Eichenrinde, Kamillenblüten, Löwenzahn, Schachtelhalmkraut, Kapuzinerkressekraut und Meerrettichwurzel als fertige Pulverpräparate. Dazu Lindenblütentee zum Schwitzen und reichlich Schlaf.

SELEN

+ steigert Energielevel, Vitalität
+ Antioxidans, Zellschutz
+ Co-Faktor für Schilddrüsenhormonbildung
+ fördert Entgiftung durch Bindung von Schwermetallen und Schutz der Leberfunktion
+ unterstützt Immunsystem
+ stärkt Haut, Haare, Nägel

- Mindestbedarf Frauen: 70 µg/Tag
- Männer: 70 µg/Tag
- Therapeutische Dosis, z. B. bei Schilddrüsenkrankheiten: 100–200 µg

Vorkommen in Lebensmitteln

- Fleisch, Fisch, Eier, Innereien, Linsen, Spargel, Paranüsse (pro Nuss ca. 70–90 µg), Pistazien, Kokosnuss

erhöhter Bedarf

- Vegetarische/vegane Ernährung, Sport, Rauchen, entzündliche und autoimmune Krankheiten (vor allem Schilddrüse), Allergien, Krebs

Anmerkungen

- Der Selengehalt in den Böden ist seit Jahrzehnten in Europa abnehmend.

EXPERTEN-Tipp Blutanalysen können einen Mangel nachweisen.

FAMILIE DER B-VITAMINE

+ Vitamin B1, B2, B3, B6, B9 (Folsäure), B12
+ Schlüsselrolle im Energiestoffwechsel, Nervensystem und für den Erhalt der intakten Schleimhautbarrieren

- Einnahme zwischen oder zu den Mahlzeiten

ENERGY!-Tipp Zur einfachen Versorgung empfiehlt sich ein innovatives Komplex-Präparat oder ein Multivitamin-Präparat mit solider B-Vitaminbilanz.

VITAMIN B1 *(Thiamin)*

+ steigert Energielevel und Vitalität
+ unterstützt Funktion von Nervensystem und Gefäßen
+ steigert psychische Belastungstoleranz

- Frauen: 1 mg/Tag
- Männer: 1,2 mg/Tag

Vorkommen in Lebensmitteln

- Vollkorngetreide, Hülsenfrüchte, Nüsse

ENERGY!-Tipp Alkohol und Kaffee stören Bioverfügbarkeit von B1 im Körper.

erhöhter Bedarf

- Höheres Alter, Schwangerschaft, Stress, Sport, einseitige Ernährung mit reichlich Kohlenhydraten, Zucker und Kaffee/Schwarzem Tee, Alkoholabusus, Depression, Diabetes, Morbus Alzheimer, Schmerzsyndrome

VITAMIN B2 *(Riboflavin)*

+ steigert Energielevel und Vitalität
+ unterstützt Funktion von Nervensystem, Haut/Schleimhaut
+ stärkt Eisenstoffwechsel, Blutbildung, Fettstoffwechsel
+ stärkt Entgiftung als Antioxidans
+ stimuliert Immunabwehr (bakterielle Infektionen)

- Frauen: 1,2 mg/Tag
- Männer: 1,5 mg/Tag

Vorkommen in Lebensmitteln

- Fleisch, Eier, Milch, Milchprodukte

erhöhter Bedarf

- Schwangerschaft, Stillzeit, Veganismus, Leistungssport, Traumata, Alkoholabusus, Dysbiose, Migräne

Anmerkungen

- B2 und B6 werden im Volksmund als »Wachstumsvitamine« bezeichnet
- B2 aus Nahrungsergänzung führt zu einer unbedenklichen, aber starken Gelbfärbung des Urins (»neon-gelb«)

VITAMIN B3 *(Niacin)*

+ stimuliert Energiestoffwechsel
+ lindert Müdigkeit, Erschöpfung
+ unterstützt Funktion des Nervensystems und Erhalt von Haut und Schleimhaut

- Frauen: 11–13 mg/Tag
- Männer: 14–17 mg/Tag

Vorkommen in Lebensmitteln

- Geflügel, Fleisch (Rind, Wild), Innereien, Fisch, Eier, Milchprodukte

erhöhter Bedarf

- Schwangerschaft, Stillzeit, Veganismus, Leistungssport, Alkoholabusus, Leaky-Gut-Syndrom

Anmerkungen

- Einseitige Ernährung begünstigt B3-Mangel
- Erstes Warnzeichen: Appetitmangel, Energielosigkeit

VITAMIN B6 *(Pyridoxin)*

+ steigert Energielevel und Vitalität
+ reguliert Blutbildung, Protein- und Kohlenhydrat-Stoffwechsel
+ unterstützt normale Funktion von Nervensystem, Hormonsystem, Immunsystem

- Frauen: 1,2 mg/Tag
- Männer: 1,6 mg/Tag

ENERGY!-Tipp Es empfiehlt sich, die Einnahme von aktiviertem B6 = Pyridoxal-5-Phosphat wegen besserer Verträglichkeit.

Vorkommen in Lebensmitteln

- Geflügel, Fleisch (Rind, Wild), Innereien, Fisch, Hülsenfrüchte, Nüsse, Kartoffeln, Vollkorn-Randschichten

erhöhter Bedarf

- Wachstum, Alter, Schwangerschaft, Kraftsport, stark proteinreiche Ernährung, Alkoholabusus, Rauchen, chronische Krankheiten (z. B. Diabetes), Depression, Neuropathien, Antibabypille

Anmerkungen

- Vitamin-B6-Mangel zeigt sich oft in unspezifischen Störungen des Nervensystems, z. B. in fehlender Erinnerung an Träume

FOLSÄURE *(Vitamin B9)*

+ steigert Energielevel
+ reguliert Homocystein-Stoffwechsel
+ stärkt Immunsystem
+ reguliert Zellerneuerung, Protein- und Blutbildung
+ unterstützt normale Funktion des Nervensystems

- 400–800 µg/Tag

ENERGY!-Tipp Es empfiehlt sich ausschließlich der Einsatz von *aktivierter* Folsäure (5-MTHF, d. h. 5-Methyltetrahydrofolsäure).

Vorkommen in Lebensmitteln

- Dunkelgrünes Blattgemüse (*folium* = lateinisch: das Blatt), Brokkoli, Grünkohl, grüne Bohnen, Spargel, Radieschen, Hefe, Weizenkeime, Eigelb

erhöhter Bedarf

- Wachstum, Schwangerschaft, Stillzeit, Eisenmangel, Alkoholabusus, Rauchen, chronisch-entzündliche Darmerkrankungen, Leaky-Gut-Syndrom
- Leber-, Nierenerkrankungen, nicht-alkoholische Fettleber, Depressionen

Anmerkungen

- Versorgungslage in der Bevölkerung ist kritisch
- Folsäureverlust z. B. durch Hitze beim Kochen um 35 %
- Unspezifische Zeichen für einen Mangel: Energiemangel, depressive Verstimmung

VITAMIN B12 *(Cobalamin)*

+ steigert Energielevel und Vitalität
+ stimuliert Blutbildung (rote Blutkörperchen)
+ reguliert Zellwachstum, Neurotransmitter-Stoffwechsel und Homocystein-Stoffwechsel

- Frauen: 3 µg/Tag
- Männer: 3 µg/Tag

ENERGY!-Tipp Auf aktivierte B12-Form achten, z. B. Methylcobalamin. Cyanocobalamin ist nicht gut verwertbar.

Vorkommen in Lebensmitteln

- Fleisch, Fisch, Eier, Innereien, Milch und Milchprodukte

erhöhter Bedarf

- Alter, vegetarische/vegane Ernährung, Alkoholabusus, Rauchen, Zöliakie, Dysbiose, chronische Gastritis

Anmerkungen

- Maximale Aufnahmedosis, die in Studien keine schädigenden Effekte zeigte: 3 000 µg/Tag

ENERGY!-Tipp Zufuhr über innovative Varianten, z. B. Mundspray mit Bitterstoffen und B12-Zusatz oder Zahncreme mit Vitamin-B12-Zusatz; Aufnahme über die Mundschleimhaut sehr gut.

KURKUMA *(Curcumin, Curcuma longa)*

+ hemmt Entzündungen
+ Antioxidans, Zellschutz
+ fördert Entgiftung
+ tumor- und neuropräventive Effekte
+ reduziert herzschädigenden Cholesterinanteil (oxidiertes LDL-Cholesterin)
+ wirkt antidepressiv

- 500–1 500 mg/Tag
- Therapeutische Dosis: bis 3 g pro Tag

Über die Pflanze

- Zur Familie der Ingwergewächse gehörig, Hauptwirkstoff Curcumin

erhöhter Bedarf

- Chronische, entzündliche und autoimmune Krankheiten, Depression, Entgiftung, Herz-Kreislauf-Krankheiten, Hypercholesterinämie
- therapiebegleitend und präventiv bei Tumorkrankheiten

Anmerkungen

- Auf individuelle Verträglichkeit achten
- Curcumin kann Nebenwirkungen von NSAR (= nicht steroidale Antirheumatika) im Magen-Darm-Trakt verringern

PROBIOTIKA

+ Schutz und Aufbau der physiologisch-gesunden Darmflora
+ schützt die intakte Darmschleimhautbarriere
+ stärkt Immunsystem (GALT= Gut Associated Lymphoid Tissue, deutsch: darmassoziiertes lymphatisches Gewebe, macht 70 % der gesamten Immunabwehr aus)

- Bifidobacterium, Lactobacterium (verschiedene Stämme), mindestens täglich 10 Milliarden Lebendkulturen
- Einnahme vor den Mahlzeiten

Vorkommen in Lebensmitteln

- Fermentierte Lebensmittel, z. B. frisches Sauerkraut (unerhitzt)
- Mikroorganismen aus frischem Obst, Salaten und Gemüse, Grünkohl, Sprossen aus Brokkoli, Radieschen, Linsen

erhöhter Bedarf

- Allergie, Entzündliche und autoimmune Krankheiten, Immunschwäche, Dysbiose, Leaky-Gut-Syndrom, Krebs
- Helicobacter-pylori-Infektion (**Tipp:** Lactobacillus reuteri), Antibiotika-Therapie

Anmerkungen

- Anwendung individuell nach Symptomen, mindestens zwei bis drei Monate

PRÄBIOTIKA

+ stärken gesundes Mikrobiom
+ Futter für gesund und schlank machende Darmbakterien
+ Stabilisierung der intakten Darmschleimhautbarriere
+ stärken Immunsystem (GALT)
+ beugen chronischen Krankheiten vor

- Bitterstoffe (siehe unten), z. B. 3-mal täglich (Spray unter die Zunge)
- Flohsamenschalen (siehe unten)
- Akazienfasern, 1–2 EL als Pulver
- Zitruspektin, 1–2 TL als Pulver

Vorkommen in Lebensmitteln

- Obst, Gemüse

ENERGY!-Tipp Ein frischer Bio-Apfel pro Tag wirkt präbiotisch und liefert Makro- und Mikronährstoffe.

erhöhter Bedarf

- Dysbiose, Immunschwäche, chronische Krankheiten, Krebsvorsorge

Anmerkungen

- Unterschätzen Sie nicht die präbiotische Wirkung von frischem Gemüse und Obst!

BITTERSTOFFE

+ regen Verdauung an
+ fördern Galleproduktion
+ wirken präbiotisch als Futter für die gesund und schlank machenden Darmbakterien
+ stoppen Heißhungerattacken

- 1–3 mal täglich (in Sprayform 1–2 Hübe bzw. nach Packungsbeilage), alternativ in Form von Tee (z. B. mit Löwenzahnextrakten) oder in Pulverform (nach Packungsbeilage)

Vorkommen in Lebensmitteln

- Artischocke, Löwenzahn, Chicorée und Radicchio

erhöhter Bedarf

- Verdauungsprobleme, Mangel an Verdauungsenzymen, Dysbiose, Heißhunger, Übergewicht, entzündliche, autoimmune und chronische Krankheiten

Anmerkungen

- auch erhältlich als Nahrungsergänzung ohne Alkohol und Konservierungsstoffe (in Spray oder Pulverform)

FLOHSAMENSCHALEN

+ Präbiotischer Ballaststoff
+ Regulation Darmtätigkeit
+ Hilfe bei Entgiftung

- 2–4 g/Tag (1–3 TL)
- Einnahme vor den Mahlzeiten in Wasser (mindestens 300 ml) aufgelöst

ENERGY!-Tipp Auch ins Frühstück (»Spätstück«) eingerührt empfehlenswert, auf Bio-Qualität achten.

erhöhter Bedarf

- Obstipation, Hämorrhoiden, Hypercholesterinämie, Übergewicht

Anmerkungen

- Wichtig: ausreichende Flüssigkeitszufuhr notwendig

LEBER-THERAPIE

LÖWENZAHN

+ »Ginseng des Westens«
+ steigert Energielevel und Verdauung (Gallenproduktion- und -freigabe) durch Bitterstoffreichtum
+ immunmodulierend, antioxidativ
+ tumorpräventiv (Leberkrebs)

- 150–450 mg/Tag
- Einnahme zwischen den Mahlzeiten

ENERGY!-Tipp 1–3 Tassen Löwenzahntee zwischen den Mahlzeiten oder als Bitterstoff-Ergänzung.

Über die Pflanze

- Aus der Familie der Korbblütler (Asteraceae)
- Junge Blätter sind eine perfekte Ergänzung zu Blattsalaten
- Regional als Delikatesse beliebt

erhöhter Bedarf

- Verdauungsprobleme, Dysbiose, Leaky-Gut-Syndrom, chronische, entzündliche, autoimmune Krankheiten

Anmerkungen

- Keine relevanten Nebenwirkungen bekannt

MARIENDISTEL

+ Wirkstoffkomplex Silymarin zeigt stark leberprotektive, entzündungshemmende und immunmodulierende Effekte
+ stimuliert Proteinsynthese und Selbstreparatur in der Leber

- 300–400 mg/Tag

erhöhter Bedarf

- Verdauungsprobleme, Dysbiose, Leaky-Gut-Syndrom, chronische, entzündliche, autoimmune Krankheiten, Leberkrankheiten

Anmerkungen

- Keine relevanten Nebenwirkungen bekannt

ARTISCHOCKE

+ fördert Leberregeneration und Stoffwechsel der Leber
+ stimuliert Gallenproduktion
+ Antioxidans, Zellschutz

- 300 mg (präventiv) bis 900 mg (therapeutisch)/Tag
- Einnahme zwischen den Mahlzeiten, ca. 1 h vor dem Essen

Vorkommen in Lebensmitteln

- Extrakt

erhöhter Bedarf

- Verdauungsprobleme, Dysbiose, Leaky-Gut-Syndrom

Anmerkungen

- Keine relevanten Nebenwirkungen bekannt

ENTGIFTUNG

nach Magen-Darm-Therapie, bei hoher toxischer Last, entzündlichen und autoimmunen Krankheiten empfehlenswert

ENERGY!-Tipp Wichtige Co-Faktoren der optimalen Entgiftung sind aktivierte Folsäure und B-Vitamine (siehe oben).

ALPHA-LIPONSÄURE

+ fördert ATP-Produktion
+ Antioxidans, Zellschutz
+ Entgiftung
+ Glutathion-Synthese
+ leber-gefäßprotektiv

- 200–600 mg/Tag
- Einnahme ca. 30 min vor dem Essen, unabhängig von anderen Spurenelementen und Vitaminen

Vorkommen in Lebensmitteln

- Spinat, Brokkoli

erhöhter Bedarf

- Alpha-Liponsäure kann unter normalen Umständen vom Körper ausreichend gebildet werden
- Als Risikogruppen für einen Mangel gelten Menschen mit Diabetes, einer hohen toxischen Last (Schwermetallbelastung, z. B. Amalgamfüllungen) und chronischen Leberkrankheiten, z. B. Fettleber

Anmerkungen

- Wirkung von Antidiabetika kann verstärkt werden

EXPERTEN-Tipp Blutanalysen können einen Mangel nachweisen.

L-GLUTATHION *(reduziert)*

+ wichtigstes Antioxidans, Zellschutz
+ Schwefelverbindung in der Zelle
+ Entgiftung vor allem von Stoffwechselprodukten, Schwermetallen, Medikamenten, Schimmelpilz

- 100–400 mg/Tag

Zur Steigerung der intrazellulären Glutathionspiegel ist die Gabe der Glutaminvorläufer sinnvoller:
- L-Glutamin: 2 x 1 g
- Taurin: 2 x 2 g
- Glycin: 2 x 2 g

in Wasser gelöst

Vorkommen in Lebensmitteln

- Spargel, Avocado, Walnüsse, Spinat, Brokkoli

erhöhter Bedarf

- Mangel an Glutamin und Taurin als Vorstufen von Glutathion findet sich oft bei veganer Kost

EXPERTEN-Tipp Blutanalysen können einen Mangel nachweisen.

CHLORELLA *(Bio-Qualität)*

+ Antioxidans
+ Energiesteigerung
+ hemmt Rückresorption von Giftstoffen
+ Chelatbildner, unterstützt Schwermetall-Ausleitung

- Einnahme zwischen den Mahlzeiten, schrittweise Dosiserhöhung
- Startdosis: 500 mg/Tag
- Zur Schwermetall-Ausleitung: 1–7 g pro Tag nach individueller Verträglichkeit über mindestens vier Wochen

Über die Pflanze

- Süßwasseralge

erhöhter Bedarf

- Vegetarische, vegane Ernährung, chronische, entzündliche Krankheiten, Krebs

Anmerkungen

- Mögliche Grünfärbung des Stuhls unter Einnahme; Kontraindikation unbekannt

MSM *(Methylsulfonmethan)*

+ Zentrale Rolle im Schwefelstoffwechsel, Ausgangsstoff für Glutathion und Taurin
+ starkes Antioxidans
+ starke antientzündliche Wirkung

- 2–3 g/Tag
- Einnahme zu den Mahlzeiten

Vorkommen in Lebensmitteln

- Schwefel ist natürlicher Bestandteil von Lebensmitteln: Fleisch, Fisch oder Milchprodukte
- Allerdings sehr instabil (Hitze beim Kochen)

erhöhter Bedarf

- Chronische, entzündliche Krankheiten (vor allem Rheumatismus), Schmerzsyndrome (z. B. Rückenschmerzen), Regeneration von Sportverletzungen, Fibromyalgie

Anmerkungen

- Gilt auch in höheren Dosierungen als sicher

ANTISTRESS–THERAPIE
bei starker Stressbelastung, zur Unterstützung der Nebennieren

GINSENG *(Panax Ginseng)* UND SIBIRISCHER GINSENG *(Eleutherococcus senticosus)*

+ wirkt als Adaptogen
+ erhöht Stresstoleranz über Hypothalamus-Hypophysen-Nebennieren-Achse
+ stärkt Immunsystem (Lymphozytenproliferation)
+ wirkt antidiabetisch, unterstützt Insulinregulation

- 100–300 mg
- Einnahme zwischen den Mahlzeiten

ENERGY!-Tipp Anwendungsdauer als Kur empfohlen über mindestens 3 Monate.

Vorkommen in Lebensmitteln

- Extrakt aus Ginseng-Wurzel

erhöhter Bedarf

- körperlicher, seelischer Stress, autoimmune und entzündliche Krankheiten, Diabetes

Anmerkungen

- In der TCM bei zahlreichen Indikationen eingesetzt

ROSENWURZ *(Rhodiola rosea)*

+ wirkt als Adaptogen
+ reguliert Stressantwort
+ verbessert Stresstoleranz, emotionale Stabilität
+ steigert Konzentration
+ hemmt Entzündungen
+ wirkt antimikrobiell

- 200 mg/Tag: Verbesserung der Stressresistenz
- 200–1 000 mg/Tag: bei Schlaf-, Angststörungen
- Einnahme morgens empfohlen!

Über die Pflanze

- Aus Familie der Dickblattgewächse (Crassulaceae)

erhöhter Bedarf

- Starke psychische Stressbelastung, Angststörung, Schlafstörungen

Anmerkungen

- Wird seit Jahrhunderten traditionell in Skandinavien und Russland erfolgreich eingesetzt

ASHWAGANDHA *(Withania somnifera)*

\+ wirkt als Adaptogen
\+ verbessert Stresstoleranz
\+ reguliert Stressantwort

- 500 mg/Tag

Über die Pflanze

- Deutsch: »Winterbeere, Schlafbeere«
- Auch als Kräutertee erhältlich

erhöhter Bedarf

- Starke psychische Stressbelastung, Schlafstörungen

Anmerkungen

- Wird seit Jahrhunderten traditionell in der Ayurvedischen Medizin eingesetzt

DYSBIOSE/PARASITOSE
gegen Parasiten im DARM

GRAPEFRUIT

+ Antioxidans, Zellschutz
+ Steigerung Mikrozirkulation
+ Schutz für Schleimhäute (z. B. Magen-Mukosa)
+ Antimikrobielle Wirkung (Bakterien und Pilze)

- 500–1 000 mg/Tag
- Einnahme zwischen den Mahlzeiten

Über die Pflanze

- Familie der Rautengewächse (Rutaceae)

erhöhter Bedarf

- Gastritis, mikrobieller Befall (Bakterien, Pilze oder Parasiten) im Darm, Dysbiose

Anmerkungen

- Gleichzeitige Einnahme von Medikamenten sollte vermieden werden
- Kurmäßige Anwendung empfohlen: ca. 4–8 Wochen

KNOBLAUCH *(Allicin)*

+ steigert Energielevel, Leistungskraft, Tonikum
+ Antimikrobielle Wirkung, bakterienhemmende Effekte, auch auf Helicobacter pylori
+ stärkt Immunsystem

- Zur Immunabwehr: 25–50 mg/Tag
- Zur antimikrobiellen Therapie: 50–150 mg/Tag

Über die Pflanze

- Familie der Alliceae, ähnliche Eigenschaften wie Zwiebel, Lauch und Schnittlauch

erhöhter Bedarf

- Dysbiose, mikrobieller Befall (Bakterien, Pilze) im Darm

Anmerkungen

- Kapseln verursachen keinen Mundgeruch

OREGANO

+ vitalisierend, antientzündlich
+ stark antimikrobielle Effekte, hemmt Bakterien-, Pilzwachstum
+ reguliert Verdauung/Darmflora
+ stärkt Immunabwehr

- Extrakt: 100–300 g/Tag
- Öl: 3-mal 200–250 mg
- Einnahme zwischen den Mahlzeiten

ENERGY!-Tipp Als Gewürz der mediterranen Küche besonders geeignet (auf Bio-Qualität achten).

erhöhter Bedarf

- Schwache Infektabwehr, Dysbiose, Probleme mit der Verdauung

Anmerkungen

- Hoch geschätztes Heilmittel in der Naturheilkunde

ZUSÄTZLICH

- Schwarzkümmelöl
- Heilkräutertees

HISTAMININTOLERANZ (HIT) UND MASTZELLAKTIVIERUNGSSYNDROM (MCAS)

DIAMINOOXIDASE *(DAO)*

+ Enzym findet sich natürlich in Darm, Leber und Niere
+ Abbau von Histamin (= Botenstoff und Entzündungsmediator aus Mastzellen)
+ DAO-Aktivität kann von Geburt an vermindert sein, oder Verminderung kann später einsetzen

ENERGY!-Tipp Zu Beginn kurmäßige Einnahme über den Tag verteilt (1,5 mg/Tag über 4 Wochen). Danach sollte die Einnahme kurz vor einer histaminreichen Mahlzeit erfolgen (0,8-1 mg/Tag).

erhöhter Bedarf

- Histaminintoleranz, Mastzellaktivierungssyndrom (MCAS)

ENERGY!-Tipp Kombination mit Vitamin C (= Mastzell-Stabilisator), Pro-, Präbiotika und Quercetin empfohlen.

QUERCETIN

+ zählt zu Bio-Flavonoiden (Polyphenolen), sekundärer Pflanzenstoff
+ starkes Antioxidans, Zellschutz
+ wirkt antientzündlich
+ unterstützt andere wichtige Antioxidantien wie Vitamin C und E in ihrer Wirkung

- 500 mg/Tag

Vorkommen in Lebensmitteln

- Äußere Schichten von Pflanzen und Früchten, z. B. Äpfel, Weintrauben und Zwiebeln

erhöhter Bedarf

- Chronische, entzündliche Krankheiten, Histaminintoleranz

ENERGY!-Tipp Ergänzung mit Huminsäuren ist zum Binden von überschüssigem Histamin sinnvoll.

ENERGY!-ZUSATZEMPFEHLUNG

bei Infektionen (Herpes, EBV, Toxoplasmose)

LYSIN

+ lebenswichtige, essenzielle Aminosäure (kann nicht vom Körper hergestellt werden)
+ wichtig für Immunsystem
+ unterstützt Aufbau von Bindegewebe, Knochen, Zähnen, Sehnen und Muskulatur

- Tagesdosis: 30 mg Lysin pro Kilogramm Körpergewicht
- Bei akuten, viralen Infektionen: 1,5-3 g/Tag
- Eine dauerhafte Dosis über 3 g pro Tag sollte ärztlich kontrolliert werden.

Vorkommen in Lebensmitteln

- Vorkommen in tierischen Lebensmitteln, vor allem in Fleisch, Fisch, Eiern, Milchprodukten (Käse), wenig in Hülsenfrüchten

erhöhter Bedarf

- Veganismus, Leistungssport, Alter

ENERGY!-Tipp Bei chronischer Herpesinfektion oder EBV-Infektion empfiehlt sich die Gabe von 500 mg–1 g pro Tag.

SANFTES **DOPING** AUS DER **NATUR**

Ahme den Gang der Natur nach.
Ihr Geheimnis ist Geduld.

Ralph Waldo Emerson

Wir alle wollen uns auch im hohen Alter fit und leistungsstark fühlen, den Alltag erfolgreich gestalten und vielleicht in dem einen oder anderen Moment über uns hinauswachsen. Damit uns das gelingt, sollten wir die Kraft der Natur nutzen. Die Natur gibt uns perfekte Alternativen zur chemischen Keule und zum Energydrink an die Hand. Es geht hier um das Einsetzen diskreter Energiebringer, die Sie als zusätzliche Hilfe nutzen können und die Sie zu einem echten Energie- und Gesundheitsbündel werden lassen, das kein ständiges »Aufputschen« braucht, um über die Runden zu kommen. Ziel ist, ein potenziell überdrehtes Stresskarussell sanft zu stoppen, ein Auf und Ab von »Ich bin todmüde« und »Ich bin total aufgekratzt« durch zu viel Koffein zu verhindern. Lassen Sie sich inspirieren, und probieren Sie in den kommenden Monaten wenigstens ein paar dieser spannenden, natürlichen ENERGY!-Bringer aus. Falls Sie regelmäßig Medikamente einnehmen, empfehle ich, die Einnahme dieser sanften naturheilkundlichen Präparate mit Ihrem Arzt zu besprechen.

Reines Wasser

Einen der wichtigsten Energiebringer kennen Sie bereits: Wasser. Das mag banal klingen, aber: Die Wahl des Wassers macht den Unterschied. Ihr Körper, das Gehirn eingeschlossen, besteht zu etwa 70 Prozent aus Wasser. Es ist der Grundbaustein Ihres Organismus. Über das Wasser wird die Energieproduktion Ihrer Zellen reguliert, Ihr Körper mit Nährstoffen und Sauerstoff versorgt, und Gift- und Schadstoffe werden entsorgt. Ohne Wasser kein Leben. Es ist die natürliche Flüssigkeit, die es vermag, Ihren Durst echt zu stillen. Denn dazu braucht Ihr Organismus eine energielose Flüssigkeit, die keinen Blutzuckerreiz setzt. Wenn Sie sofort etwas für Ihre Gesundheit und Ihren Energielevel tun wollen, trinken Sie ausreichend klares, reines Wasser. Fakt ist: Je mehr Sie auf die Qualität von Lebensmittel und Trinkwasser achten, umso mehr wird Ihre Leistungskraft jubeln. Besonders geeignet ist *gefiltertes* Leitungswasser, Quellwasser oder Mineralwasser. Die Wirkung von reinem, gefiltertem Wasser auf die Entgiftung und den Energielevel sollten Sie nicht unterschätzen.

Bei Menschen lässt aber ab dem 65. Lebensjahr das Durstgefühl nach.[293] Deswegen ist es wichtig, in diesem Alter regelmäßig am Tag mehrere Gläser reines Wasser zu trinken. Die Farbe des Urins ist ein perfekter Anzeiger dafür, ob Sie genug getrunken haben. Sorgen Sie dafür, dass Sie einmal am Tag so viel getrunken haben, dass die Farbe des Urins hellgelb erscheint. Falls Sie Nahrungsergänzungen mit Vitamin B2 einnehmen (die meisten Multivitaminpräparate enthalten B2), seien Sie nicht irritiert. Dadurch erscheint der Urin kräftig gelb und leuchtet fast neonfarbig. In diesem Fall empfehle ich Ihnen, das Vitaminpräparat für einen Tag zu pausieren und die Farbe Ihres Urins zu kontrollieren.

Wenn Sie nur wenig Urin haben und lange nicht zur Toilette müssen, ist das meist ein Zeichen dafür, dass Sie nicht genug Wasser trinken. Die Erfahrungen mit meinen Patienten haben mich gelehrt: Sie können kaum etwas Einfacheres für Ihre Energie tun, als frisches, reines Wasser zu trinken.

Äpfel

Bevor wir uns gleich ein paar schillernden Helden aus der Natur widmen, will ich an dieser Stelle noch eine Lanze für den bescheidenen, aber fast unschlagbaren *Apfel* brechen. Denn wir dürfen nie die einfachsten Lebensmittel unterschätzen und nur den »lauten und exotischen«

Stimmen Gehör schenken. Der Apfel aus der Familie der Rosengewächse (Rosaceae) stammt vermutlich aus dem Nahen Osten. Im alten Rom kannte man fast 40 Sorten, heute zählen wir mehr als 7 500 Varianten. Der Apfel liefert mit rund 85 Prozent Wasser fast ein kleines Getränk und ist ein Füllhorn an Makro- und Mikronährstoffen. Mineralien wie Kalium regulieren den Wasserhaushalt und steigern in guter Gesellschaft von Magnesium, Calcium, Phosphor, Mangan, Vitamin C und Ballaststoffen aus Zellulose nicht nur den Energielevel. Der Reichtum an Ballaststoff aus der Schale »putzt« die Darmschleimhaut (siehe Teil 2, Kapitel: *Gesunde Verdauung – Kleines Heil-ABC*) und fördert über den Gehalt an Makro- und Mikronährstoffen die Entgiftung (siehe Teil 2, Kapitel: *Entgiften – aber richtig*). »An apple a day keeps the doctor away« – ein Apfel am Tag hält den Onkel Doktor fern, weiß die Volksweisheit.

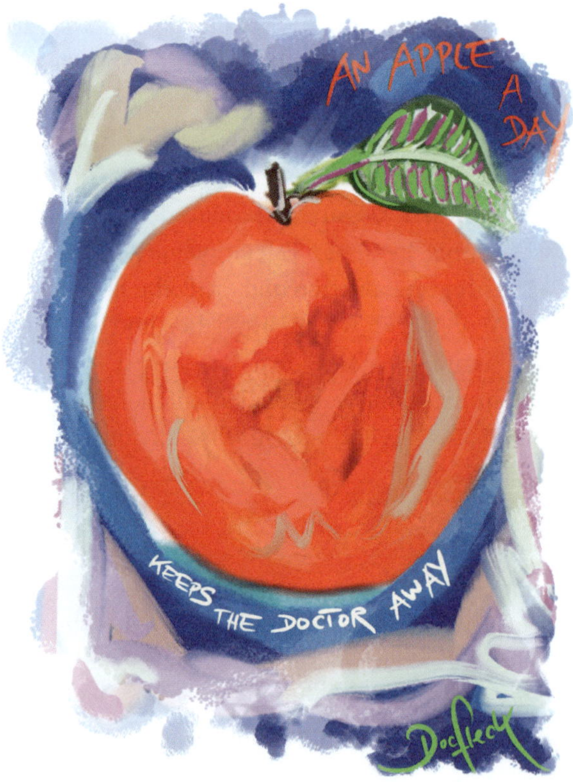

Der bescheidene Apfel ist ein echter Held unter den Nahrungsmitteln.

Diesen Gesundbrunnen sollten Sie Kindern und Enkeln in den Kindergarten mitgeben, in den Schulranzen packen und selbst genießen: Der Apfel ist ein ENERGY!-Tausendsassa. Genießen Sie ihn als »Notfall-Snack«, wenn Sie einen Energiekick brauchen, roh oder nur leicht gedämpft, mit etwas antientzündlichem Gewürz wie Ceylon-Zimt, optimal in Bio-Qualität. Mein Favorit: geriebene Äpfel und Möhren mit etwas Zitrone, optimal noch ein paar Walnüsse oder Mandeln als gesunde Dekoration. Auch für diejenigen, die wegen Allergien bisher Äpfel eher meiden: *Alte Sorten* werden besser vertragen als neue Züchtungen. Die meisten Makro- und Mikronährstoffe sitzen direkt unter der Schale. Setzen Sie deshalb beim Einkauf auf Bio-Qualität aus regionalem Anbau. So können Sie den Apfel ohne Reue mit Schale genießen und Ihren Körper mit Makro- und Mikronährstoffen sowie Ballaststoffen betanken.

Ginseng

Die Pflanze aus der Familie der Araliengewächse (Araliaceae) ist ursprünglich im Norden Koreas, aber auch in China und Sibirien zu Hause. Seit Tausenden von Jahren wird Ginseng in der TCM und anderen asiatischen Traditionen als Heilmittel, insbesondere bei hoher Stressbelastung, genutzt.[294] Dabei werden vor allem die Wurzelextrakte verwendet. Nicht weniger eindrucksvoll als der rote Panax Ginseng[295] wirkt auch der sibirische Ginseng (Eleutherococcus senticosus).[296] Ginseng hat »adaptogene« Effekte, das heißt, er wirkt stimulierend auf Organsysteme und balanciert deren optimale Wirkung aus. Adaptogen ist die Bezeichnung für einen pflanzlichen Wirkstoff, der dazu beiträgt, den Organismus in Zeiten höherer Anspannung zu entspannen, zu entlasten und an die Situation anzupassen, »zu adaptieren«.[297] Neben der adaptogenen Wirkung des Ginsengs punkten die enthaltenen Wirkstoffe (Ginsenoide) – ätherische Öle, Spurenelemente und Eiweiße –, sie haben ein breites Wirkstoffprofil: Sie erhöhen die Stresstoleranz über die Regulation der Hypothalamus-Hypophysen-Nebennieren-Achse, unterstützen das Immunsystem, verbessern die Sauerstoffaufnahme des Blutes und haben sogar antidiabetische Wirkung. Die Einnahme von Ginseng als

Tonikum, zur Steigerung der grauen Zellen für Lehre, Studium oder Arbeitsplatz und zur Stärkung der Muskulatur für das nächste Fußballspiel, empfiehlt sich als Kur über mindestens drei Monate. So kann sich die Wirkung bestmöglich entfalten. Dies zeigt sich auch an einem widerstandskräftigeren Immunsystem (Empfehlung therapeutische Dosierung: 100 bis 300 mg/Tag).

Tipp: Ginseng wird sehr aufwendig angebaut. Hochwertige Produkte haben einen höheren Preis. Bei extrem günstigen Produkten sollten Sie skeptisch sein. Präparate finden Sie zum Beispiel in Reformhaus und Apotheke.

Rosenwurz (Rhodiola rosea)

Rhodiola rosea, eine Pflanzenart aus der Familie der Dickblattgewächse (Crassulaceae), ist der Überlebenskünstler unter den natürlichen Dopingtalenten. Sie liebt die Extreme und wächst in Felsspalten, Moorlandschaften oder der Arktis. Seit Jahrhunderten wird Rosenwurz traditionell in Skandinavien und Russland in der Naturheilkunde eingesetzt, und in Sibirien nennt man die Pflanze respektvoll »goldene Wurzel«. Rosenwurz wirkt wie Ginseng als Adaptogen[298]: Es steigert Stresstoleranz und Konzentration und lindert mentale Erschöpfung. Auch wirkt Rosenwurz antientzündlich und immunstärkend.[299]

Die positiven »Charakterzüge« von Rosenwurz scheinen sich aber nicht nur auf geistige Belastbarkeit und Immunsystem zu begrenzen, auch die physische Kraft und Ausdauer werden gesteigert. Eine Einnahme über drei Monate ist anzuraten, um ähnlich wie bei Ginseng die besten Effekte herauszukitzeln. Als therapeutische Dosis empfehlen sich 200 mg/Tag, über den Tag verteilt. Schon nach kurzer Einnahme steigen Energielevel und Belastungstoleranz. Zu Beginn der Therapie empfehle ich die morgendliche Einnahme. Aktuell sind keine Kontraindikationen bekannt. Bei Schwangerschaft oder starker innerer Unruhe rate ich aber von der Einnahme ab. Präparate finden Sie in Apotheke oder Internet.

Ashwagandha (Withania somnifera)

Seit Jahrhunderten wird Ashwagandha, hierzulande auch Winterkirsche oder Schlafbeere genannt, als eine der wertvollsten Heilpflanzen in der ayurvedischen Medizin eingesetzt. Ashwagandha ist ein pflanzliches Adaptogen, das Ihr geistiges und körperliches Wohlbefinden und die Nebennieren bei hohem Stress unterstützt (siehe auch Teil 3, *Plan zur Heilung einer Nebennnierenschwäche*). Gemeinsam mit dem »Stressmineral« Magnesium und Vitamin B6, die elementar für eine normale Funktion des Nervensystems sind, kann die Heilpflanze Stress-Spitzen verhindern und die optimale Regeneration fördern.[300] Die Heilpflanze hat sich im Einsatz bei Nebennieren-Insuffizienz (gemeinsam mit Ginseng und Rosenwurz) hervorragend bewährt. Als Tagesdosis gelten 500 mg. Ashwagandha sollte nicht länger als vier Wochen am Stück eingenommen werden, um eine zu starke Gewöhnung zu verhindern. Inzwischen finden sich hierzulande auch wohlschmeckende Teemischungen mit dem Pflanzenextrakt. Hochwertige Produkte finden Sie in Reformhaus, Apotheken oder Internet.

Maca

Die Pflanze Maca gehört zur Familie der Kreuzblütler (Brassicaceae). In ihrer ursprünglichen Heimat in den peruanischen Anden ist sie ein Grundnahrungsmittel. Die Maca-Knolle kann gekocht, gebacken oder getrocknet werden, Blätter werden roh oder gegart verzehrt. Maca steigert den Energielevel und verbessert Konzentration und Gedächtnisleistung.[301] Zudem lindert Maca eine stressbedingt reduzierte Libido bei Mann und Frau[302] und erhöht die Spermienqualität und -quantität beim Mann.[303] Es empfiehlt sich eine etwa dreimonatige Anwendung (Dosierung: 600 mg/Tag). In Schwangerschaft, Stillzeit und bei Bluthochdruck sind höhere Dosen nicht empfohlen. Produkte gibt es in Bio-Läden und gut sortierten Supermärkten.

Tulsi

Das indische Basilikum (Ocimum tenuiflorum) aus der Familie der Lippenblütler (Lamiaceae) wird Tulsi, »Königsbasilikum« oder sogar »Heiliges Basilikum« genannt. Die ausgezeichneten medizinischen antioxidativen und antientzündlichen[304] Wirkungen gehen auf die Inhaltsstoffe aus ätherischen Ölen (z.B. Eugenol) und sekundären Pflanzenstoffen (Flavonoiden und Phenolen) zurück. Studien konnten stress- und schmerzlindernde, immunstärkende sowie antimikrobielle Effekte nachweisen.[305] Tulsi ist willkommener Helfer in unserem natürlichen ENERGY!-Ansatz und bringt sich nicht nur als stresslösendes, wohlschmeckendes Naturheilmittel ins Gespräch. Man sagt dem Heilkraut eine beruhigende Wirkung auf die verrückten Mastzellen nach, und viele meiner Patienten können diese erfreulichen Effekte bestätigen. Tulsi, die »heilige Pflanze«, ist zudem ein beliebtes Heilkraut in der ayurvedischen Medizin und wird in ganz Asien als Heilmittel geschätzt. Es hat inzwischen nicht nur wegen überzeugender Wirkung, sondern auch wegen des feinen, leicht pfeffrigen Geschmacks seinen Platz in den Teeregalen gefunden. Tulsi gibt es »pur« oder in geschmacklich attraktiven Kräutertee-Mischungen. Für einen Tee 1 bis 2 TL Tulsi-Kraut mit 200 ml kochendem Wasser übergießen und zehn Minuten ziehen lassen. Bei Tulsi empfehle ich Ihnen wie bei anderen Tees, auf Bio-Qualität zu achten, um die Belastung gering zu halten. Tulsi-Tee gibt es im Reformhaus, in Bio-Läden und einigen Drogeriemärkten.

STRESS REDUZIEREN, DAS **IMMUNSYSTEM STÄRKEN** UND ENERGIE ZURÜCKGEWINNEN

Wer immer nur funktioniert,
entzieht sich dem Abenteuer des Lebens.

Armin Mueller-Stahl

Innerer Stress, den Sie in sich selbst aufbauen, ist ein grausamer Energiefresser. Gleichzeitig ist er Dünger für müde machende Infektionen (wie z. B. chronische EBV-Infektionen etc.). Das liegt daran, dass chronischer Stress Ihre Immunbataillone schwächt. Die Art, wie Sie die Dinge des Alltags bewerten, wie Sie über die Umstände des Lebens denken, wie Sie fühlen und reagieren – all das hat immensen Einfluss auf Ihren inneren Stresspegel und nach Lehre der Psychoneuroimmunologie auf die Kraft Ihrer Immunzellen.

Die Wissenschaft der Psychoneuroimmunologie lehrt uns, dass Gefühle wie Ärger, Wut und Traurigkeit sowie Sorgen, Existenzdruck und Streit mit nahestehenden Menschen unmittelbar auf die Abwehr einwirken. Gefühle als Reaktion auf Lebensumstände können Stress bereiten. Dabei entstehen Ihre Gefühle als Reaktion auf Gedanken – aber Gedanken können falsch und Hirngespinste sein. Dessen sollten Sie sich bewusst werden, wenn Sie Stress mindern und das Immunsystem stärken wollen. Es gilt auch hier, Energieräuber zu identifizieren und zu überwinden. Das bringt Ihren Körper und Ihr Energieniveau ins Lot.

DIE BESTEN REZEPTE FÜR MEHR SOFORT-ENERGIE

Stress ist Realität. In jedem Leben passieren Dinge, die frustrieren, verärgern, traurig machen und uns in negativen Stress verwickeln. Solange wir nicht anders über die Dinge denken und urteilen, solange wir keinen effektiven Ausgleich finden, kann negativ empfundener Stress Energie und Gesundheit ankratzen. Ob und wie Sie Stress wahrnehmen, ist auch eine Entscheidung. Und wie Sie ihn überwinden, ist individuell verschieden. Der eine empfindet vielleicht Fallschirmspringen als pure Entspannung, während der andere bei dem Gedanken daran in pure Panik gerät. Die eine liebt Heavy Metal, Lemmy Kilmister, Lady Gaga oder laute Trommeln, der andere entspannt lieber zu zarten Klängen von Chopin, Albinoni oder Naturgeräuschen. Jeder von uns ist anders. Viele von uns haben sich jedoch dermaßen im Alltagshamsterrad verloren, dass sie die Notwendigkeit von Ausgleich aus den Augen verloren haben. Ohne ein Umdenken und neue Rituale, die die innere Balance pflegen, wird Ihre Energiereserve täglich aufgebraucht.

Wie Sie inneren Stress am besten abbauen und die geplagten Nebennieren liebevoll unterstützen, ist Ihre individuelle Angelegenheit. Folgende Rezepte haben sich jedoch als wahre Energiebringer bewährt. Seien Sie neugierig. Finden Sie heraus, was zu Ihnen passt.

Richtig atmen

Die einfachste Maßnahme, neue Energie zu tanken, können Sie in jeder Sekunde des Lebens in jedem Winkel der Welt direkt anwenden: Ihre Atmung!

Unser Leben beginnt und endet mit einem Atemzug, etwa 841 Millionen Atemzüge, die in einem 80-jährigen Leben potenziell zusammenkommen (28 800 Atemzüge mal 365 Tage mal 80 Jahre), liegen dazwischen. Der Atem schenkt uns Sauerstoff, den wir existenziell zum Leben brauchen. Dennoch nehmen wir den Atem kaum wahr. Er erscheint uns selbstverständlich. Unser Atem kontrolliert alle Organfunktionen und den Energiestoffwechsel des Körpers. Bewusst eingesetzt, kann er deshalb die optimale Funktion unseres Körpers gewährleisten und auch unsere Energie steigern. Richtiges Atmen lindert nicht nur aufkommende Müdigkeit, es verhindert sogar den kompletten »Energieabsturz«. Richtiges Atmen? Das hat zunächst auch etwas mit unserer Haltung zu tun. Zu oft sitzen wir krumm gebückt an unseren Computern, Bewegung wird auf das Notwendigste reduziert. Doch nicht nur die schlechte Körperhaltung wird dem Energieniveau zum Verhängnis. Viele von uns atmen zu »flach« in einer oberflächlichen Brustatmung und nutzen im Durchschnitt nur jedes zwanzigste der etwa 750 Millionen Lungenbläschen. Die richtige Atmung ist der einzige Weg, Sie mit mehr Sauerstoff zu versorgen. Fakt: Mit einem langen, tiefen Atemzug in den Bauch können Sie sechs- bis zehnmal so viel Luft aufnehmen als mit einem »normalen«, zu flachen Atemzug. Die tiefe Bauchatmung reguliert zudem das vegetative Nervensystem, sie dreht die inneren »Alarmsignale« ab. Das entlastet die Nebennieren und führt automatisch zu mehr Energie. Am Tag atmen Sie im Durchschnitt bis zu 28 800-mal. Das heißt, Sie haben gigantische Chancen, Ihre Energie positiv wie negativ zu beeinflussen. Legen Sie los!

Im Folgenden mache ich Sie mit einer einfachen, aber hocheffektiven Atemtechnik vertraut. Mit etwas Übung gelingt es, binnen weniger Sekunden tief zu entspannen und Energie zu tanken. Und das gelingt sogar, während Sie mitten in der Arbeit stecken. Der Atem steht Ihnen wie das bewusste Kauen überall als ENERGY!-Bringer zur Verfügung. Nutzen Sie ihn.

ENERGY!-Übung: Atmen Sie durch den Bauch

Die Bauchatmung als Atemtechnik löst eine wirkungsvolle Entspannung von Körper und Geist aus. Lesen Sie sich in Ruhe die ENERGY!-Übung durch, und legen Sie danach los.

- Legen Sie Ihre Hand auf Ihren Bauch. Atmen Sie durch die Nase vier Sekunden lang tief ein. Ganz entspannt lassen Sie dabei Ihren Bauch sich groß und weich ausdehnen und weit nach vorne bewegen.
- Halten Sie den Atem vier Sekunden lang an.

- Atmen Sie langsam acht Sekunden durch den Mund aus. Ihr Bauch zieht sich dabei wieder zurück, und Ihre Hand auf dem Bauch bewegt sich sanft Richtung Wirbelsäule.
- Halten Sie den Atem vier Sekunden mit leeren Lungen an.

Durch den zum Schluss kurz ausgesetzten Atem kommt der Körper in jenen Zustand, in dem sich ein Orchester befindet, wenn der Dirigent den Taktstock hebt: Er ist höchst aufmerksam und bereit für alles, was kommt. Wenn Sie merken, dass Ihre Gedanken während des Atmens noch etwas kreisen, können Sie sich immer wieder bewusst auf eine Affirmation besinnen, zum Beispiel »Ich bin ruhig«. Wenn Sie einnicken, was anfangs durchaus der Fall sein kann, machen Sie weiter, sobald Sie wieder aufwachen. Übung macht den Meister!

Praktizieren Sie diese einfache ENERGY!-Übung etwa fünf bis zehn Minuten optimal morgens nach dem Aufwachen und abends vor dem Einschlafen. Sie werden perplex sein, wie stark Ihr Energielevel und Ihre Ausgeglichenheit sich bereits in kurzer Zeit verbessern. Apropos, ein paar tiefe Bauch-Atemzüge lassen sich auch in einem ermüdenden Video-Meeting als Energiekick einschleusen. Bewusstes Atmen können Sie selbstverständlich auch wunderbar beim Gehen in der freien Natur umsetzen.

Tipp: Putzen Sie vor der Atemübung Ihre Nase. So kann Ihr Körper mehr Sauerstoff aus der Atemluft aufnehmen. Bei chronisch verstopfter Nase und übrigens auch vor einer Flugreise (vor allem bei Langstrecken) empfehle ich den kombinierten Gebrauch von Nasensprays mit Meersalz und mit Sesamöl. So haben Sie eine gut geölte und offene »Einflugschneise« für den Sauerstoff. Produkte finden Sie in Apotheken und Drogerien. Eine feuchte Schleimhaut mit einer Prise Meersalz verscheucht Mikroben im Nasen-Rachen-Raum. Falls Sie bisher eine schlechte Immunabwehr haben, gönnen Sie sich bereits beim Verlassen der Wohnung einen kleinen Hub Meersalz in die Nase. Alternativ können Sie auch Ihre Nasenschleimhaut mit einer Nasenspülung (Nasendusche) pflegen.

Akupunktur und Akupressur

In meiner Heilmethode setze ich auch einige Aspekte der TCM wie Akupunktur und Akupressur ein. So lässt sich das »Qi«, die Energie, in Fluss bringen, und Lebenskraft, Vitalität und Immunsystem lassen sich stärken. Akupunktur- beziehungsweise Akupressurpunkte sind kleinste Energiezentren, die auf verschiedenen Bahnen, den Meridianen, im Körper angeordnet sind. Weil die Energiemeridiane mit wenigen Ausnahmen auf beiden Körperseiten verlaufen, finden sich hier jeweils auch die Punkte. Bei der Akupressur werden die Energiepunkte durch sanften Druck oder Klopfen aktiviert. Dadurch werden Signale an Ihr Gehirn gesendet, das den Energiehaushalt und das Immunsystem daraufhin hochreguliert, sodass Sie sich unmittelbar fitter fühlen und effektiver arbeiten können.

Als erprobte ENERGY!-Akupressurpunkte meiner Heilmethode empfehle ich:

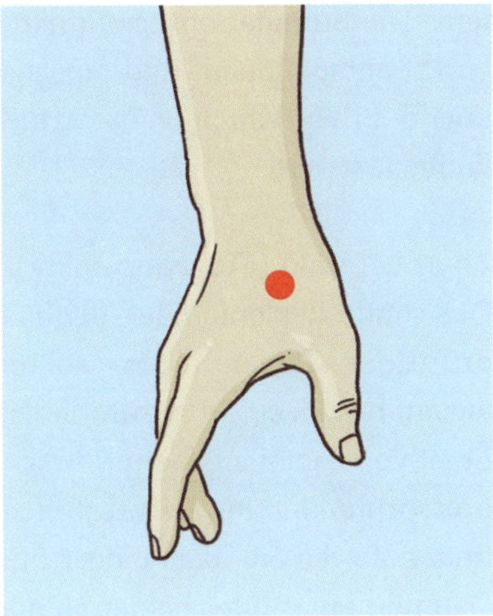

Akupressurpunkt Dickdarm 4.

Der am häufigsten genutzte Punkt der TCM, *Yuan*, »Quellpunkt«, liegt in der Mitte zwischen Daumen und Zeigefinger, auf dem kleinen »Muskelhügel« in der Hautfalte. Wenn Sie den Daumen von der Hand abspreizen, lässt sich Dickdarm 4 gut mit dem Daumen der anderen Hand ertasten. Die Stimulation des Punktes aktiviert den gesamten Körper, wirkt gegen Stress, lindert Schmerzen jeglicher Art (»SOS-Punkt« für Migräne, Regel- oder Zahnschmerz), reguliert emotionale Spannung, lindert Schlafstörungen und gilt als der stärkste Punkt des Körpers zum Aktivieren der Immunabwehr. Dickdarm 4 sollte durch einen intensiven Druck mit dem Daumen der Gegenseite gleichmäßig und stark stimuliert werden.

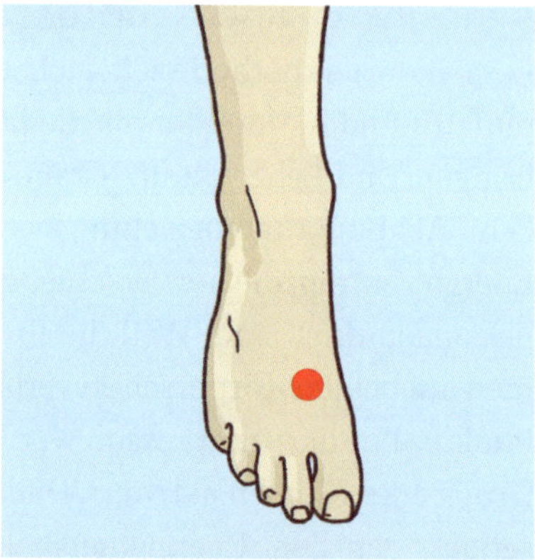

Akupressurpunkt Leber 3.
Tai Chong, »großes Heranstürmen«, reguliert und stärkt die Funktion der Leber, lindert Anspannung, Bluthochdruck und sorgt für emotionale Balance. Ich nenne ihn den »Weichspüler der Seele«. Der Energiepunkt liegt tief im Winkel an der Stelle, wo sich die beiden Knochen von Großzehe und zweiter Zehe treffen.

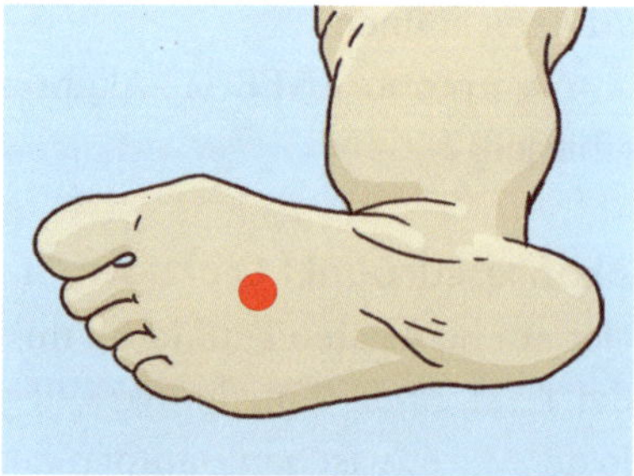

Akupressurpunkt Niere 1.
Dieser Energiepunkt, *Yongquan,* »sprudelnde Quelle« genannt, liegt in der unteren Mitte des Fußballens. Die Stimulation des Punktes wirkt entspannend und ausgleichend. Er wird auch beim Barfußlaufen aktiviert.

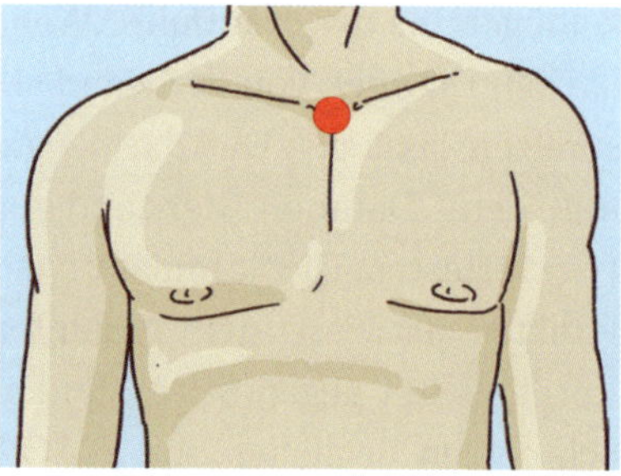

Thymuspunkt (»Tarzanpunkt«).
Das sanfte Beklopfen der Thymusdrüse, des »Tarzanpunkts«, sollten Sie am besten sofort ausprobieren. Er ist von den hier genannten Akupressurpunkten am leichtesten zu finden. Legen Sie dazu Finger und Daumen einer oder beider Hände auf die Thymusregion, die sich in der Mitte des Brustbeins befindet. Dann klopfen Sie mit allen Fingern kräftig für zwei bis drei tiefe Atemzüge. Atmen Sie durch die Nase ein und den Mund aus. Der Punkt wirkt äußerst energetisierend und stärkt Ihr Immunbataillon.

Stimulieren Sie diese wertvollen TCM-Punkte, wann immer Sie müde sind, die Konzentration nachlässt oder Sie sich allgemein »angeschlagen« fühlen. Sie werden sehen, bereits eine kurze Akupressur von etwa 30 Sekunden zeigt erste Effekte. Sorgen Sie sich nicht in übertriebenem Perfektionismus, ob Sie die exakte Lage eines Punktes finden. Nutzen Sie einfach mehrere Finger, mit denen Sie ihn an der beschriebenen Stelle durch Druck über einige Minuten aktivieren, Sie werden so den richtigen »Energiepunkt« nicht verfehlen.

Ich persönlich liebe außerdem die Ohrakupressur. Der gesamte Körper inklusive aller Organe lässt sich durch einfache Akupressur des *gesamten* Ohres aktivieren. Kneten Sie dazu intensiv beide Ohren komplett durch, das heißt, beide Ohrmuscheln von oben nach unten, und massieren Sie mit Druck auch den inneren Teil der Ohrmuschel bis zum äußeren Gehörgang. Nach etwa einer Minute Massage werden Ihre Ohren für einige Minuten rosarot leuchten und glühend warm werden. Ihr Energieniveau steigert sich enorm. Besonders zu empfehlen ist die »Wäscheklammer«-Ohrakupressur: Mithilfe einer Wäscheklammer, die Sie im oberen Drittel des Ohrläppchens (»Organpunkt«) einsetzen, lässt sich ein Druck auf wichtige Akupressurpunkte aufbauen. Probieren Sie es!

Natur und Wald – gute ENERGY!-Freunde

Wir Menschen spüren intuitiv, wie gut die Natur auf Körper, Geist und Seele wirkt und uns mit Energie betankt. Während meiner gesamten Kindheit und Jugend hatte ich ein großartiges Naturritual: Nachmittags nach der Schule schlenderte oder rannte ich mindestens eine halbe Stunde oder länger mit dem Hund durch den benachbarten Wald, über Felder und Wiesen. Egal, bei welchem Wetter. Das Tier musste raus, aber ich nicht weniger. Auch wenn ich als Teenager manchmal bei strömendem Regen lieber dringeblieben wäre, wusste ich doch im tiefsten Inneren, wie sehr ich von diesen Naturstreifzügen zehren konnte. Die Bewegung in der freien Natur, das Laufen auf dem weichen Waldboden, das Einatmen der frischen Waldluft, die Düfte von Holz, Nadeln, Blättern, Rinde und Erde – all das bedeutete schon damals für mich pure

Erholung. Danach war mein Blut voll mit Sauerstoff, der Kopf wieder frei. Ich fühlte mich entstaubt und bereit, mich auch mit unangenehmen Matheaufgaben herumzuschlagen. Das geht mir heute noch so, ausgedehnte Spaziergänge im Freien und tiefes Atmen sind meine persönlich stärksten Energie-Elixiere. Studien belegen die gesundheitlich wohltuende Wirkung von Spaziergängen in der Natur auf Körper und Seele; sie wirken deutlich entspannender als ein Bummel durch die Stadt oder das Ausruhen im bequemen Ohrensessel zu Hause.[306] Außerdem verbessert das Spazierengehen in der Natur unser Selbstwertgefühl, vertreibt trübe Stimmung und depressive Symptome.[307]

Die moderne Präventivmedizin, für die ich kämpfe, hat erkannt, wie wichtig die Natur und vor allem das Im-Wald-Sein für Ihre Gesundheit und Leistungskraft sind. »Waldbaden«, japanisch *Shinrin Yoku*, ein scheinbar neuer Trend, der in den letzten Jahren die Welt erobert hat, ist vielmehr die Wiederentdeckung unserer Liebe für den Wald und ein universelles Gesundheitskonzept.[308] Shinrin Yoku (wörtlich übersetzt etwa

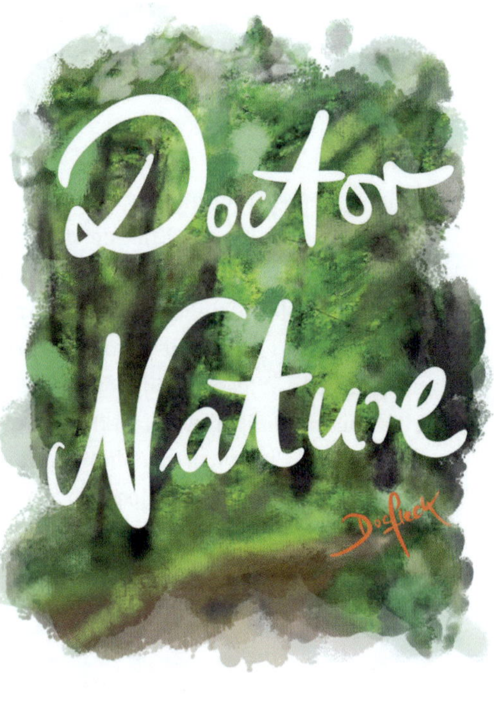

Die Natur ist eines unserer besten Heilmittel.

»in der Atmosphäre des Waldes baden«) wurde als Begriff 1982 geprägt. Japanische Forscher zeigten, dass Waldbaden vielfältig positiv unsere Gesundheit und den Energielevel beeinflusst, und begründeten die Wissenschaft der »Forest Medicine«, Waldmedizin. Ein einziger Tag im Wald steigert die Anzahl der natürlichen Killerzellen (NK-Zellen) Ihrer Immunabwehr um fast 40 Prozent für eine Woche.[309] Verantwortlich für diesen Immunbooster sind die sogenannten Terpene, die »Duftstoffe« des Waldes. Bäume verströmen Terpene: So schützen sie sich vor Schädlingsbefall oder signalisieren anderen Bäumen, dass auch sie ihre chemischen Schutzmechanismen hochfahren sollten, da Fressfeinde in der Umgebung sind.

Aufgrund der überzeugenden, belegten Effekte habe ich diesen großartigen Ansatz von »Dr. Wald« auch in meine Heilmethode integriert. Hand aufs Herz: Wann waren Sie das letzte Mal im Wald? Wann haben Sie das letzte Mal seine geballte Heilkraft auf sich wirken lassen: das Licht, die akustischen Reize aus der Natur, das Rascheln der Blätter, Vogelstimmen oder das Rauschen von Wasser? Wann haben Sie zuletzt die aromatischen Öle, wie aus Terpenen, eingeatmet? Wann haben Sie zuletzt erlebt, nicht zu denken, sondern einfach nur zu *sein*? Ich lade Sie an dieser Stelle ein, alle Facetten der entspannungs- und immunsystemfördernden Kraft der Natur intensiv zu nutzen.

Die Natur ist auch Ihr bester ENERGY!-Freund. Natur entspannt. Natur entrümpelt die Seele und sorgt für neue Energie. Wann immer Sie können, tanken Sie etwas Natur – möglichst jeden Tag. Spazieren oder joggen Sie in der freien Natur. Unternehmen Sie Wander-, Rad-, Ski- und Paddeltouren. Segeln oder reiten Sie. Verabreden Sie sich mit Ihrem Partner, Ihrer Familie oder Freunden in der Natur. Verabreden Sie sich zu Fußball etc. Es gibt so viele Chancen, suchen Sie sich etwas – Hauptsache, in der freien Natur und nicht in verschwitzten Hallen. Das Schöne an solchen Aktivitäten ist ja nicht nur die Aktion selbst, sondern auch die Vorfreude und die spätere Erinnerung an die schönen, auch sinnlichen Momente. Schlechtes Wetter als Ausrede gilt nicht. Lassen Sie sich ein, und beobachten Sie die magische Verbesserung Ihres Energielevels und Ihrer Gesundheit.

ENERGY!-MACHER DURCH STRESSABBAU

Zwar können Sie Probleme und stressauslösende Lebensumstände nicht sofort in Luft auflösen, doch sind Sie Problemen nie hoffnungslos ausgeliefert. Denn Sie können die Art, wie Sie Probleme bewerten und mit ihnen umgehen, von einer Sekunde auf die andere verändern, indem Sie eine neue innere Haltung annehmen und so Wege finden, dem müde machenden Stresslabyrinth zu entkommen. Wie Menschen Stress am besten abstreifen, um neue Energie zu bekommen, ist individuell unterschiedlich. Wichtig ist, Entspannung nicht als »vergammelte« Zeit zu betrachten, sondern ähnlich wie den Schlaf als Energiebringer.

Tipp: Tragen Sie sich jeden Tag einen Termin mit sich selbst im Kalender ein. Starten Sie mit einer »kleinen Dosis Zeit« von fünf bis zehn Minuten, morgens und/oder abends. Die zeitliche Dosis können Sie erhöhen, müssen das aber nicht. In dieser Zeit dürfen Sie einfach nur *sein*. Probieren Sie neue Dinge aus, und beobachten Sie, wie es Ihnen damit geht. Es zählt das, was funktioniert, egal, ob Sie »nur« atmen, mit dem Hund spazieren gehen, joggen, lesen, meditieren, ein Instrument spielen, singen oder malen. Viele der folgenden Rezepte gegen Stress können Sie überall und jederzeit umsetzen, zu Hause, im Büro oder in der U-Bahn. Denken Sie daran, Entspannung als täglichen Energiebringer und Gesundmacher in Ihr Leben einzubauen, mit der Zeit werden Sie immer routinierter und erfolgreicher darin.

Ich empfehle Ihnen allerdings, einen Ihrer besonders effektiven Energiemacher einmal die Woche intensiver zu pflegen, zum Beispiel einen festen Termin zur Akupunktur oder Massage festzulegen. Regelmäßig praktiziert, stärken die ENERGY!-Bringer Ihre Gesundheit und Leistungskraft, indem sie das vegetative Nervensystem ausbalancieren, das heißt den entspannenden Parasympathikus stärken. Deshalb lösen sich nicht selten auch andere gesundheitliche Probleme auf, wenn Sie das Augenmerk konsequent auf den Stressabbau richten. Finden Sie heraus, was am besten zu Ihnen, Ihrer Zeit und Ihrem Budget passt, und lassen Sie sich von folgenden ENERGY!-Bringern inspirieren.

Die wirksamsten ENERGY!-Bringer von A bis Z

1. **Abendritual.** Planen Sie am Abend etwas Zeit ein für ein entspannendes Ritual vor dem Zubettgehen. Das Trinken einer schlaffördernden Teemischung oder das Führen eines Dankbarkeitstagebuchs können zum Beispiel ein solches Ritual sein.
2. **Achtsamkeit.** Achtsam sein bedeutet, alles, was geschieht, mit entspannter, intensiver und ungeteilter Aufmerksamkeit und ohne jegliche Wertung zu beobachten. Seien Sie im Hier und Jetzt, und verlieren Sie sich dabei nicht in Gedanken. Das intensive Erleben des Augenblicks bewirkt, dass Sie sich weniger energielos, erschöpft und machtlos fühlen. Sich täglich in Achtsamkeit zu üben ist ein wunderbares lebenslanges Lernspiel, zu dem ich Sie ermutige. Sie werden gelassener und empfinden »Stress« als weniger aufreibend, Ängste, Ärger und Sorgen als weniger bedrohlich. Eine Art der Achtsamkeit ist Meditation (siehe unten).
3. **Akupunktur und Akupressur.** (Siehe Seite 299).
4. **Atmen, aber richtig.** (Siehe *ENERGY!-Übung: Atmen Sie durch den Bauch*, Seite 297)
5. **Autogenes Training.** Diese anerkannte Methode arbeitet mit der Autosuggestion. Grundlage ist die Erkenntnis, dass Menschen allein durch intensive Vorstellung entspannen. Kostengünstige Kurse finden Sie zum Beispiel in der Volkshochschule; viele Kurse werden in Deutschland und Österreich von den Krankenkassen unterstützt.
6. **Bewegung.** Bewegen Sie sich gern? Nun, wenn Ihnen die Antwort schwerfällt, hier die gute Nachricht: Wenn Sie unter Energiemangel leiden, sind lange, erschöpfende Sporteinheiten sowieso nicht zielführend. Um Sie aus Ihrer Erschöpfung herauszuholen, die Mitochondrien anzutreiben, die Durchblutung für bessere Sauerstoff- und Nährstoffversorgung anzukurbeln und Ihre Entgiftung anzuregen, braucht es eine Portion Bewegung – aber eine Form mit einem verfeinerten Ansatz, der Sie ohne kräftezehrendes und freudloses Keuchen aus dem Energieloch holt. Sanfte Bewegung, die die Aufnahmefähigkeit der Lungen verbessert, die Muskeln aktiviert und Spaß macht, ist zum Abbau von Stress geeignet, wie zum Beispiel schnel-

les Gehen, Qi Gong, Tai Chi, Kniebeugen, leichte Hantelübungen, Kickboxen, Reiten, Langlauf, Yoga oder Schwimmen. Wenn Sie erschöpfte Nebennieren als Ursache für Ihren Energiemangel im Visier haben (siehe Selbsttest, Teil 1, Kapitel: *Ausgebrannte Nebenniere – die schleichende Müdigkeit*), schonen Sie sie vor übereifriger Hormonausschüttung durch entspannte, aber regelmäßige Bewegung.
Tipp: Bauen Sie Bewegung in Ihren Tag ein, optimal sind etwa 30 Minuten. Denken Sie sich »Wenn-dann-Verknüpfungen« aus, zum Beispiel: Wenn der Aufzug da ist, nehme ich ihn, wenn er nicht da ist, dann nehme ich die Treppe. Wenn ich auf der Toilette war, dann mache ich danach 17 Kniebeugen. Wenn das Telefon klingelt, dann stehe ich auf und telefoniere im Stehen oder Gehen. Wenn ich etwas getrunken habe, dehne ich danach meine Arme etc. Ihrer Fantasie sind keine Grenzen gesetzt.

7. **Bewertungen loslassen.** Wie oft stressen wir uns weniger wegen der eigentlichen Probleme »im Außen« als wegen der machtvollen Bedeutung, die wir ihnen durch unsere »Ist-das-schlimm-Bewertung« geben. Bewerten Sie Probleme anders, und lassen Sie sich durch sie nicht in müde machende Ohnmacht katapultieren. Stellen Sie sich etwa in belastenden Situationen die Fragen: »Was kann ich aus dieser Sache lernen?« Und: »Wofür kann dieser Umstand vielleicht langfristig hilfreich sein?« Mit diesen Fragen lösen Sie sich aus dem »Problemopfer-Modus«, können Stressreaktionen abpuffern und Trost finden.
8. **Dankbarkeit.** Dankbarkeit als Ritual gehört zu den wirkungsvollsten ENERGY!-Bringern. Dankbarkeit lässt Sie mehr positive Gefühle wahrnehmen: Sie freuen sich bewusst über ein schönes Erlebnis, sind begeistert von der Zusammenarbeit mit Kollegen und stolz auf Ihren Partner oder Ihre Kinder und Enkel. Pflegen Sie dieses wunderbare und heilsame Gefühl des Staunens. Jeder Tag hat 86 400 Sekunden. Wie viele davon wollen Sie ab morgen in das Gefühl von Dankbarkeit investieren?
9. **Digital Detox.**[310] Wie oft starren Sie täglich auf Ihr Smartphone? Oder wie oft blinkt es, vibriert es oder pfeift es in lauten oder leisen

Tönen? Es verlockt uns im Büro, am Esstisch, im Bus, nachzuschauen, was »los« ist. Dabei zücken wir das Handy oft reflexhaft und nutzen es scheinbar nur kurz, aber im Ergebnis doch extrem lange. Teilnehmer einer aktuellen Studie berührten ihr Smartphone im Schnitt 2617-mal pro Tag. Etwa jeder zehnte Proband brachte es sogar auf durchschnittlich 5427 Berührungen, um das Handy zu entsperren, die Uhrzeit zu checken etc.[311] Um die ermüdende Dauerschleife des »Always On« zu durchbrechen, empfiehlt sich »Digital Detox«, die digitale Entgiftung. Es geht dabei nicht darum, nostalgisch zurückzublicken; früher war nicht alles besser. Aber als »homo digitalis« müssen wir kritisch hinterfragen, wie es um unser Energie- und Gesundheitsniveau im digitalen Kosmos bestellt ist.
Tipps: Lagern Sie Smartphone-Dienste aus, und benutzen Sie einen normalen Wecker und eine Armbanduhr. Sorgen Sie für Inseln der Autonomie, und stellen Sie Ihr Smartphone stundenweise auf lautlos oder in den Flugmodus. Deaktivieren Sie überflüssige Push-Nachrichten. Aktivieren Sie Digital-Detox-Apps, die Ihnen beim Einschränken des Handykonsums helfen, wie zum Beispiel *Quality Time* oder *Offtime*. Planen Sie handyfreie Zeiten ein (z. B. beim Spazierengehen oder beim Einkauf um die Ecke). Checken Sie Ihr Schlafzimmer (siehe Teil 2, Kapitel: *Gut schlafen – das Geheimnis der Regeneration*), und sorgen Sie für eine digitalfreie Zone, zumindest während des Schlafs, um die optimale Regeneration zu fördern.

10. **Gartenarbeit.** Gärtnern, egal, ob Sie Unkraut zupfen, den Spaten schwingen oder Gemüse, Heilkräuter und Salate anbauen, wirkt nicht nur entspannend und positiv auf die seelische Gesundheit, sondern es steigert auch die Fitness und sorgt im Sommer durch die Aufnahme von UV-Strahlen über die Haut für einen besseren Vitamin-D-Spiegel und damit auch für ein stärkeres Immunsystem.
11. **Gedankenstopp.** Gedanken sind das Mächtigste und zugleich das Schwächste, was wir haben! Zugunsten Ihrer Gesundheit und Ihres Energielevels unterbrechen Sie Ihr Gedankenkarussell, wenn Sie sich in negativen, stressauslösenden Gedanken verwickelt haben. Drücken Sie die Stopptaste.

12. **Geräuschesammeln.** Geräusche sammeln und sie miteinander vergleichen ist für mich ein faszinierender Ausgleich und eine Achtsamkeitsübung de luxe. So hört sich zum Beispiel das Auflösen einer Aspirin-Tablette im Wasser so ähnlich an wie ein Pfau, der gerade ein Rad schlägt, oder ein starker Wind, der im Sommer intensiv durch das Laub raschelt.
13. **Glaube.** Glauben Sie fest daran, bald wieder energiegeladen und gesund zu sein! Pflegen Sie diesen Gedanken wie eine kleine Pflanze auch durch Affirmationen. Glauben Sie an Ihren Wert, Ihre Talente und was alles möglich ist. Sie sind es wert, gut für sich zu sorgen. Glaube kann Ihnen helfen, sich sicher und behütet zu fühlen, Ängste und inneren Druck abzubauen. Auch das Gute-Nacht-Gebet hat sich als schlafförderndes Entspannungsritual bei vielen Menschen bewährt.
14. **Haustiere.** Schon Hildegard von Bingen (1089–1179), die Medizinpionierin des Mittelalters, sagte: »Gib dem Menschen einen Hund, so wird seine Seel gesund.« Diesen Rat habe ich befolgt und schon vielen Patienten einen »Hund *oder* … auf Rezept« verordnet. Hunde bringen das Leben auf Trab. Faule Ausreden, um nicht rauszugehen, gibt es nicht mehr. Wenn ein Haustier zu halten für Sie zeitlich und finanziell infrage kommt, sollten Sie auf diesem Gedanken-Knochen kauen. Tiere fördern auch die Ausschüttung des »Kuschelhormons« Oxytocin, das entspannt.
15. **Heim-, Handwerken etc.** An alten Autos oder Mopeds schrauben, alte Boote und Häuser in Schuss bringen – all das ist ein herrlicher Ausgleich. Er sollte aber nicht zur Flucht vor nicht aufgearbeiteten Problemen werden, auch sollten sich nicht unerledigte »Projekte« anhäufen. Bei Heimarbeiten, beim Malen, Schweißen oder Flexen achten Sie auf Ihren Gesundheitsschutz und tragen zum Beispiel eine Maske.
16. **Journaling (»Tagebuchschreiben«).** Das Schreiben eines Tagebuchs kann Ihr Stressniveau signifikant reduzieren. Ihr Gehirn liebt es, wenn Sorgen, Angst, Frust und Ärger auf die leeren Seiten eines Tagebuchs »ausgeladen« werden. Das entlastet und schafft Platz für positivere Gedanken und Emotionen.

17. **Kältetherapie.** Bei der Ganzkörperkältetherapie wird der Körper in einer Kältekammer (»Kältesauna«) extrem niedrigen Temperaturen (–110 °C) ausgesetzt. Die Kältetherapie wirkt entzündungshemmend, schmerzlindernd[312] und immunmodulierend. Muskelstoffwechsel und Gelenkfunktion werden verbessert, Aktivitätsniveau und Wohlbefinden gesteigert. Kälte wird nicht nur im Sport zur schnelleren Regeneration eingesetzt, sondern hat sich auch bei Müdigkeit, Sportverletzungen, entzündlichen Krankheiten (Rheuma, Multiple Sklerose[313]) und stressbedingter Immunschwäche bewährt. Bevor Sie sich zähneklappernd der Kälte aussetzen, sollten Sie mit Ihrem Arzt Ihre »Kältetauglichkeit« diskutieren. Kontraindikationen sind schwere Herz-Kreislauf-Krankheiten.
18. **Kochen.** Essen aus einfachen, ehrlichen Lebensmitteln frisch zuzubereiten entspannt und stärkt das Immunsystem.
19. **Kreativität.** Ob malen oder Malerei betrachten, Musik hören oder selbst musizieren, Theater spielen, basteln, stricken, schreiben – kreative Aktivitäten senken den Cortisolspiegel, fördern Achtsamkeit und gute Laune. Kreativität kann man üben. Sogar ein Abwasch in der Küche kann zu einem achtsamen, kreativen, amüsanten und fast meditativen Moment werden, wenn Sie es zulassen.
20. **Lachen.** Für Energiemangel ist herzhaftes Lachen ein perfektes Gegenmittel. »Lachyoga« beispielsweise ist eine Praxis, die die machtvolle Kraft des Lachens als Heilmittel nutzt. Lachen schnitzt Probleme klein, zerbröselt schwere Gedanken und verschafft Ihnen einen Moment entspannter Leichtigkeit. Verschreiben Sie sich täglich eine Portion »Extra-Lachen« als Verschnaufpause im Alltag. Nehmen Sie die Dinge leichter und sich selbst und andere nicht so brutal ernst. Tragen Sie so oft wie möglich ein Lächeln im Gesicht; das allein reicht sogar schon aus, um das innere Stressniveau zu senken. Und wenn Ihnen gerade nicht zum Lachen zumute ist, können Sie Ihren Bleistift nutzen und folgende erprobte Übung durchführen: Nehmen Sie den Stift quer in den Mund, sodass er mit den Mundwinkeln Kontakt hat. Die Mundwinkel heben sich unweigerlich und sorgen dafür, dass Glückshormone sprudeln.

21. **Lebenstempo.** Finden Sie das Lebenstempo, das zu I-H-N-E-N passt. In welchem Rhythmus und in welcher Geschwindigkeit wir durch das Leben gehen sollten, ist höchst individuell. Wer im falschen Tempo unterwegs ist, raubt sich selbst die Energie, die er zum gesunden Leben braucht. Der eine braucht einen Anschubser, der andere eher die dicke rote Stopptaste! Denn das Tempo, in dem Sie leben, bestimmt, ob Sie dauermüde und krank sind – oder energiegeladen und gesund zur Bestleistung auflaufen, Ihre Talente entfalten und Lebensfreude erfahren. Überlegen Sie: Wenn Sie ein Tier wären, wären Sie eine schnelle Gazelle, ein konzentrierter Löwe, der keine Energie verschwendet, ein gemütlicher Bär oder ein Adler, der lange warten kann, bis er über den nächsten Schritt entscheidet? Wenn Sie ein Ort wären, wären Sie eine pulsierende Metropole à la New York, Rio, Tokio? Oder doch lieber ein stilles, pittoreskes Bergdorf in Tirol? Machen Sie dieses Gedankenspiel, und hinterfragen Sie Ihr Lebenstempo.
22. **Lesen.** Gutes Lesefutter ist eine großartige Einladung, zu entspannen, Stress zu reduzieren, Neues zu lernen und sich inspirieren zu lassen.
23. **Massagen.** Eine Massage ist mehr als ein profanes »Wellness-Angebot«. Regelmäßige Massagen senken die Stresshormone, lindern Schlafstörungen und stärken dadurch Ihr Energieniveau und die Immunabwehr. Die Aktivierung des Lymphabflusses fördert zudem Ihre körpereigene Entgiftung.
24. **Meditation und Spiritualität.** Meditation senkt inneren Stress und entlastet die Seele, indem sich die Gedanken durch Achtsamkeitsübungen sammeln und beruhigen. Meditation löst Ängste und lindert Depressionen.[314] Spirituelle Menschen sind zudem zuversichtlicher, haben ein gesünderes Herz-Kreislauf- und Immunsystem.
25. **Musik.** Musik gehört in jede Hausapotheke, denn ihrer magischen Kraft können wir uns kaum entziehen. Musik dringt blitzschnell in die Gehirnareale ein, die Ihre Gedanken und Emotionen steuern, und reguliert Ihr vegetatives Nervensystem. Eine echte Lieblingsmusik entstaubt sozusagen Ihr Gehirn, setzt Glückshormone und Endorphine frei und vertreibt Müdigkeit.

Tipp: Setzen Sie in Ihrer Hausapotheke nicht nur auf Pflaster, Desinfektionsmittel, Vitamin C, Fieberthermometer, Schmerzmittel, Kohletabletten etc., sondern auf Musik, die Ihren Energielevel harmonisiert. Legen Sie sich Playlists an, die zu Ihrer Stimmung und Ihrem Energieniveau passen. Wählen Sie Musik, die Sie morgens »in Fahrt bringt« und abends das Einschlafen fördert. In meiner musikalischen Hausapotheke findet sich ein Mix, unter anderem aus David Bowie, Queen, Sting, U2 und Amy Winehouse, um die Energie zu heben, und Pianojazz, Mozart, Ravel oder »chillige Musik«, um zu entspannen. Und bei Ihnen?

26. **Natur (Waldbaden, Lichtbaden).** (Siehe *Natur und Wald – gute ENERGY!-Freunde*, Seite 301)
27. **Optimismus.** Das ist ein Muskel, der immer stärker wird, je öfter wir ihn nutzen. Optimismus zur Gewohnheit zu machen hilft Ihnen enorm, um inneren Stress abzubauen. Es wirkt befreiend, öfter das Positive zu sehen.
28. **Progressive Muskelentspannung (PMR).** Diese Technik eignet sich vor allem für die »pragmatischen« Typen unter uns. Die Methode arbeitet über den Körper und führt über ein gezieltes Anspannen und Loslassen der gesamten Muskulatur zu einer tiefen Entspannung des Geistes (im Gegensatz zum autogenen Training, bei dem die Entspannung des Körpers über den Geist erfolgt). Sie spannen dazu die Muskelgruppen des Körpers (Hände, Arme, Gesicht, Nacken, Rücken, Bauch, Beine, Füße) hintereinander für jeweils etwa 10 Sekunden an und entspannen sie danach für etwa 30 Sekunden.
29. **Sauna.** Intensive Reize wie Wärme (und Kälte) üben auf den Körper Reize aus, die die Organsysteme anregen, den Stoffwechsel ankurbeln und Ihr Immunsystem aufrüsten. Ein bis zwei Saunabesuche pro Woche mit etwa drei 15-minütigen Intervallen gelten als gesundheitlich förderlich. Bei erhöhter Temperatur oder Neigung zu Thrombosen sollte allerdings auf den Saunabesuch verzichtet werden.
30. **Schlaf.** Ausreichender und qualitativ guter Schlaf hält Ihre Gesundheit und Ihr Immunsystem in Form und fördert die körpereigene Regeneration und Reparatur sowie die lebenswichtige Entgiftungs-

arbeit Ihrer Leber. Verschlafen Sie deshalb nicht den besten Schlaf Ihres Lebens, und lesen Sie das Kapitel zum gesunden Schlaf (siehe Teil 2, Kapitel: *Gut schlafen – das Geheimnis der Regeneration*), damit Sie diese wichtige Energieaufladephase des Körpers optimal nutzen.

31. **Sex.** Sex ist ein von der Evolution klug eingerichteter, spaßbringender Stressabbau, der nebenbei das Immunsystem stärkt, den Stoffwechsel anregt, tiefen Schlaf fördert und als ideales Fitnesstraining gilt. Das beim Sex ausgeschüttete Glückshormon Phenylethylamin und die Endorphine sorgen für Hochstimmung, der hohe Oxytocinspiegel (»Kuschelhormon«) und die ausgeglichenen Cortisolspiegel schützen vor Stress und sorgen in Kombination mit besserer Schlafqualität nach dem Sex für deutlich mehr Energie im Alltag.
32. **Seilspringen.** Für Kinder ein »Kinderspiel«, ist Seilspringen für Erwachsene ein perfekter Stressausgleich und ein Ausdauertraining, das man jederzeit und auch zu Hause bei jedem Wetter ausführen kann. Alles, was Sie brauchen, sind ein Springseil und Turnschuhe – oder Sie springen barfuß. Beim Springen stimulieren Sie nebenbei Ihren Energiepunkt am Fußballen (siehe *Akupunktur und Akupressur*). Auch das entgiftende Lymphsystem profitiert von diesem einzigartigen Work-out, und wir verlieren überflüssige Pfunde.
33. **Sport.** Wählen Sie Sportarten, die Ihnen wirklich Freude machen und Ihre Lebensqualität steigern, statt »schweißtreibende Tretmühlen-Marathons«, die Sie anöden. Achten Sie nach dem Sport auf Ihr körperliches Wohlbefinden, Ihren Energielevel und potenzielle Reaktionen Ihres Immunsystems. Wenn Sie sich ausgelaugt fühlen oder sich ein Infekt nach dem Sport ankündigt, ist das ein untrügliches Anzeichen dafür, dass Sie Ihren Organismus, vor allem Ihre Nebennieren, überlastet haben, es an einer ausreichenden Regeneration mangelt und in Folge das Immunsystem schwächelt. Deswegen haben dann auch infektiologisch nur »durchschnittlich begabte« Bakterien und Viren ein leichtes Spiel. Gehen Sie in Zukunft behutsamer vor, und variieren Sie Länge und Intensität Ihres Trainings. Achten Sie unbedingt auf eine ausreichende Erholung nach

der Bewegung. Steigern Sie sich bitte langsam, und achten Sie auf eine aktive Erholung auch zwischen den sportlich aktiveren Tagen. Als Ausgleich zu bewegungsintensiven Tagen sind zum Beispiel entspannte Trainingstage mit Radfahren, leichtem Joggen, Walken oder Schwimmen geeignet, die die Regeneration fördern und das Energieniveau stärken. Wegen des potenziell aufputschenden Effekts empfiehlt es sich, sich stärkeren körperlichen Aktivitäten nicht später als drei Stunden vor dem Zubettgehen zu widmen.

34. **Spielen.** Gemeinsam mit Familie, Freunden, Bekannten oder Haustieren zu spielen entstaubt die Seele und verjüngt den Geist. Nicht nur zum Kindergeburtstag sollten wir an Spiele denken: Memory, Mensch ärgere dich nicht, Monopoly, Mühle, Schach, Scrabble, Skat, Schnitzeljagden im Park oder Geräuschesammeln im Wald – Ihre Möglichkeiten sind endlos. Kramen Sie Ihre Spielkiste heraus, suchen Sie Inspirationen im Internet. Entspannen Sie sich dabei und tanken neue Kraft zusammen mit Menschen, die Ihnen guttun.
35. **Tanzen.** Auch ohne Tanzpartner lässt es sich zu den Lieblingsliedern durch die eigenen vier Wände tanzen. Tanzen ist die beste Einstiegsdroge für hartnäckige Bewegungsmuffel. Es zeigt, wie viel Spaß es machen kann, den gesamten Körper auf angenehme Weise zu fordern. Für Tanzen ist es nie zu spät, Tanzen ist für jedes Alter geeignet.
36. **Therapeutische Hilfe (Psychotherapie).** Zum seelischen Stressabbau und zur Steigerung des Selbstwertgefühls, das bei chronischer Erschöpfung und andauernden Beschwerden oft auf dem Nullpunkt ist, kann es sehr sinnvoll sein, (Psycho-)Therapeuten zusätzlich ins Boot zu holen.
37. **Trampolinspringen.** Ähnlich wie Seilspringen (siehe oben) wirkt Trampolinspringen als effektives Herz-Kreislauf- und Ganzkörpertraining. Es baut durch das gesunde Wechselspiel von Anspannung und Entspannung Stress ab. Pluspunkt: Es gilt als besonders gelenkschonend und stärkt Ihre Knochen. Die Kompression fördert zudem den Lymphfluss und steigert so die Entgiftung des Körpers. Sogar

Sportmuffel finden dadurch oft einen Einstieg in eine »schwerelose« Bewegung, die viel Freude bringt.

38. **Vergleichen Sie sich nicht.** Hören Sie auf, sich mit anderen zu vergleichen. Das macht unzufrieden und erhöht Ihren Stresslevel. »Des Glückes Tod ist der Vergleich«, heißt es. Und er ist der kleine Tod Ihres gesunden Energielevels.
39. **Wannenbad.** Ein Wannenbad, etwa eine Stunde vor dem Zubettgehen, ist ein wohltuendes Stressabbauritual. Die Wassertemperatur sollte nicht zu heiß sein, um den Kreislauf nicht zu belasten (ca. 38 bis 39 °C). Unabhängig vom Badezusatz sollten Sie nicht unendlich lange baden, etwa 20 Minuten, damit die Haut nicht austrocknet. Als Badezusätze mit zuverlässiger Anti-Stress-Wirkung eignen sich zum Beispiel Baldrian, Hopfenblüten, Passionsblume sowie ätherische Öle aus Orange, Melisse und Jasmin. Wichtig: Bei akuten fieberhaften oder infektiösen Krankheiten und chronischen Herz-Kreislauf-Beschwerden sind regelmäßige Vollbäder nicht empfehlenswert.
40. **Yoga.** Die aus Indien stammende philosophische Lehre umfasst viele geistige und körperliche Übungen (z. B. Asanas, Pranayama, Meditation und Askese). Yoga ist eine ganzheitliche Methode, die die körperliche, geistige und seelische Gesundheit stützt, indem der Yoga-Übende Achtsamkeit und Bewusstsein kultiviert. Traditionell hat sich Yoga zur Entspannung und zur Regeneration nach Erschöpfung bewährt. Die Übungen schulen Kraft, Koordination, Beweglichkeit und Ausdauer, außerdem wird die körpereigene Entgiftung angeregt.
41. **Zeit für Familie und Freunde.** Unsere Lebenszeit ist begrenzt. Das macht sie so kostbar. Nutzen Sie Ihre Zeit und Energie daher bewusst. Teilen Sie mehr Momente mit Menschen, die Ihnen am Herzen liegen und denen Sie viel bedeuten, die Ihnen guttun und Sie inspirieren. Loyalität ist nie eine Einbahnstraße. Deshalb: Hüten Sie Ihre Energie und Ihre Lebenszeit, und verschwenden Sie nicht viel Zeit mit menschlichen Energiestaubsaugern, Menschen, die andere mit Missgunst, Narzissmus oder negativen Einflüssen beträufeln.

Schauen Sie sich um. Die Welt ist voller spannender, sympathischer Menschen, die wie Sie auf der Suche nach einem gesunden, erfüllten Leben sind und sich auf respektvolle und wertschätzende Begegnungen freuen.

42. **Zeit für Dinge, die etwas bedeuten.** Und nicht zuletzt: Nehmen Sie sich Zeit für Dinge, die Sie mit Leidenschaft tun und die Ihnen wichtig sind. Wenn Sie etwas tun, für das Sie brennen, werden Sie sofort mehr Energie verspüren, da Sie keinen inneren Widerstand wie eine festgezogene Handbremse überwinden müssen.

Jetzt sind Sie hoffentlich ausreichend inspiriert, und ich bin schon jetzt gespannt, welche Entspannungsrituale Sie in Zukunft für sich entdecken werden.

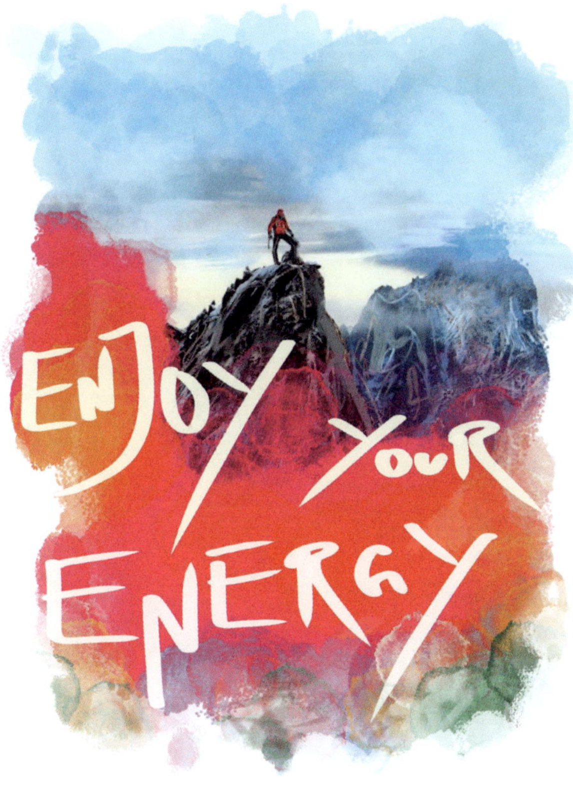

Der Gipfelsturm – genießen Sie den Ausblick auf mehr Gesundheit und Leistungsfähigkeit.

Nicht weniger gespannt bin ich auf Ihren Weg zum Gipfel Ihrer Energie, der vor Ihnen liegt. Sie sind jetzt mit versteckten Ursachen für Energiemangel besser vertraut. Sie haben Ihren Blick geschärft. Sie kennen Wege, um Ihre Gesundheit und die Gesundheit der Menschen in Ihrer Umgebung zu verbessern. Jetzt können Sie im 30-Tage-ENERGY!-Programm Ihr erworbenes Wissen anwenden. »Wunder stehen nicht im Gegensatz zur Natur, sondern nur im Gegensatz zu dem, was wir über die Natur wissen«, sagte schon der heilige Augustinus. Nun können Sie selbst ein Wunder schaffen, indem Sie Ihr Leben mit mehr Gesundheit und gesunder Energie füllen.

3

DAS **30-TAGE-ENERGY!-** PROGRAMM

Wir haben zwei Leben.
Das zweite beginnt
in dem Moment,
in dem wir erkennen,
dass wir nur eines haben.

Konfuzius

Ihre Motivation, etwas zu verändern, Ihre Gesundheit selbst in die Hand zu nehmen und Ihren Energielevel zu verbessern, hat Sie bis zu dieser Seite des Buches gebracht. Jetzt kommt der aufregende Moment, auf den sicher viele von Ihnen während der anstrengenden »Bergtour« gewartet haben. Sie machen sich ans Werk. Das 30-Tage-ENERGY!-Programm wird nicht nur Ihre Leistungskraft, Immunabwehr und Stresstoleranz stärken, sondern schon bald Ihre gesamte Gesundheit auf Touren bringen. Und ich bin gespannt auf Ihre Heilerfolge. Denn aus meiner Erfahrung weiß ich, dass das ENERGY!-Programm auch Ihnen Energie und Vitalität schenken kann.

Gemeinsam bringen wir nun Ordnung in Ihr »System«. In 30 Tagen programmieren wir Ihre Ernährungs- und energiestaubsaugenden Gewohnheiten behutsam um, mit Optimismus, Neugier, Freude am Genuss und Willen zur Veränderung. Und wir vertiefen die Detektivarbeit, die Ursachensuche. Allein wenn Sie sich an die Tipps zum ENERGY!-Rhythmus halten und mehr Entspannung in Ihren Tag einbauen, werden Sie sich vermutlich bereits vor Ablauf von sieben Tagen energiegeladener fühlen. Diese wunderbare Aussicht sollte Sie weiter motivieren. Schenken Sie sich diesen Einstieg in ein Leben voller Energie und Gesundheit. In Ihrer Hand liegt jetzt ein effektives Instrument, das Sie handlungsfähig macht. Wählen Sie für den Start einen passenden Zeitpunkt im Leben. Sie spüren, wann der richtige Moment zum Aufbruch gekommen ist.

Selbsttest

WO STEHEN SIE?

Falls Sie gerne Ihren allgemeinen Gesundheitszustand so genau wie möglich einschätzen wollen, empfehle ich Ihnen die Symptomerfassung nach meiner Heilmethode. Mithilfe des von mir für die Patientenarbeit genutzten Fragebogens können Sie Symptome vor und nach Ihrer ENERGY!-Lebensstilveränderung erfassen. Der sehr umfassende Fragebogen (»Symptomerfassung nach der Doc-Fleck-Methode«) steht Ihnen auf meiner Webseite **www.docfleck.com** als Download zur Verfügung.

ENERGY!-**WOCHE 1**

In den ersten sieben Tagen laufen Sie sich gemütlich warm. Nutzen Sie diese Zeit als Vorbereitung, ohne Hast und stresshormonankurbelnde Ziele. Wenn Sie sich mehr als eine Woche gönnen wollen, nur zu! Sie kennen sich selbst am besten. Aus der Erfahrung haben sich sieben Tage für den Einstieg auch im mit Pflichten vollgepackten Alltag bewährt. Veränderungen brauchen Zeit, Geduld und einen weitsichtigen Plan. Behutsam harmonisieren wir deshalb zunächst nur Ihren *Rhythmus* von Ernährung, Bewegung und Schlaf und etablieren wenige neue Gewohnheiten wie Entspannung und Dankbarkeit. Diese kleinen Schritte am Anfang sind wichtig, denn so verzetteln Sie sich nicht. Und genau deshalb sind diese filigranen Veränderungen der ersten sieben Tage so wirksam und machtvoll. Sie bieten Ihnen einen perfekten Einstieg, um sich nicht nur körperlich neu auszurichten. Dies gelingt, indem Sie Ihr Gehirn durch tägliche Wiederholung neuer Gewohnheiten neu verdrahten. Wir installieren peu à peu, mit einfachen Veränderungen (z.B. Verschiebung des Frühstücks auf ein Spätstück, Trinken zwischen den Mahlzeiten), eine energiebringende neue Software. Der Schlüssel zum Erfolg liegt dabei in der Kontinuität. Sie stürmen den Gipfel in kleinen Schritten – und bleiben bei der Sache.

Zu Beginn suchen Sie sich ein echtes, »ehrliches« *Motiv*. Ein Motiv, das Sie nicht nur durch die ersten 30 Tage trägt, sondern groß genug ist, Sie für lange Zeit in Ihrem Leben zu beflügeln. Ein solches Motiv kann zum Beispiel sein: »Ich möchte gesund sein und mehr Energie haben, damit ich lange für meinen Partner und meine Kinder da bin.« Oder: »Ich will langgehegte Träume umsetzen, für die ich Energie und Gesundheit brauche.« Nehmen Sie die Übung ernst. Lassen Sie sich Zeit. Spätestens jetzt sollten Sie ein Notizbuch, Papier und Stift zur Hand nehmen und Ihr Motiv notieren. Fixieren Sie es schriftlich! Versprochen? Alles, was wir aufschreiben, verstehen wir nicht nur besser, es verhaftet sich länger im Gedächtnis, als wenn wir es nur denken oder tippen.[315]

5 ENERGY!-Regeln, die Ihnen zum Erfolg verhelfen

ENERGY!-Regel 1: **Bleiben Sie locker und entspannt**
Das haben Sie hoffentlich bereits beim Lesen verinnerlicht …

ENERGY!-Regel 2: **Denken Sie täglich an Ihr Motiv**
Malen Sie sich die Vorteile, die Ihre neuen Gewohnheiten für Sie und Ihr Umfeld bringen, so lebendig wie möglich aus. *Visualisieren Sie Ihr Motiv.* Nehmen Sie sich dafür täglich Zeit. Trainieren Sie Ihren Optimismus wie einen Muskel. So können Sie auch Durststrecken und inneren Widerständen, die bei jedem einmal anklopfen, vorbeugen und sie überwinden.

ENERGY!-Regel 3: **Finden Sie Ihre ENERGY!-Formel**
Jetzt, wo Sie Ihr Motiv kennen, hilft Ihnen Autosuggestion. Bereits in meinem Buch *Schlank! und gesund mit der Doc Fleck Methode* verweise ich auf die Kraft der Autosuggestion, die von dem französischen Apotheker Émile Coué (1857–1926) entwickelt wurde. Die Autosuggestion beruht auf der Annahme: »Du bist das, was du denkst.« Dabei empfiehlt sich, einen positiv formulierten Satz mehrmals täglich etwa 20-mal zu wiederholen. Zum Beispiel: »Ich werde Tag für Tag fitter.« Oder: »Ich fühle mich jeden Tag gesünder.« Oder: »Ich ziehe das jetzt durch.« Es ist sogar egal, ob Sie an den Satz glauben oder ob Sie an etwas komplett anderes denken, während Sie den Satz wiederholen. Wichtig ist nur, dass Sie den Satz nicht nur denken, sondern hörbar vor sich hin murmeln. Ein idealer Zeitpunkt, Ihre Formel aufzusagen, ist zum Beispiel morgens im Bad, auf dem Weg zur Arbeit oder nach Hause, beim Spazierengehen oder vor dem Schlafengehen.

ENERGY!-Regel 4: **Gedankenfasten**
»Des Glückes Tod ist der Vergleich!« Sich immer wieder zu vergleichen macht »krümelig«, energie- und freudlos und potenziell sogar krank. Negative Gedanken schwächen Ihre Immuntruppen und lassen Ihre Stresshormone sprudeln. Die Gewohnheit, sich im Vergleichshamsterrad zu

erschöpfen, den eigenen Selbstwert zu attackieren oder andere negative Bewertungen aufkeimen zu lassen, sollten Sie sich abtrainieren. Hören Sie auf zu denken: »Wenn ich nur dies oder das hätte, wie der oder die wäre …« Nur selten machen äußere Umstände glücklicher und gesünder.[316] Mein Rat: Sobald Sie sich bei negativem Denken oder Vergleichen ertappen, sagen Sie laut zu sich: »Stopp! Das ist nur ein Gedanke!« Fasten Sie die ersten Tage des Programms eisern von miesen Gedanken. Treten Sie fade Vergleiche in die Tonne. Machen Sie sich frei von den »Wenns«, die Ihnen das Leben versalzen und am Energiekostüm nagen. Konzentrieren Sie sich auf die positiven Momente des Lebens. Sie werden sehen, diese unscheinbare Übung ist ein kleines Energiewunder.

ENERGY!-Regel 5: Seien Sie dankbar – unermüdlich
Dankbarkeit ist fundamental bedeutend für Ihr Wohlbefinden. Ehrlich gefühlte Dankbarkeit macht glücklicher, zufriedener und hält Sie gesund. Hand aufs Herz: Sind Sie in Ihrem Leben dankbar für das, was Sie bereits haben? Machen Sie es sich oft genug bewusst? Lassen Sie Dankbarkeit ab jetzt zum Ritual werden. Notieren Sie vor dem Zubettgehen drei Dinge in Ihr Notizbuch oder in ein Dankbarkeitstagebuch. Schreiben Sie auch auf, *warum* Sie dankbar sind. Spüren Sie dem Gefühl der Dankbarkeit täglich nach – unter *allen* Bedingungen des Lebenskarussells, auch an den düsteren Tagen.

Ihr Rhythmus entscheidet

In den ersten sieben Tagen konzentrieren Sie sich auf Ihren Rhythmus (siehe Teil 2, Kapitel: *Der richtige Rhythmus*). Denn hier liegt Ihr persönlicher Schlüssel zur Energie.

Ernährung

Halten Sie sich an zwei oder drei Hauptmahlzeiten. Essen Sie nur, wenn Sie echten Hunger haben, kauen Sie, und vermeiden Sie Snacks. Ausnahme: Sie haben den Verdacht, unter Nebennierenschwäche zu leiden (siehe Teil 1, Kapitel: *Ausgebrannte Nebenniere – die schleichende Müdigkeit*), leiden unter Migräne oder Gallensteinen. In diesen Fällen sollten Sie tagsüber keine Essenspausen machen, die länger als fünf bis sechs Stunden dauern. Gönnen Sie sich stattdessen eine ausreichend lange Nahrungspause über Nacht (etwa 12 bis 13, nicht deutlich länger als 16 Stunden), und trinken Sie in dieser Zeit nur Wasser oder ungesüßten Kräutertee. Wenn Sie anfangs nicht auf eine so lange Pause kommen, ist das kein Beinbruch. Seien Sie geduldig mit sich. Es dauert nur wenige Wochen, bis sich Ihr Körper erfolgreich umprogrammiert hat.

Tipp: Machen Sie das Frühstück zum *Spätstück*. Achten Sie darauf, zu welcher Zeit es Ihnen am besten bekommt. Ein guter Zeitpunkt ist für viele Menschen sogar erst nach 10 Uhr.

Außerdem lege ich Ihnen folgende zwei Experimente ans Herz:

1. Nehmen Sie einmal bis 10 Uhr *kein* Fett zu sich. Falls Sie sich »ohne Fett« am früheren Morgen im Vergleich zu »mit Fett« fitter fühlen, ist das ein Zeichen, dass Sie sich mit der Fettverdauung am frühen Morgen schwertun und ein Verdauungsschwächling sind. Die Lösung: Falls Sie morgens keinen Hunger haben, verzichten Sie bis 10 Uhr auf das Essen, oder verzehren Sie bis 10 Uhr zum Beispiel grüne Smoothies oder Rohkost wie Äpfel. Genießen Sie dann ab 10 Uhr oder später Ihr Spätstück noch in der bisher »gewohnten Variante«.
2. Beobachten Sie auch, wie fit Sie sich fühlen, wenn Sie Kohlenhydrate wie Nudeln oder Brot mit tierischem Eiweiß wie Fleisch oder Fisch kombinieren. Tierisches Eiweiß, vor allem, wenn es schlecht gekaut wird, ist manchmal schwerer verdaulich als pflanzliches. Deswegen kostet die Kombination aus tierischem Eiweiß und blutzuckerreizenden Kohlenhydraten oft viel Energie und kann müde machen. Schreiben Sie Ihre Beobachtungen in Ihrem Notizbuch auf, und berücksichtigen Sie Ihre Erkenntnis für Ihre zukünftigen Mahlzeiten.

Trinken

Beginnen Sie ab sofort jeden Tag mit dem Trinken von mindestens einem großen Glas Wasser (ggf. nach Belieben mit etwas Zitronensaft) auf nüchternen Magen, besser noch zwei Gläser, die Sie schluckweise trinken. Machen Sie das Trinken von reinem Wasser zu Ihrem liebsten Morgenritual. So kurbeln Sie die Verdauung an, erleichtern den Abtransport der von Ihrer fleißigen Leber abgebauten Giftstoffe und gleichen Ihr über Nacht entstandenes Flüssigkeitsdefizit aus. Trinken Sie circa 15 Minuten *vor* den Mahlzeiten und *dazwischen*, nicht *zu* den Mahlzeiten, um Magensäure und Verdauungsenzyme nicht zu verdünnen und die Verdauung zu stärken.[317]

Bewegung

Wenn Sie bisher ein Bewegungsmuffel waren, kein Problem. Fangen Sie langsam an, mehr Bewegung in Ihren Alltag zu bringen, überfordern Sie sich auch hier nicht. Die gute Nachricht: Hat sich irgendeine positive Gewohnheit gefestigt, ist sie ein idealer Dünger für die nächste. Päppeln Sie Ihr Bewegungskonto auf, und sehen Sie die ganze Welt als Fitness-Studio. Widerstehen Sie Personenbeförderungsbändern, parken Sie so weit wie möglich von Ihrem Ziel entfernt. Im Großstadtdschungel können Sie etwa U-Bahn-Unterführungen nutzen, anstatt an roten Fußgängerampeln wartend herumzutänzeln. Gehen Sie zu Fuß, wann immer es geht, fahren Sie mit dem Rad, oder lernen Sie Liegestütze schätzen sowie Kniebeugen (wenn Sie mit Kindern reden, gehen Sie mit Ihnen auf Augenhöhe in die Hocke), Dehnübungen, Gymnastik oder das Stemmen von kleinen Gewichten. Es gibt auch viele von Krankenkassen geförderte Kurse oder interessante, günstige Kurse an Volkshochschulen. Dort kommen Sie regelmäßig in Bewegung und unter Menschen. Achten Sie darauf, sich nicht zu spät vor dem Zubettgehen auszupowern, damit Sie den besten Schlaf bekommen (die letzte Joggingrunde sollte etwa drei Stunden vor dem Schlafengehen gemacht werden). Entscheiden Sie sich für ein festes Bewegungsritual, und notieren Sie es im Notizbuch.

Schlaf

Nutzen Sie die ersten sieben Tage für einen Schlafzimmercheck, und überprüfen Sie Ihre Schlafgewohnheiten. Legen Sie Zeiten fürs Aufstehen und Zubettgehen fest, und notieren Sie sie am besten gleich im Notizheft. Suchen Sie sich ein festes Abendritual, das Ihnen Freude macht und Sie entspannt. Sorgen Sie für helles Tageslicht am Morgen und dämpfende Lichtquellen am Abend. Schaffen Sie sich Phasen von »Digitalem Detox«, vor allem in den Abendstunden. Wenn Sie sich bisher noch nicht mit dem Schlaf, der Aufladephase Ihres Körpers, auseinandergesetzt haben, ist jetzt der perfekte Zeitpunkt dafür (siehe Teil 2, Kapitel: *Gut schlafen – das Geheimnis der Regeneration*).

Energieräuber langsam ausbooten

Die ersten sieben Tage auf Ihrem Gipfelsturm zu neuer Energie eignen sich ideal, um Ihren Körper langsam von drei wichtigen Energieräubern zu befreien: von Koffein, Zucker und künstlichen Zuckerarten. Zucker und Süßstoffe sind potenzielle Treiber von Entzündungen und schwächen Ihre immunstärkende, gesunde Darmflora (siehe Teil 1, Kapitel: *Wenn die Verdauung heimlich stottert*). Außerdem provoziert jeder starke Blutzuckerreiz eine intensive Insulinantwort, die Ihren Blutzucker rasch unterdrückt, was Ihnen den »Stecker zieht«. Wenn Sie Heißhunger haben, trinken Sie zunächst etwas, oft wird Hunger mit Durst verwechselt. Auch Bitterstoffe bremsen Heißhunger auf Süßes; als Spray ohne Alkohol lassen sie sich beispielsweise unproblematisch auf die Zunge sprühen.

Auch Kaffee sollte raus – zunächst einmal. Pardon, wenn ich Sie damit hart treffe. Kaffee – ich bin selbst ein Fan – hat für viele Menschen einen wach machenden Wohlfühleffekt, auch weil sie das morgendliche Kaffeetrinken als Ritual fest verankert haben. Allerdings kann nicht jeder Koffein gleichermaßen gut tolerieren und entgiften (siehe Teil 2, Kapitel: *Entgiften – aber richtig, Kaffee – ein zweischneidiges Schwert*). Deswegen ermutige ich Sie an dieser Stelle ausdrücklich, auch wenn es Ihnen schwerfällt: Gönnen Sie sich einen Entzug von Koffein, Zucker und Zuckerersatzstoffen. Ziehen Sie es durch – wenigstens einmal im Leben, und erfahren Sie, ob sich etwas in Ihrem Körper verändert und was. Nach einigen, vielleicht etwas ungemütlichen Tagen werden Sie potenziell mit einem riesigen Anflug neuer Energie belohnt. Diese Perspektive sollte Sie ermutigen. Ich persönlich habe durch das Weglassen von Kaffee einen immensen Energiezuwachs erfahren. Das heißt nicht, dass Sie lebenslang auf Kaffee verzichten sollen, das mache ich auch nicht. Aber es geht darum, in den nächsten Wochen Ihren Körper neu auszurichten und zu entlasten.

Tipps für den Koffeinentzug

Wenn Sie in der Regel zwei bis drei Tassen Kaffee oder mehr trinken beziehungsweise andere koffeinhaltige Getränke wie schwarzen Tee, Energydrinks etc. konsumieren, ist Ihr Körper an diese Aufputschmittel gewöhnt. Falls Sie Sorgen wegen Entzugssymptomen haben, empfehle ich, die Dosis von Koffein an einem freien Wochenende zu reduzieren. Setzen Sie auf Kräutertees, frischen Ingwertee etc. Für den Entzug gibt es zwei Optionen: Entweder Sie wählen den »kalten Entzug«, das heißt, Sie stoppen ab Tag eins den Koffeinkonsum. In diesem Fall seien Sie auf mögliche Symptome wie Kopfschmerzen, Müdigkeit, Hunger oder schlechte Laune gefasst. Ihr Körper ist in einem starken Entgiftungsmodus. In der Regel klingen die Beschwerden nach ein bis drei Tagen ab. Die Entgiftungssymptome können Sie minimieren, indem Sie täglich Ihren Koffeininput reduzieren, bis Sie an Tag 7 komplett koffeinfrei sind.

Beispiel für einen einfachen Kaffeeentzug bei starkem Konsum:

Tag 1: 4 Tassen Kaffee
Tag 2: 3 Tassen
Tag 3: 2 Tassen
Tag 4: 1 Tasse
Tag 5: ½ Tasse
Tag 6: ¼ Tasse
Tag 7: kaffeefrei

In der darauffolgenden Woche können Sie bei »Sehnsucht« nach einer Starthilfe am Morgen Ihr altes Kaffeeritual durch eine Tasse grünen Tee ersetzen. Grüntee stärkt die Darmgesundheit und treibt die Nebennieren nicht in den Burnout. Wie Sie langfristig mit Koffein umgehen, entscheiden Sie selbst. Sie sind für sich, Ihre Gesundheit und Ihren Energielevel verantwortlich und kennen sich selbst am allerbesten. Da Kaffee (auch »koffeinfrei«) die Resorption von Makro- und Mikronährstoffen hemmt und den Schlafdruck verschlechtert, empfehle ich, ihn zumindest während des 30-Tage-ENERGY!-Programms zu meiden, auch um diese oft verblüffende Erfahrung selbst zu machen und um ein aussagekräftiges Testergebnis zu bekommen. Falls Sie in der Zukunft an einem festen Kaffeeritual festhalten möchten, hören Sie in sich hinein, wie es Ihnen damit geht, und trinken Sie lieber ein bis zwei Tassen Kaffee von guter Qualität, anstatt schlechten Kaffee mehrmals am Tag zu schlürfen, zum Beispiel während der Arbeit. Ob sich die Milch, wie etwa in einem Cappuccino, für Sie als persönlicher Energieräuber entlarvt, dieser Spur gehen wir in Woche zwei nach. Was den »Entzug« von Zucker und Süßstoffen angeht, so können Sie damit ebenfalls so verfahren.

Entspannen Sie täglich

Negativ empfundener Stress ist ein Energiekiller de luxe. Deshalb ist es enorm wichtig, Entspannung zu ritualisieren. Blättern Sie noch einmal zurück, und überfliegen Sie das Kapitel zum Stressabbau (siehe Teil 2, Kapitel: *Stress reduzieren, das Immunsystem stärken und Energie zurückgewinnen*). Kauen Sie in den ersten sieben Tagen bitte nicht nur gründlich auf Ihrem Essen, sondern auch auf der Frage: Denken Sie an Ihre Entspannung im Alltag? Seien Sie auch hier ehrlich zu sich. Die überraschende Erkenntnis befreit aus dem inneren energie- und immunschwächenden Hamsterrad. Viele Menschen müssen auch hierzulande mehrere Jobs machen, um über die Runden zu kommen.

Tipp: Versuchen Sie trotz des fordernden Alltags, kleine Inseln der Entspannung und Entschleunigung einzubauen.

Überlegen Sie sich heute noch ein kurzes Entspannungsritual, das Sie in den ersten sieben Tagen üben. Als fantastischen Energiebringer empfehle ich das »richtige Atmen« (siehe Teil 2, Kapitel: *Stress reduzieren, das Immunsystem stärken und Energie zurückgewinnen, Die besten Rezepte für mehr Sofort-Energie, Richtig Atmen*). Oder Sie setzen auf: sanfte Bewegung, ein neues oder altes Hobby, Heimwerken, Skat, Kochen, Kreuzworträtsel, Malen, Musizieren, einen regelmäßigen Massagetermin, Reiten, Sauna, Segeln, Tanzen, Muskelentspannung, Wannenbad, Yoga etc. Entscheiden Sie sich für was auch immer – aber entspannen Sie *regel-*

mäßig. Notieren Sie in Ihrem Notizbuch, mit welcher Art der Entspannung Sie starten, und probieren Sie auch andere entspannende Dinge in nächster Zeit aus. Eine bestimmte Zeit dafür im Tagesplaner zu reservieren hilft, Ihr Ziel nicht aus den Augen zu verlieren.

Setzen Sie bewusst auf Rituale

Rituale geben uns Halt. Sie fördern das Positive in uns, stärken das Vertrauen in uns selbst und unser Umfeld. Fest verwurzelte Rituale entlasten zudem Ihre grauen Zellen und machen Ihnen das Leben leichter. Ein Ritual nimmt nämlich Entscheidungen im Alltag ab. Es erspart die energieaufreibende Willensanstrengung und schenkt Energie für Aufgaben. Streuen Sie in den ersten Tagen neue Rituale in Ihren Alltag ein: zum Beispiel Wassertrinken auf nüchternen Magen, Bewegung am Fenster am frühen Morgen, Atemübungen und Affirmationen zwischendurch, ein Dankbarkeitsritual, Hanteltraining oder Guten-Abend-Tee am Abend. Fixieren Sie in Ihrem Notizbuch die Rituale, die Sie ab jetzt umsetzen wollen. Weniger ist mehr! Dafür tun Sie es mit Hingabe ... und täglich.

Studien zeigen, dass eine neue Gewohnheit etwa nach 66 Tagen fester Bestandteil des Lebens ist.[318] Durch das wiederholte Üben wird der präfrontale Cortex im Gehirn, der Wohnsitz Ihrer Willenskraft und Selbstkontrolle, trainiert wie ein Muskel mit einer Hantel. Mit der Zeit wird das Areal in Ihrem Gehirn messbar physisch größer – durch die Neuroplastizität Ihres Gehirns. Durch gesunde Rituale trainieren Sie Ihre Willenskraft wie einen Muskel und werden allein dadurch leistungsfähiger.

Nahrungsergänzungen – so wenig wie nötig

Von inflationärer, unkontrollierter oder minderwertiger Nahrungsergänzung ist abzuraten. Allerdings ist durch einen gezielten Einsatz aus Sicht der modernen, funktionellen Ernährungsmedizin und Orthomolekularen Medizin die Chance gegeben, den Körper auf Mikronährstoffebene in seiner Grundfunktion exzellent zu unterstützen.[319] Die Energieproduktion in den Mitochondrien wird angekurbelt und der Reparaturprozess zum Überwinden und Vorbeugen von Krankheiten auf biochemischer »Mikroebene« eingeläutet. Auch zeigt sich in jüngsten Studien, dass eine Unterversorgung mit Nährstoffen für den Krankheitsverlauf von Infektionen wie Covid-19 fatal ist.[320] Und eine solide Nährstoffversorgung etwa mit Vitamin C und D unterstützt effektiv das Immunsystem im Kampf gegen solch schwere Infektionen.[321] Deswegen mein Rat: Entscheiden Sie in Ruhe, ob Sie Nahrungsergänzungen einnehmen. Aus Sicht der Präventivmedizin ergibt es Sinn. Wenn ja, dann empfehle ich Ihnen, zumindest die folgenden Nahrungsergänzungen einzunehmen: Omega-3-Fettsäuren (als Algenöl), Vitamin D, Vitamin C, einen Vitamin B-Komplex und Magnesium. Falls Sie über 40 Jahre alt sind, empfehlen sich Coenzym Q10 und Spermidin. Sie sollten auf Qualität achten und prüfen, ob sie zum Beispiel ohne Zusatzstoffe hergestellt worden sind und die Algenöle aus einer Omega-safe-Produktion stammen (siehe Teil 2, Kapitel: *Die Kraft der Ernährung, Gesunder Ölwechsel in der Küche*). Sie können sich auch pragmatisch ein hochwertiges »Allround«-Multivitaminpräparat besorgen und zusätzlich mit Algenöl, Vitamin C, Vitamin D, Magnesium und Coenzym Q10 arbeiten. Zur Unterstützung der Verdauung können Sie Verdauungsenzyme und Bitterstoffe als Spray einsetzen (siehe Teil 2, Kapitel: *Nahrungsergänzung – die besten Tipps und Tricks aus der Praxis*).

Holen Sie Ihr persönliches Umfeld ins Boot

Suchen Sie das Gespräch, und erkennen Sie Verbündete in Ihrem engsten Umfeld, die Sie in Ihrem ENERGY!-Ziel unterstützen. Die Familie, der Lebenspartner oder die Lebenspartnerin und beste Freunde gehören von Anfang an ins Boot. Laden Sie Ihr Umfeld ein, das Buch oder zumindest die Patientenfälle zu lesen und vielleicht sogar mitzumachen. Begeistern Sie Ihre Liebsten mit Neugier. Nehmen Sie Ihnen und sich selbst die Sorge, dass 14 Tage »anders essen« spaßbefreit ist. Erklären Sie bitte auch, dass das zeitbegrenzte Weglassen von Nahrungsmitteln wie glutenhaltigem Getreide und Milchprodukten nur dazu dient, mögliche individuelle Energiestaubsauger zu enttarnen und loszuwerden. Sie sollten auch Ihren Hausarzt mit ins Boot holen. Vertrauen Sie auf sich und Ihr Gespür für den richtigen Moment. In der Regel wird es Ihnen wie den meisten Menschen bereits nach Ablauf der ersten sieben Tage frappierend besser gehen, das wird auch Ihrem Umfeld auffallen.

Woran Sie noch denken sollten

Checken Sie in den ersten Tagen Kühlschrank und Vorratskammer. Misten Sie die Dinge aus, die Ihr Ziel sabotieren. Trennen Sie sich von Zucker, süßstoff-, gluten- und milchhaltigen Nahrungsmitteln, oder räumen Sie sie in die letzte Ecke. Wenn Sie bald auf Gluten, Milch und Zucker verzichten, fordert das die körpereigene Entgiftung, das heißt, auch die Ausscheidung über die Nieren und die Haut wird angekurbelt. Unterstützen Sie diesen heilsamen Prozess, und trinken Sie von Beginn an genug. Decken Sie sich mit Zutaten für gesunde Getränke ein: zum Beispiel Zitronen für Zitronenwasser, Ingwer für Ingwertee, Kräutertees, Löwenzahn- und Brennnesseltee, grüner Tee und ein Schlaftee. Planen Sie auch Zeit für Ihren Einkauf ein.

Tipp: Gehen Sie nie mit leerem Magen einkaufen, so verhindern Sie, dass Sie schwach werden und »Entzündungsessen« kaufen. Das spart nicht nur Ihr Geld, Sie investieren in Ihre Lebensenergie. Für die nächsten zwei ENERGY!-Wochen warten wunderbare Rezepte auf Sie und Ihr Aufbruch in ein neues Körpergefühl.

ENERGY!-
WOCHEN 2 UND 3

In den nächsten 14 Tagen feilen Sie weiter an Ihrem idealen ENERGY!-Rhythmus. Wenn Sie stets beherzte Anläufe nehmen und sich dem optimalen Rhythmus annähern, ist viel Energie und Vitalität gewonnen. Familie, Job, eine gesunde Ernährung, Bewegung etc. miteinander in Einklang zu bringen ist eine große Aufgabe. Trotzdem sollten wir nie aufhören, danach zu streben. Jeder neue Tag bietet neue Chancen.

Tipp: Versuchen Sie, unnötigen Stress vor allem am Morgen zu vermeiden. Gleiten Sie entspannt in den Tag, auch wenn Sie viel Wirbel erwartet. Lassen Sie keine negativen Gedanken und Gefühle von Hetze aufkommen. Sie wissen: Das peitscht die Stresshormone hoch, stresst die Darmflora und verbraucht Ihre Energie. Bleiben Sie locker. Denn: Nicht perfekt – ist perfekt!

Der »perfekte« ENERGY!-Tag

Nach dem Aufwachen: Sie gönnen sich kurze Momente der Achtsamkeit, z. B. durch Atmen, und visualisieren Ihr Motiv.

Trinken: Sie trinken aus der neben dem Bett deponierten Wasserflasche zwei große Gläser (etwa 400–500 ml) auf nüchternen Magen. Sie lüften und machen täglich sieben, acht oder neun Kniebeugen nach dem Toilettengang oder während Sie Öl ziehen. Sie erinnern sich? Damit reinigen Sie wunderbar Ihre Mundhöhle vor dem Frühstück (siehe auch Teil 2, Kapitel: *Gesunde Verdauung – Kleines Heil-ABC, Tipps zur Mundpflege*). Sie dehnen jedes Mal Ihre Oberarme, wenn Sie durch einen Türrahmen gehen. Sie fangen klein an, denken groß. Sie denken sich neue Rituale aus, die sich kombinieren lassen, nach dem Prinzip: »Wenn ich das mache, dann mache ich danach das andere.«

Spätstück: Sie genießen das Spätstück, z. B. als Doc-Fleck-Frühstück bei echtem Hunger.

Snacks: Sie meiden Snacks! Außer, Sie haben eine Nebennierenschwäche, Gallensteine, Migräne und echten Hunger. Als ideale Notfallsnacks eignen sich z. B. Äpfel mit Nüssen, hartgekochte Eier, Oliven, Avocados, Räucherfisch, Rohkost-Sticks mit Hummus oder Sesammus etc.
Trinken: Sie trinken *vor* und *zwischen* den Mahlzeiten. Sie gewöhnen sich an ein bis zwei Tassen Tee am Morgen, z. B. Löwenzahn-Brennnessel-Tee oder grünen Tee.

Mittag- und Abendessen: Sie essen nur, wenn Sie Hunger haben, und meiden abends Rohkost.
Während und nach der Arbeit: Sie gehen und stehen, wo immer Sie können, z. B. beim Telefonieren. Sie bewerten die Dinge nicht. Sie bleiben gelassen, wenn das Telefon klingelt, und nehmen es als Appell zur Selbstfürsorge, um beispielsweise etwas zu trinken, tief zu atmen etc. Sie planen Zeit für Bewegung im späteren Tagesverlauf ein.
Am späten Nachmittag: Sie achten darauf, dass Ihr Computer und Smartphone den Blaulichtanteil herunterregulieren, setzen auf gelbstichiges Stimmungslicht oder eine orangefarbene, vielleicht albern aussehende, aber effektive Sonnenbrille.

Abendritual: Nach dem Abendessen, bei dem Sie inzwischen der Letzte sind, der aufgegessen hat, weil Sie gut kauen, widmen Sie sich etwa 10 bis 30 Minuten einer Sache, die Ihnen Spaß macht und Entspannung bringt. Sie machen das Beste draus!
Vor dem Einschlafen: Sie erschaffen die perfekte Traumkapsel in Ihrem Schlafzimmer und stellen elektronische Geräte ab. Sie sorgen für warme Füße und einen kühlen Kopf, genießen das letzte Entspannungsritual des Tages. Jetzt ist auch ein wunderbarer, perfekter Moment für Ihr Dankbarkeitsritual.

Wichtig: Falls Sie unter Diabetes mellitus leiden, sprechen Sie mit Ihrem behandelnden Arzt wegen der Mahlzeiteneinnahme.

Der ENERGY!-Reset Ihres Körpers

In dieser Woche legen Sie den nächsten großen Schalter um: Sie starten mit der ENERGY!-Ernährung, tanken gesunde, nährstoffdichte Lebensmittel und lassen potenzielle Energieräuber weg. Für Gluten- und Milchprodukte wird es in den nächsten 14 Tagen heißen: Kein Anschluss unter dieser Nummer. Diese kurzen zwei Wochen Ihres Lebens verschaffen Ihnen endlich klare Sicht im Nebel: Sie finden wie ein Meisterdetektiv heraus, ob gewisse Lebensmittel Ihnen den Energiestecker ziehen – oder nicht. Auch wenn es anfangs hart klingt, Brot und Käse wegzulassen, können Sie sich sicher sein, dass Sie belohnt werden und das Ergebnis überraschend ausfallen wird. Freuen Sie sich auf den Moment der Klarheit! Halten Sie sich unbedingt an die Vorgaben, und verwässern Sie nicht Ihren Erfolg durch »Ausrutscher« wie Fastfood oder die Zimtschnecke.

Meine Prognose ist die, dass Sie sich – und nicht nur die Menschen, die ein bisher unerkanntes Problem mit Milch und Gluten haben – schon nach der ersten Woche mit der ENERGY!-Ernährung spürbar energiegeladener fühlen werden. Und: Es geht hier nur um 14 Tage, nicht um eine lebenslange Umstellung. Legen Sie die Zeitspanne im Kalender fest, in der Sie auch bei Einladungen und Terminen Ihrem »14-Tage-ohne«-Ziel treu bleiben. Zwei Wochen sind schneller vorbei, als Sie denken. Die neu entwickelten Rezepte berücksichtigen alle darmgesunden und antientzündlichen Aspekte, die Ihr Energieniveau, Immunsystem und Ihre körpereigene Entgiftung stärken.

Um den Einstieg simpel zu halten, gebe ich Ihnen einen Rezeptplan für sieben Tage an die Hand, den Sie zweimal hintereinander umsetzen können. So haben Sie schnell Routine mit den Rezepten und sparen Zeit, nicht nur beim Einkauf, sondern auch beim Zubereiten. Auch ergänzen sich die Zutaten so gut, dass Sie keine riesigen Nahrungsmittelreste haben werden. Dieser Aspekt war mir wichtig. Sie sollten auch die ENERGY!-Lebensmittelliste rekapitulieren, um zu sehen, durch was Sie Gluten- und Milchprodukte ersetzen. Sie können selbstverständlich eigene Mahlzeiten kreieren, falls Sie zu den Menschen gehören, die lieber ohne Rezepte und ausgefeilten Menüplan auf eigene Faust kochen. Wichtig ist dabei nur: Halten Sie sich an Lebensmittel aus der ENERGY!-Familie (siehe Teil 2, Kapitel: *Die Kraft der Ernährung, Die ENERGY!-Lebensmittel*). Berücksichtigen Sie auch Ihre individuellen Vorlieben und Verträglichkeiten (z. B. Histaminintoleranz).

Falls Sie in Woche 1 mit einer Basis-Nahrungsergänzung gestartet haben, führen Sie diese bitte fort. Bleiben Sie neugierig auf das, was passiert!

Was können Sie erwarten?

- Ihr Rhythmus und neue Gewohnheiten festigen sich und fallen zunehmend leicht.
- Ihr Verdauungstrakt regeneriert sich, die Nährstoffaufnahme wird verbessert, und als Nebeneffekt schmelzen überflüssige Pfunde und entzündlich aktive Fettzellen.
- Ihr Schlaf wird erholsam durch die Reduktion von Koffein und Alkohol.
- Die Regenerations- und Regulationsfähigkeit Ihres Körpers steigt, die lähmende Tagesmüdigkeit geht zurück.
- Die Zufuhr von Gemüse, Obst, hochwertigem Eiweiß und gesundem Fett steigert die Nährstoffversorgung, optimiert die Gesundheit Ihrer Zellen und pusht die mikronährstoffabhängige Energieproduktion der Mitochondrien.[322]
- Das Trinken von reinem Wasser und Bio-Tees fördert Ihre körpereigene Entgiftungsarbeit, der Anteil an Schadstoffen im Körper sinkt.
- Der Geschmacksnerv modelliert sich. Sie entwickeln Freude am Genuss von »ehrlichen« Gerichten ohne Zusatzstoffe und übertriebene Süße. Heißhungerattacken verabschieden sich.
- Körper und Geist stellen sich um. Sie fühlen sich körperlich besser, emotional ausgeglichener, können sich besser konzentrieren. Ihr Wohlbefinden und Ihre Vitalität wachsen, Ihre Energie beginnt, immer mehr zu sprudeln.

Die ENERGY!-Kochrezepte

Die ausgeklügelten Rezepte sind ausnahmslos zuckerfrei, glutenfrei, milchfrei und sojafrei. Zuckerfrei heißt übrigens definitiv frei von jeder Art von Zucker oder Zuckerersatzstoffen wie Stevia oder Erithryt (siehe Teil 2, Kapitel: *Die Kraft der Ernährung, Die ENERGY!-Lebensmittel).* Die Mahlzeiten sind durch ihren hohen Gemüseanteil nicht nur richtig gesund, sondern auch voluminös und satt machend. Kräuter werden aufgrund ihrer wertvollen gesundheitsfördernden Effekte großzügig eingesetzt, es muss aber nicht auf das Gramm genau sein (die Stiele von Minze und Petersilie werden übrigens in den Smoothies mitverarbeitet).

Extra-Ballaststoffe

Bereits eine kleine Scheibe (30 g) des ENERGY!-Brotes hilft, Ballaststoffmängel zu reduzieren. Wer mag, kann sich Akazienfasern aus dem Reformhaus, Internet oder der Apotheke besorgen (auch möglich: Glucomannan/Konjakmehl oder resistentes Dextrin). All diese Nahrungsergänzungen liefern um die 90 g Ballaststoffe pro 100 g. Eine Menge von drei bis fünf Gramm ist schon ausreichend, um ein mögliches Ballaststoffdefizit auszugleichen. Sie können sie einfach in einen Smoothie hineinmixen. Akazienfasern sind dabei besonders bekömmlich.

Das Doc-Fleck-ENERGY!-BROT

Wenn Sie einen hohen Energieverbrauch haben, können Sie die Mahlzeiten mit ein oder zwei Scheiben des Doc-Fleck-Energy!-Brotes ergänzen (Rezept siehe Seite 362). Es empfiehlt sich, dieses Brot vorab zu backen, da es auch ein Spätstück ersetzen kann, besonders wenn man in Eile ist. Das Brot selber ist nicht mit normalen Broten zu vergleichen, da kein übliches Mehl verarbeitet wird. Es ist besonders eiweiß- und ballaststoffreich.

Ihr Küchen-Equipment

Ein Hochleistungsmixer ist super, damit werden Smoothies besonders cremig. Bedingung ist er aber nicht. Auch mit einem weniger starken Mixer oder einem Stabmixer erzielen Sie gute Ergebnisse. Ein Blitzhacker ist ein hilfreiches Tool für das Zerkleinern von Kräutern, Nüssen und festem Gemüse – und für die Gemüsepaste für Brühen (Rezept siehe Seite 368).

Das Einkaufen planen

Bevor Sie starten: Checken Sie Ihre Vorräte – besonders die haltbaren Vorräte –, und gleichen Sie sie dann mit der Einkaufsliste unten ab. Die Zutaten sind so bemessen, dass man am Ende kaum Reste übrig hat. Apfel und Birne werden zum Beispiel halbiert, eine Hälfte gleich verarbeitet, die andere mit Frischfolie oder Bienenwachstüchern abgedeckt im Kühlschrank aufbewahrt. Fisch und Fleisch sollten möglichst frisch eingekauft werden.

Die Zutaten sollten so weit wie möglich in Bio-Qualität sein, insbesondere Eier, Fisch und Fleisch, aber auch Zitronen, deren Schale ein wundervolles Gewürz abgeben.

Wenn Sie eine Paste oder ein Pulver für eine gute glutenfreie Bio-Gemüsebrühe ohne Zusätze finden, dann verwenden Sie sie beziehungsweise es. Sind sie aber unsicher, dann machen Sie Ihre eigene Würz- und Gemüsebrühenpaste. Ein passendes Rezept finden Sie bei den ENERGY!-Rezepten (auf Seite 368).

Einkaufsliste

VORRAT

- Akazienfasern
- Apfelessig
- Backpulver
- Chiasamen
- Chia gepufft
- Dijonsenf
- Gemüsebrühe bio oder S. 368
- Haferflocken glutenfrei
- Hanfsamen geschält
- Hefeflocken vegan
- 1 Dose Kokosmilch 70–90 %
- Kokosöl, bio
- Kokosflocken ungesüßt
- Bio-Kokoswasser natur
- Kürbiskerne
- LC-Mandelmehl
- LC-Kokosmehl
- Leinöl DHA / EPA
- Leinsamen gold
- Mandelmus weiß
- Mandeln ganz
- Olivenöl
- Pekannüsse
- Pinienkerne
- Pistazienkerne grün
- Quinoa schwarz
- weißes Tahini (Sesampaste)
- TK-Blattspinat pur
- Vollkornreis schwarz oder rot
- Vollkorn-Reisnudeln
- Walnussöl
- Walnusskerne
- Weißwein-Balsamicoessig

GEMÜSE & KRÄUTER

- 125 g Austernpilze
- 1 mittelgroßer Blumenkohl
- 500 g Brokkoli
- 150 g Champignons
- 2 kleine Chicoree
- 1 rote Chilischote
- 1 Bund Frühlingszwiebeln
- 250 g Grünkohl frisch od. 100 g TK
- 2–3 Minigurken
- 800 g Karotten / Möhren
- 1 Knolle Knoblauch
- 300 g Knollensellerie
- 2–3 Bund Koriandergrün
- 1–2 Bund Minze
- 500 g Pastinaken
- 3 große Bund Petersilie
- 1–2 kleine Radicchio
- 5–6 Miniromana
- 1 Stück Rotkohl, ca. 150 g
- 100 g Rucola
- 100 g Shiitakepilze
- 1 Staude Stangensellerie
- 250 g Zucchini
- 3 Zwiebeln rot + 3 Schalotten

OBST

- 1 großer Apfel
- 2 Avocados
- 1 große Birne
- 1 Schale Blaubeeren
- 1 kleine Grapefruit
- 1 Schale Himbeeren
- 100 g Ingwer frisch
- 1 Netz Limetten, bio
- 2 kleine Papaya*
- 1 Netz Zitronen, bio

** oder 1/2 große*

KÜHLSCHRANK

- 6 Eier (M), bio
- 1 Pack veganer »Feta«
- 1 Pack veganer »Frischkäse«

IMMER FRISCH EINKAUFEN

- 150 g Seelachsfilet
- 125 g Hähnchenbrustfilet, bio
- 150 g Riesengarnelen, bio
- 150 g Wildlachsfilet
- 125 g Lammfilet

GEWÜRZE

- Cayennepfeffer
- Ceylonzimt
- Chiliflocken
- Cumin gemahlen
- Currypulver
- Delikatesspaprika
- Flockensalz
- Kardamom
- Muskatnuss
- Pfeffer schwarz / Mühle
- Pfeffer grün / Mühle
- Rauchpaprika
- Salz
- Vanillepulver

ENERGY!-Tag 1 – Rezepte

Spätstück *zuckerfrei, glutenfrei, milchfrei, sojafrei, vegan*

MÖHREN-PAPAYA-SALAT MIT MINZE UND KÜRBISKERNEN

- 2 Möhren (geschält 150 g), möglichst dunkle Ur-Möhren
- Salz
- 3 TL Leinöl DHA/EPA
- ½ Papaya (geschält und entkernt 175 g)
- 4 TL Limettensaft
- grüner Pfeffer aus der Mühle
- Chiliflocken
- 5 g Minzeblätter
- 20 g Kürbiskerne

1 Portion
12 Minuten

Nährwerte für 1 Portion: 399 kcal (25 g F, 9 g E, 21 g KH, 11 g B)

1. Die Möhren schälen, abspülen, trocken tupfen und im Blitzhacker zu Reiskorngröße hacken. In eine Schüssel füllen, salzen und mit dem Öl beträufeln.
2. Die Papaya schälen, entkernen und knapp 1 cm groß würfeln. Mit Limettensaft und Limettenschale würzen und unter die Möhren mischen. Mit Pfeffer und Chiliflocken abschmecken.
3. Die Minze waschen, trocken tupfen, hacken und untermischen. Die Kürbiskerne in einer Pfanne ohne Fett rösten, bis sie anfangen zu knistern. Über den Salat streuen.

g Gramm • TL Teelöffel • Msp. Messerspitze • TK- Tiefkühl-
kcal Kilokalorien • F Fett • E Eiweiß • KH Kohlenhydrate • B Ballaststoffe

Lunch *zuckerfrei, glutenfrei, milchfrei, sojafrei, vegan*

GUACAMOLE-BOWL MIT GURKE UND MINZE

- 1 Miniromana (75 g)
- 1 TL Olivenöl extra vergine
- Salz (Flockensalz)
- grüner Pfeffer aus der Mühle
- 1 Frühlingszwiebel
- 10 g Minze
- 1–2 Minigurken (100 g)
- 1 kleine Avocado (100 g Fruchtfleisch)
- 2 TL Limettensaft
- 1 TL abgeriebene Bio-Limettenschale
- Chiliflocken
- 15 g gepuffte Quinoa
- 5 g Koriandergrün
- 10 g grüne Pistazienkerne

1 Portion
15 Minuten

Nährwerte für 1 Portion: 397 kcal (35 g F, 7 g E, 14 g KH, 11 g B)

1. Den Romana abspülen, trocken tupfen, quer in Streifen schneiden und in eine Schale füllen.
2. Das Öl darüberträufeln, mit Salz und Pfeffer würzen. Die Frühlingszwiebel putzen und in Ringe schneiden. Die Minze abbrausen, die Blätter grob zerrupfen. Beides locker mit dem Salat mischen. Die Gurken waschen, trocken reiben, mit der Schale in dünne Scheiben hobeln, auf dem Salat verteilen, salzen und pfeffern.
3. Die Avocado halbieren und entkernen, das Fruchtfleisch herausheben und mit der Gabel zerdrücken, mit Limettensaft, Limettenschale, Chiliflocken, Salz und Pfeffer würzen. Als großen Klecks mittig auf den Salat setzen. Mit Quinoa bestreuen. Das Koriandergrün abbrausen, trocken tupfen, hacken und mit den Pistazien darüberstreuen.

Dinner *zuckerfrei, glutenfrei, milchfrei, sojafrei*

ZUCCHINIGEMÜSE MIT SANFT GEGARTEM LACHS

- 150 g Wildlachsfilet (küchenfertig ohne Haut und Gräten)
- 5 TL Olivenöl extra vergine
- Salz (Flockensalz)
- schwarzer Pfeffer aus der Mühle
- 250 g feste Zucchini
- 1 rote Zwiebel (geschält 70 g)
- 1 Knoblauchzehe
- 1 TL Cumin gemahlen, optional
- 5 g Hefeflocken (optional)
- 10 g Petersilie (Blättchen)
- Chiliflocken

1 Portion
25 Minuten

Nährwerte für 1 Portion: 488 kcal (35 g F, 32 g E, 12 g KH, 5 g B)

1. Den Ofen auf 80 °C Ober- und Unterhitze vorheizen. Eine kleine ofenfeste Form mit 1 TL Olivenöl ausstreichen. Lachs kalt abspülen und trocken tupfen. In die Form setzen, den Lachs im Öl wenden, sodass er überall damit benetzt ist. Mit Salz und Pfeffer würzen. Im vorgeheizten Ofen je nach Dicke 18–22 Minuten garen.
2. Inzwischen Zwiebel und Knoblauch schälen und hacken. Die Zucchini waschen, Stiel- und Blütenansätze wegschneiden. Ungeschält längs vierteln, dann quer in Stücke schneiden.
3. Die Zwiebel und den Knoblauch im restlichen Öl andünsten. Zucchini zugeben und unter Rühren 3–4 Minuten braten. Salzen, pfeffern, mit Cumin, ggf. Hefeflocken und Akazienfasern bestreuen und untermischen. 50 ml Wasser angießen und zugedeckt weitere 3–4 Minuten garen, bis die Zucchini bissfest gar sind. Die Petersilie abbrausen, trocken tupfen, hacken und untermischen. Den Lachs auf dem Gemüse anrichten. Nach Belieben mit Chili bestreuen.

ENERGY!-Tag 2 – Rezepte

Spätstück *zuckerfrei, glutenfrei, milchfrei, sojafrei, vegan*

MANDEL-SMOOTHIE-BOWL MIT HIMBEEREN

1 Portion
15 Minuten

Nährwerte für 1 Portion: 426 kcal (36 g F, 16 g E, 9 g KH, 13 g B)

- 10 g Kokosraspel (ungesüßt)
- 1–2 Miniromana (geputzt 125 g)
- 2–3 Stangen Sellerie (geputzt 100 g)
- 1 kleines Stück Ingwer (geschält 5–10 g)
- 50 g weißes Mandelmus
- 1 Prise Salz
- 2 TL Limettensaft
- 1 Msp. Vanillepulver
- 50 g Himbeeren

1. Die Kokosraspel in einer kleinen Pfanne ohne Fett goldgelb rösten und auf einem Teller abkühlen lassen.
2. Romana und Stangensellerie putzen, waschen und in Stücke schneiden. Erst den Romana, dann den Sellerie in den Mixer geben. Den Ingwer schälen, klein schneiden und zugeben. Mandelmus, Salz, Limettensaft und Vanille in den Mixer geben.
3. 100 ml kaltes Wasser angießen und alles auf höchster Stufe feincremig pürieren, nach gewünschter Konsistenz etwas mehr Wasser hineinmixen. Das eher dickliche Püree nochmals abschmecken und in eine Schüssel füllen. Die Himbeeren behutsam abbrausen, trocken tupfen und auf dem Püree verteilen. Mit der Kokosraspel bestreuen.

Lunch *zuckerfrei, glutenfrei, milchfrei, sojafrei, vegan*

BLUMENKOHL-QUINOA-BOWL MIT CURRY-MANDEL-DRESSING

- 50 g schwarze Quinoa*
- Salz
- 1 Stück Blumenkohl (200 g)
- 1 Frühlingszwiebel (geputzt 15 g)
- 15 g glatte Petersilie (Blättchen und zarte Stiele)
- 2 TL Olivenöl extra vergine
- 20 g weißes Tahini (Sesampaste)
- ¼–½ TL Currypulver
- schwarzer Pfeffer aus der Mühle
- Chiliflocken
- 10 g braune Mandeln

1 Portion

35 Minuten

Nährwerte für 1 Portion: 497 kcal (29 g F, 19 g E, 39 g KH, 13 g B)

* Tipp: Um beim nächsten Mal Zeit und Energie zu sparen, gleich 200 g Quinoa zubereiten und in 4 Portionen teilen. 1 Portion direkt verwenden, die anderen einfrieren.

1. Die Quinoa nach Packungsangabe in Salzwasser garen (ca. 15 Minuten köcheln und 10 Minuten ausquellen).
2. Inzwischen den Blumenkohl waschen und trocken tupfen. Die Röschen in 1 cm große Miniröschen teilen, den Stiel ca. 5 mm groß würfeln. Die Frühlingszwiebel putzen, Weißes und Grünes separat in Ringe schneiden. Die Petersilie waschen, trocken tupfen und nicht zu fein hacken.
3. Den gewürfelten Blumenkohlstiel bei mittlerer Hitze im Öl 2 Minuten unter Rühren andünsten. Das Zwiebelweiß kurz mitdünsten, dann die Röschen zugeben und weitere 2 Minuten dünsten. Ca. 20 ml Wasser angießen und zugedeckt bei geringer Hitze in 5 Minuten bissfest garen. Inzwischen Tahini mit 4–5 TL Wasser glattrühren, mit Salz, Curry und Pfeffer würzen.
4. Petersilie und Zwiebelgrün unter den Blumenkohl mischen, salzen und pfeffern. In eine Schale füllen, die Quinoa in Häufchen dazwischensetzen. Das Dressing in Streifen darauf verteilen. Die Mandeln grob hacken und mit den Chiliflocken darüberstreuen.

Dinner *zuckerfrei, glutenfrei, milchfrei, sojafrei, vegan*

BLATTSPINAT MIT VEGANEM »FETA« UND PINIENKERNEN

- 1 rote Zwiebel (geschält 70 g)
- 2 TL Olivenöl extra vergine
- 1 Knoblauchzehe
- ½ Pack TK-Blattspinat (225 g, pur, portionierbar)
- 15 g Pinienkerne
- 50 g veganer »Feta« auf Kokosbasis
- 5 g Hefeflocken (optional)
- Salz, schwarzer Pfeffer aus der Mühle
- Chiliflocken

1 Portion
15 Minuten

Nährwerte für 1 Portion: 410 kcal (31 g F, 13 g E, 17 g KH, 9 g B)

Variante – Nährwerte für 1 Portion: 396 kcal (31 g F, 17 g E, 11 g KH, 11 g B)

1. Die Zwiebel schälen, würfeln und im Öl glasig andünsten. Den Knoblauch schälen, fein hacken und kurz mitdünsten. Den gefrorenen Blattspinat mit 50 ml Wasser zugeben, aufkochen und zugedeckt ca. 7 Minuten köcheln.
2. Inzwischen die Pinienkerne in einer kleinen Pfanne ohne Fett goldgelb rösten und auf einem Teller abkühlen lassen. Den »Feta« abgießen und würfeln.
3. Den Spinat mit Salz und Pfeffer, ggf. Hefeflocken würzen. Den »Feta« auf dem Spinat verteilen und zugedeckt 2 Minuten erwärmen. Den Spinat mit Pinienkernen und Chiliflocken bestreuen.

Variante

Anstelle des veganen »Fetas« 150 g Champignons (geputzt 125 g) in Scheiben in einer Pfanne ohne Fett anbraten, bis sie leicht bräunen. Salzen, weiterbraten, bis keine Flüssigkeit mehr austritt, dann 2 TL Olivenöl extra vergine zugeben. Pfeffern, nach Belieben mit Hefeflocken würzen und auf dem Spinat anrichten. Mit den Pinienkernen bestreuen.

ENERGY!-Tag 3 – Rezepte

Spätstück *zuckerfrei, glutenfrei, milchfrei, sojafrei, vegan*

MANDEL-OBST-SMOOTHIE

- 1 mittelgroße Möhre (geschält 75 g)
- ½ Apfel mit Schale (entkernt 75 g)
- 1 Stück Papaya (geschält und entkernt 200 g)
- 25 g weißes Mandelmus (5 TL)
- 4 TL Limettensaft
- 2 TL Bioleinöl DHA/EPA
- Salz
- Optional: Vanillepulver, Kardamom frisch gemahlen und/oder 1 Msp. Cayennepfeffer

1 Portion
12 Minuten

Nährwerte für 1 Portion: 369 kcal (25 g F, 9 g E, 28 g KH, 10 g B)

1. Die Möhre schälen, abspülen und in grobe Stücke schneiden. Den Apfel waschen, das Kerngehäuse herausschneiden, dann grob stückeln. Die Papaya schälen, entkernen und ebenfalls stückeln. Alles mit 200 ml kaltem Wasser in den Mixer füllen, Mandelmus, Limettensaft und Leinöl zugeben. Auf höchster Stufe cremig pürieren.
2. Für eine mehr flüssige Konsistenz weitere 50–100 ml Wasser zufügen. Nach Geschmack mit etwas Salz, Vanille, Kardamom und/oder etwas Cayennepfeffer würzen und nochmals durchmixen.

Lunch *zuckerfrei, glutenfrei, milchfrei, sojafrei, vegan*

EXOTISCHE FRÜCHTE-KRÄUTER-BOWL MIT SCHWARZEM VOLLKORNREIS

- 1 Miniromana (75 g)
- 1 Möhre, davon 50 g
- 1 Portion vorgegarter schwarzer Reis (aus 50 g Rohware)
- 1 Stück Papaya (geschält und entkernt 100 g)
- 4 TL Limettensaft
- 75 g Kokosmilch (70–90 % Kokosanteil)
- 5 g Koriandergrün
- 5 g Minze
- 15 g grüne Pistazienkerne

1 Portion
15 Minuten + 60 Minuten schwarzer Reis*

Nährwerte für 1 Portion: 512 kcal (26 g F, 11 g E, 49 g KH, 8 g B)

1. Den Romana putzen, waschen, längs vierteln, quer in Stücke schneiden und in eine Schale füllen. Die Möhre schälen und waschen, dann mit dem Sparschäler dünne »Bandnudeln« herunterschneiden und mit dem Reis auf dem Romana verteilen. Die Papaya schälen, entkernen und in Würfel oder Scheibchen schneiden. In der Bowl anrichten, mit 1 TL Limettensaft beträufeln, salzen und pfeffern.
2. Die Kokosmilch mit restlichem Limettensaft, Salz, Pfeffer und Chiliflocken verrühren und über den Salat träufeln. Die Kräuter abbrausen, trocken tupfen, grob hacken und darüber verteilen. Die Pistazien darüberstreuen.

* 200 g schwarzen Reis nach Packungsangabe in ca. 50 Minuten garen, abkühlen und in 4 Portionen teilen. 1 Portion verarbeiten, die anderen einfrieren.

Dinner *zuckerfrei, glutenfrei, milchfrei, sojafrei*

SELLERIEPÜREE MIT LAMMFILET UND GREMOLATA

- 2 kleine Lammfilets (geputzt 125 g)
- 1 Stück Knollensellerie (geschält 200 g)
- 2 Knoblauchzehen
- 4 TL Olivenöl extra vergine
- 30 ml Gemüsebrühe oder Wasser
- 7 g Petersilienblättchen
- 1 TL abgeriebene Bio-Zitronenschale
- Salz, Muskatnuss, schwarzer Pfeffer
- 20 g weißes Mandelmus (4 TL)
- 1 Spritzer Zitronensaft

1 Portion
30 Minuten

Nährwerte für 1 Portion: 493 kcal (36 g F, 34 g E, 7 g KH, 10 g B)

1. Das Fleisch Zimmertemperatur annehmen lassen. Den Sellerie schälen, waschen und in 2 cm große Würfel schneiden. Den Knoblauch schälen, 1 Zehe ganz lassen, die andere fein hacken.
2. 3 TL Öl in einer großen Pfanne erhitzen. Den Sellerie hineingeben, die ganze Knoblauchzehe zugeben. Den Sellerie 2–3 Minuten farblos anbraten. Die Brühe zugeben. Zugedeckt 15 Minuten bei geringer Hitze garen. Danach 2 Minuten offen garen, bis alle Flüssigkeit verkocht und der Sellerie weich ist. Inzwischen für die Gremolata die Petersilie waschen, trocken tupfen und hacken. Mit der gehackten Knoblauchzehe, der Zitronenschale und etwas Salz mischen.
3. Die Lammfilets sauber parieren und trocken tupfen. Sobald der Sellerie fertig ist, das restliche Öl erhitzen und die Lammfilets rundum scharf anbraten und in 2–3 Minuten fertig braten. Salzen, pfeffern, locker in Alufolie einwickeln und kurz ruhen lassen. Den Bratsatz mit 2–3 TL Wasser lösen.
4. Den Sellerie mit dem Mandelmus pürieren, mit Salz, Pfeffer, Muskatnuss und Zitronensaft würzen. Mit den Lammfilets anrichten, den Bratsatz darüberträufeln und mit der Gremolata bestreuen.

ENERGY!-Tag 4 – Rezepte

Spätstück *zuckerfrei, glutenfrei, milchfrei, sojafrei, vegan*

PASTINAKEN-»PORRIDGE« MIT APFEL UND KOKOS

- 200 g Pastinaken (geschält 150 g)
- 100 g Kokosmilch (70–90 % Kokosanteil)
- Salz
- 1–2 Msp. Ceylonzimt
- 10 g Kokosflocken (ungesüßt)
- ½ Apfel (mit Schale, entkernt 75 g)
- 2 TL Limettensaft
- 10 g Pistazienkerne

1 Portion
15 Minuten

Nährwerte für 1 Portion: 405 kcal (34 g F, 6 g E, 19 g KH, 8 g B)

1. Die Pastinaken schälen, abspülen, trocken tupfen und in grobe Stücke schneiden. Im Blitzhacker zu Reiskorngröße hacken. Die Kokosmilch aufkochen, die Pastinaken zugeben und bei geringer Hitze 5–8 Minuten köcheln, dabei öfter umrühren und, falls nötig, ein wenig Wasser zugeben. Mit etwas Salz und Zimt abschmecken.
2. Die Kokosflocken in einer Pfanne ohne Fett goldgelb rösten und abkühlen lassen. Den Apfel waschen, entkernen, grob raffeln und mit dem Limettensaft mischen. Unter die Pastinaken heben. Den »Porridge« mit Kokosflocken, Pistazien und etwas Zimt bestreuen.

Lunch *zuckerfrei, glutenfrei, milchfrei, sojafrei, vegan*

GROSSE SALATBOWL MIT VOLLKORN-REISNUDELN UND HANFSAMEN-TOPPING

1 Portion
25 Minuten

Nährwerte für 1 Portion: 483 kcal (22 g F, 15 g E, 55 g KH, 8 g B)

- 50 g Vollkorn-Reisnudeln, z. B. kleine Penne (alternativ glutenfreie Penne nach Wahl)
- Salz
- 25 g Rucola
- 1 Miniromana (75 g)
- ½ kleiner Radicchio (50 g)
- 1 kleine Möhre (geschält 40 g)
- 3 TL Weißwein-Balsamico
- 1 TL Dijonsenf
- 3 TL Olivenöl extra vergine
- 5 g Petersilie (Blättchen)
- 10 g geschälte Hanfsamen
- 10 g Hefeflocken (optional)

1. Die Nudeln in Salzwasser nach Packungsangabe garen (eher 1–2 Minuten weniger als angegeben, da sie schnell zu weich werden). Danach abgießen, ausdampfen und etwas auskühlen lassen.
2. Inzwischen den Rucola verlesen, lange Stiele abknipsen, waschen und trocken schleudern. Salate abbrausen, trocken tupfen und quer in Streifen schneiden. Die Möhre schälen und in feine Streifen hobeln. Alle Salate locker mischen. Essig mit Senf, Salz und Pfeffer verrühren, dann das Öl unterschlagen, über den Salat geben und mischen.
3. Für das Topping die Petersilie abbrausen, trocken tupfen, hacken und mit Hanfsamen, Hefeflocken und Zitronenschale mischen.
4. Die Nudeln unter den Salat heben, mit dem Topping bestreuen.

Dinner *zuckerfrei, glutenfrei, milchfrei, sojafrei*

GRÜNKOHL-OMELETT MIT CHAMPIGNON-GEMÜSE

1 Portion
25 Minuten

Nährwerte für 1 Portion: 464 kcal (35 g F, 31 g E, 7 g KH, 7 g B)

- 50 g Grünkohl (geputzt gewogen) oder TK-Grünkohl
- 50 g rote Zwiebel
- 150 g Champignons (geputzt 125 g)
- 2–3 Stiele glatte Petersilie (5 g Blättchen)
- 3 Eier (M)
- Salz, schwarzer Pfeffer aus der Mühle
- 3 TL Olivenöl extra vergine
- 5 g Hefeflocken (optional)
- 1 TL abgeriebene Bio-Zitronenschale
- Chiliflocken

1. Den Grünkohl vom Stiel schneiden, zerrupfen, waschen und gründlich trocken schleudern. Im Blitzhacker klein hacken (wie Petersilie). Die Zwiebel schälen und würfeln. Die Champignons trocken putzen und in Scheiben schneiden. Die Petersilie abbrausen, trocken tupfen und hacken. Die Eier mit 30 ml Mineralwasser, Salz und Pfeffer verquirlen.
2. Die Zwiebel in 2 TL Öl glasig andünsten. Den Grünkohl zugeben und unter häufigem Rühren 4–5 Minuten dünsten, bis er deutlich zusammenfällt. Die Hefeflocken untermischen, salzen und pfeffern. Die Temperatur zurücknehmen, die Eiermasse darübergießen und langsam stocken lassen.
3. Inzwischen die Champignons in einer Pfanne ohne Fett 2 Minuten braten. Salzen und weiterbraten, bis keine Flüssigkeit mehr austritt. Jetzt das restliche Öl zugeben. Mit Pfeffer, Zitronenschale und Chiliflocken würzen, die Petersilie unterheben. Die Pilze mit dem Omelett anrichten.

ENERGY!-Tag 5 – Rezepte

Spätstück *zuckerfrei, glutenfrei, milchfrei, sojafrei, vegan*

SALAT & FRÜCHTE-BOWL MIT MINZE UND PISTAZIEN

- 1 kleiner Chicorée (geputzt 100 g)
- 1 Miniromana (75 g)
- 1 Stück Papaya (125 g)
- 1 kleine gelbe Grapefruit (150 g Fruchtfleisch)
- Salz, Pfeffer aus der Mühle (z.B. grün)
- 4 TL Olivenöl extra vergine
- 5 g Minze
- 15 g grüne Pistazienkerne

1 Portion
15 Minuten

Nährwerte für 1 Portion: 428 kcal (29 g F, 7 g E, 25 g KH, 9 g B)

1. Chicorée und Romana putzen, waschen und trocken tupfen. Längs vierteln, dann quer in Stückchen schneiden und in eine Schüssel geben. Papaya schälen, entkernen und in knapp 2 cm große Stückchen schneiden und auf dem Salat verteilen.
2. Die Grapefruit so schälen, dass nichts Weißes an dem Fruchtfleisch haftet. Die Filets herauslösen und zum Salat geben, die Fruchthüllen ausdrücken und den Saft auffangen. Den Saft mit Salz und Pfeffer verrühren, dann das Öl unterschlagen und über den Salat gießen. Behutsam mischen.
3. Die Minze abbrausen und trocken tupfen, die Blättchen zerrupfen und mit den Pistazien über den Salat streuen.

Lunch *zuckerfrei, glutenfrei, milchfrei, sojafrei, vegan*

PASTINAKENPÜREE MIT GEBRATENEN PILZEN UND HANFSAMEN-GREMOLATA

- 300 g Pastinaken (geschält 230 g)
- 1 Knoblauchzehe
- 4 TL Olivenöl extra vergine
- 125 ml Gemüsebrühe
- 10 g Petersilie
- 20 g geschälte Hanfsamen
- 1 ½ TL abgeriebene Bio-Zitronenschale
- Salz (Flockensalz), Chiliflocken, schwarzer Pfeffer aus der Mühle, Cayennepfeffer
- 90 g Shiitakepilze (geputzt 75 g)
- 125 g Austernpilze (geputzt 100 g)
- 5 g Hefeflocken (optional)

1 Portion
30 Minuten

Nährwerte für 1 Portion: 431 kcal (33 g F, 16 g E, 20 g KH, 13 g B)

1. Die Pastinaken schälen, abspülen und in gleichmäßig große Stücke schneiden. Den Knoblauch schälen und ganz lassen. Pastinaken und Knoblauch in 2 TL Öl 2 Minuten unter Rühren andünsten. Die Brühe angießen, aufkochen und zugedeckt 18–20 Minuten köcheln.
2. Inzwischen für die Gremolata die Petersilie abbrausen, trocken tupfen und hacken. Mit Hanfsamen und Zitronenschale mischen, mit Flockensalz und Chiliflocken würzen.
3. Die Pilze trocken putzen, von den Shiitake nur die Stiele herauslösen, dann halbieren oder vierteln. Von den Austernpilzen den zähen Stiel und Stielansatz wegschneiden, dann die Kappen vom Rand her in Streifen reißen. Etwa 5 Minuten bevor die Pastinaken gar sind, die Pilze im restlichen Öl in 4–5 Minuten goldbraun braten, öfter wenden, danach salzen und pfeffern.
4. Die Pastinaken fein pürieren (Stabmixer), die Hefeflocken unterrühren, mit Salz, Pfeffer und Cayennepfeffer abschmecken. In eine Schale füllen, darauf die Pilze anrichten und mit der Gremolata bestreuen.

Dinner *zuckerfrei, glutenfrei, milchfrei, sojafrei*

GEMÜSE-FISCH-CURRY

- 150 g Seelachsfilet
- 1 Stange Staudensellerie (geputzt 70 g)
- 2 schmale Frühlingszwiebeln (geputzt 30 g)
- 1 Möhre (geschält 70 g)
- 1 Limette
- 1 Stück Ingwer (geschält 10 g)
- 1 rote Chilischote
- 100 ml Gemüsebrühe
- 15 g Bio-Kokosöl
- 1 TL Currypulver, evtl. etwas mehr
- 75 ml Kokosmilch (70–90 % Kokosanteil)
- Salz

1 Portion
40 Minuten

Nährwerte für 1 Portion: 466 kcal (33 g F, 29 g E, 12 g KH, 6 g B)

1. Den Fisch abspülen, trocken tupfen, in ca. 4 cm große Würfel schneiden. Den Sellerie putzen, entfädeln, waschen und in Scheibchen schneiden. Die Möhren schälen, abspülen und in ca. 3 mm dicke Stifte hobeln. Die Frühlingszwiebeln putzen und waschen, das Weiße hacken und das Grüne in Röllchen schneiden.
2. Die Limette halbieren, eine Hälfte schälen und in Scheiben schneiden. Den Saft der anderen Hälfte auspressen. Den Ingwer schälen und sehr fein hacken. Die Chilischote längs halbieren, entkernen, abspülen und fein würfeln. Den Fond erhitzen.
3. Das Kokosöl erhitzen, Ingwer, Chili und Zwiebelweiß darin 1–2 Minuten braten. Möhren und Sellerie dazugeben und 2 Minuten mitbraten. Mit Currypulver bestäuben und unter Rühren 1 Minute anrösten. Mit Brühe ablöschen und etwas einkochen lassen. Die Kokosmilch dazugeben, aufkochen lassen, auch etwas einkochen lassen. Den Fisch salzen, hineinlegen und 4–5 Minuten ziehen lassen. Mit Limettensaft, Salz und evtl. mehr Curry abschmecken. Mit Frühlingszwiebelröllchen und Limettenscheiben anrichten.

ENERGY!-Tag 6 – Rezepte

Spätstück *zuckerfrei, glutenfrei, milchfrei, sojafrei, vegan*

BITTERGRÜN-SMOOTHIE

- 20 g Rucola (geputzt gewogen)
- 40 g Radicchio (geputzt gewogen)
- 5 g Minzeblätter (geputzt gewogen)
- 1 kleines Stück Ingwer (geschält 5–10 g)
- 50 g Grünkohl TK oder frisch (geputzt gewogen)
- ½ große Avocado (75 g Fruchtfleisch)
- 1 Prise Salz
- 3 TL Limettensaft
- 2 TL Leinöl DHA/EPA
- ¼ TL Kardamom, frisch gemahlen (optional)

1 Portion
15 Minuten

Nährwerte für 1 Portion: 334 kcal (29 g F, 5 g E, 14 g KH, 10 g B)

1. Rucola, Radicchio und Minze putzen, waschen, trocken schleudern und in den Mixer geben, darauf den gefrorenen Grünkohl und das ausgelöste Avocado-Fruchtfleisch. Zunächst 250 ml kaltes Wasser angießen und alles auf höchster Stufe feincremig pürieren.
2. Die restlichen Zutaten zugeben und nach gewünschter Konsistenz zusätzlich 50–100 ml Wasser. Nochmals kräftig durchmixen.

Lunch *zuckerfrei, glutenfrei, milchfrei, sojafrei, vegan*

BLUMENKOHL-ROHKOST MIT QUINOA, KRÄUTERN UND RADICCHIO

- 1 Portion schwarze Quinoa (50 g Rohware)
- 1 Stück Blumenkohl, ca. 200 g
- 10 g Petersilie (zarte Stiele und Blättchen)
- 5 g Minze (nur die Blättchen)
- 1 TL abgeriebene Bio-Zitronenschale
- 2 TL Zitronensaft
- Salz (Flockensalz)
- schwarzer Pfeffer aus der Mühle
- Chiliflocken
- 4 TL Olivenöl extra vergine
- 25 g Radicchio
- 15 g Kürbiskerne

1 Portion
15 Minuten + 25 Minuten Quinoa

Nährwerte für 1 Portion: 488 kcal (30 g F, 18 g E, 37 g KH, 12 g B)

1. Die Quinoa nach Packungsangabe zubereiten (oder eine eingefrorene Portion auftauen).
2. Den Blumenkohl waschen, trocken tupfen, grob stückeln und im Blitzhacker in kurzen Intervallen nicht zu fein hacken. Die Kräuter abbrausen, trocken tupfen, grob hacken und im Blitzhacker feiner hacken. Mit Blumenkohl, Quinoa und Zitronenschale locker mischen. Den Zitronensaft darüberträufeln und untermischen. Mit Flockensalz, Pfeffer und Chili würzen. Das Öl darüberträufeln und mischen.
3. Den Radicchio waschen, trocken tupfen und klein hacken oder zerrupfen und unterheben. Die Kürbiskerne in einer Pfanne ohne Fett rösten, bis sie anfangen zu knistern. Über den Salat streuen.

Dinner *zuckerfrei, glutenfrei, milchfrei, sojafrei*

ÜBERBACKENER BROKKOLI MIT HÄHNCHENBRUSTFILET

- 125 g Hähnchenbrustfilet ohne Haut
- ½ Brokkoli (geputzt 220 g)
- 1 Knoblauchzehe
- 20 g Pekannüsse
- 25 g veganer »Frischkäse«
- 5 g Hefeflocken (optional)
- Salz, grüner Pfeffer, Cayennepfeffer
- 1 Spritzer Zitronensaft
- 1 TL abgeriebene Bio-Zitronenschale
- 2 TL Olivenöl extra vergine

1 Portion
25 Minuten

Nährwerte für 1 Portion: 509 kcal (34 g F, 41 g E, 9 g KH, 10 g B)

1. Den Ofen auf 200 °C Umluft vorheizen. Das Hähnchenbrustfilet sauber parieren und trocken tupfen.
2. Den Brokkoli putzen, in Röschen teilen, waschen und über Dampf 4 Minuten vorgaren.
3. Inzwischen den Knoblauch schälen, grob hacken und zusammen mit den Pekannüssen im Blitzhacker sehr fein hacken. Die Masse mit dem veganen »Frischkäse« und den Hefeflocken mischen. Löffelweise etwas Wasser einrühren, bis die Masse dicklich-cremig ist. Mit Salz, Pfeffer, Cayennepfeffer, Zitronensaft und Zitronenschale würzen.
4. Eine kleine ofenfeste Form mit 1 TL Öl ausstreichen. Den Brokkoli hineinlegen, salzen und mit der Nusscreme bestreichen. Die Grillfunktion des Ofens dazuschalten. Die Form in den Ofen (oben) schieben und 5–6 Minuten überbacken.
5. Inzwischen das Hähnchenfilet salzen und im restlichen Öl von jeder Seite 3 Minuten braten. Den Boden der Pfanne mit wenig Wasser bedecken und das Fleisch zugedeckt weitere 3 Minuten bei mittlerer Hitze garen. Herausnehmen, etwas abkühlen lassen und in Scheiben schneiden. Mit dem Brokkoli anrichten.

ENERGY!-Tag 7 – Rezepte

Spätstück *zuckerfrei, glutenfrei, milchfrei, sojafrei, vegan*

GRÜNER SMOOTHIE MIT BIRNE UND MANDELMUS

- 30 g Rucola
- ½ kleiner Chicorée (geputzt 50 g)
- 100 g Stangensellerie (geputzt gewogen)
- ½ Birne (geschält und entkernt 100 g)
- 1 Stück Ingwer (geschält 10 g)
- 200 ml Bio-Kokoswasser (natur, ungesüßt, keine Zusätze)
- 30 g weißes Mandelmus (6 TL)
- 2 TL Leinöl DHA / EPA
- 3 TL Zitronensaft
- Salz
- (grüner) Pfeffer aus der Mühle

1 Portion
10 Minuten

Nährwerte für 1 Portion: 407 kcal (28 g F, 10 g E, 28 g KH, 10 g B)

1. Den Rucola verlesen, waschen, trocken schütteln und in den Mixer geben. Chicorée und Sellerie waschen, in grobe Stücke schneiden und auf den Rucola in den Mixer geben. Birne und Ingwer schälen, die Birne entkernen, beides in Stücke schneiden und zugeben. Das Kokoswasser angießen. Auf höchster Stufe feincremig mixen.
2. Mandelmus, Leinöl, Zitronensaft, Salz und Pfeffer zugeben und nochmal kräftig durchmixen. Frisch genießen.

Lunch *zuckerfrei, glutenfrei, milchfrei, sojafrei, vegan*

KOHL-BOWL MIT KAROTTEN-BRATLINGEN

1 Portion
55 Minuten

Nährwerte für 1 Portion: 486 kcal (38 g F, 13 g E, 24 g KH, 12 g B)

1 Karotten-Bratling allein – Nährwerte für 1 Portion: 101 kcal (7 g F, 3 g E, 8 g KH, 3 g B)

Für 4 Karotten-Bratlinge

(1 Bratling zur Bowl essen, den Rest einfrieren)

- 200 g Karotten (geschält gewogen)
- 30 g feine Haferflocken (glutenfrei)
- Salz
- schwarzer Pfeffer aus der Mühle
- 15 g weißes Mandelmus (3 TL)
- 1 Schalotte
- 2 TL Olivenöl extra vergine

Für die Kohl-Bowl

- 1 Stück Rotkohl, davon 100 g
- Salz
- 30 g frischer Grünkohl (geputzt gewogen)
- 2 TL Olivenöl extra vergine
- 25 g weißes Mandelmus (5 TL)
- 2 TL Zitronensaft
- 1 TL abgeriebene Bio-Zitronenschale
- schwarzer Pfeffer aus der Mühle
- Cayennepfeffer
- ½ Birne (75 g geschält und entkernt)
- 10 g Walnusskerne

1. Die Möhren schälen, abspülen und in 2 cm dicke Scheiben schneiden. Über Dampf in ca. 30 Minuten garen. Kurz ausdampfen lassen, dann mit dem Kartoffelstampfer feinstückig zerdrücken. Salzen, pfeffern, Haferflocken und Mandelmus untermischen. 10 Minuten quellen lassen.

2. Die Schalotte schälen, fein hacken und in 1 TL Öl glasig dünsten. Unter die Karotten mischen. Aus dem Teig 4 Bratlinge formen, im restlichen Öl bei knapp mittlerer Hitze 5–6 Minuten goldgelb braten, dabei gelegentlich wenden.
3. Während die Karotten garen, die Kohl-Bowl zubereiten: Den Rotkohl putzen, in feinste Streifen hobeln, etwas salzen und 1 Minute durchkneten, damit er zarter wird. Den Grünkohl putzen, waschen, trocken tupfen und in Stücke rupfen. Mit dem Öl »massieren«.
4. Das Mandelmus mit Zitronensaft, Zitronenschale und 3–4 TL Wasser glattrühren, mit Salz, Pfeffer und Cayennepfeffer würzen. Rotkohl und Grünkohl mit dem Dressing mischen. Die Birne schälen, entkernen, in dünne Spalten und dann quer in Stückchen schneiden. Unter den Salat mischen. Die Walnusskerne halbieren und darüber verteilen.

Dinner *zuckerfrei, glutenfrei, milchfrei, sojafrei*

GRÜNES GEMÜSE-CURRY MIT GARNELEN

- 150 g Bio-Riesengarnelen (roh, geschält, küchenfertig)
- 1 Stück Brokkoli, davon 100 g Röschen
- 125 g grüner Spargel
- 1 Frühlingszwiebel
- 1 Stück Ingwer (geschält 10 g)
- 1 Knoblauchzehe
- ½ grüne Chilischote
- 15 g Bio-Kokosöl
- 1 TL Currypulver
- 75 ml Kokosmilch (70–90 % Kokosanteil)

1 Portion
30 Minuten

Nährwerte für 1 Portion: 445 kcal (28 g F, 35 g E, 12 g KH, 6 g B)

- 50 ml Gemüsebrühe
- 1–2 TL Limettensaft
- Salz, grüner Pfeffer aus der Mühle
- Cayennepfeffer
- 5 g Minze (Blättchen)
- 5 g Koriandergrün (Blättchen und zarte Stiele)

1. Die Garnelen, falls nötig, behutsam auftauen und kalt abspülen. Den Brokkoli in mundgerechte Röschen teilen und abbrausen. Den Spargel im unteren Drittel schälen, die holzigen Enden wegschneiden, die Stangen schräg in Stücke schneiden, dabei die dickeren, unteren Teile von den zarteren Teilen und Spitzen trennen. Die Frühlingszwiebeln putzen, das Weiße fein hacken, das Grüne in dünne Ringe schneiden. Ingwer und Knoblauch schälen und hacken. Die Chilischote waschen und schräg in dünne Ringe schneiden, die Kerne dabei entfernen (ggf. Handschuhe verwenden – sich nicht mit »Chilihänden« die Augen reiben).
2. In einem großen Topf Wasser zum Kochen bringen. Einen Dämpfeinsatz einhängen, der das Wasser nicht berührt. Erst den Brokkoli 2 Minuten dämpfen, dann die unteren Spargelstücke zugeben, weitere 2 Minuten dämpfen, dann den restlichen Spargel zugeben und 2 Minuten weiterdämpfen. Das Gemüse eiskalt abschrecken und beiseitestellen.
3. Zwiebelweiß, Ingwer und Knoblauch im Öl unter Rühren 1 Minute anbraten, mit Currypulver und Akazienfasern bestreuen und mischen, mit Kokosmilch und Brühe ablöschen, aufkochen und 1 Minute köcheln. Mit Limettensaft, Salz, Pfeffer und Cayennepfeffer abschmecken.
4. Die Garnelen hineingeben, bei geringer Hitze in 3–4 Minuten gar ziehen. Mit einer Schaumkelle herausheben und beiseitestellen. Die Kokosmilch wieder aufkochen, das Gemüse darin erhitzen. Garnelen und Chiliringe dazugeben und nochmals erwärmen. Das Zwiebelgrün untermischen. Die Kräuter abbrausen, trocken tupfen, hacken und über das Curry streuen.

ENERGY!-Extra: Brot

Das Doc-Fleck-ENERGY!-Brot ist eine ideale Ergänzung für alle, die etwas mehr Energy! brauchen. Perfekt, um einen Smoothie oder einen Salat zu begleiten.

100 g liefern 17 g pflanzliches Eiweiß, 16 g Ballaststoffe und nur 2,5 g Kohlenhydrate.

zuckerfrei, glutenfrei, milchfrei, sojafrei, vegan

DOC-FLECK-ENERGY!-BROT MIT CHIA UND KÜRBISKERNEN

- 125 g Chiasamen (weiß oder grau)
- 100 g Gold-Leinsamen
- 125 g weißes Low-Carb-Mandelmehl
- 50 g Low-Carb-Kokosmehl
- 30 g gemahlene Flohsamenschalen
- 10 g Salz
- 1 Päckchen Backpulver (15 g)
- 100 g Kürbiskerne
- 40 g Bio-Kokosöl
- 4 TL Apfelessig

1 Brot, ca. 970 g

30 Minuten + 90 Minuten Backen

Nährwerte für 100 g:
259 kcal
(18 g F, 17 g E, 2,5 g KH, 16 g B)

1. Die Chiasamen mit 500 ml heißem Wasser (ca. 60 °C) mischen, mehrfach umrühren und bis zur Verwendung quellen lassen.
2. Die Leinsamen im Blitzhacker oder in der Kaffeemühle fein mahlen. Mit Mandelmehl, Kokosmehl, Flohsamenschalen und Salz in einer Schüssel mischen. Das Backpulver dazusieben. Die Kürbiskerne untermischen.
3. Den Ofen auf 160 °C Umluft vorheizen. Eine Kastenform (ca. 24 x 11 cm, möglichst Metall) mit 10 g Kokosöl ausstreichen. Das restliche Kokosöl in 50 ml heißem Wasser auflösen, den Apfelessig zugeben.

4. Die gequollenen Chiasamen mit den Knethaken des Handrührgeräts in die trockene Mischung einarbeiten. Die Kokosöl-Apfelessig-Mischung zugeben, weitere 3–4 Minuten kneten. Zum Schluss mit den Händen kneten und in die Form geben. Fest andrücken, mit einem Spatel glätten und im Abstand von 2 cm einritzen.
5. Im vorgeheizten Ofen (Mitte) 90 Minuten backen. Nach der halben Zeit die Form drehen, damit das Brot gleichmäßig bäckt. Anschließend die Stäbchenprobe machen. Falls nötig, das Brot noch weitere 10 Minuten backen, anschließend auf einem Kuchengitter vollständig auskühlen lassen. Im Kühlschrank aufbewahren oder in Scheiben schneiden und zwischen Lagen von Backpapier in eine Clip-Box füllen. Einfrieren und portionsweise entnehmen.

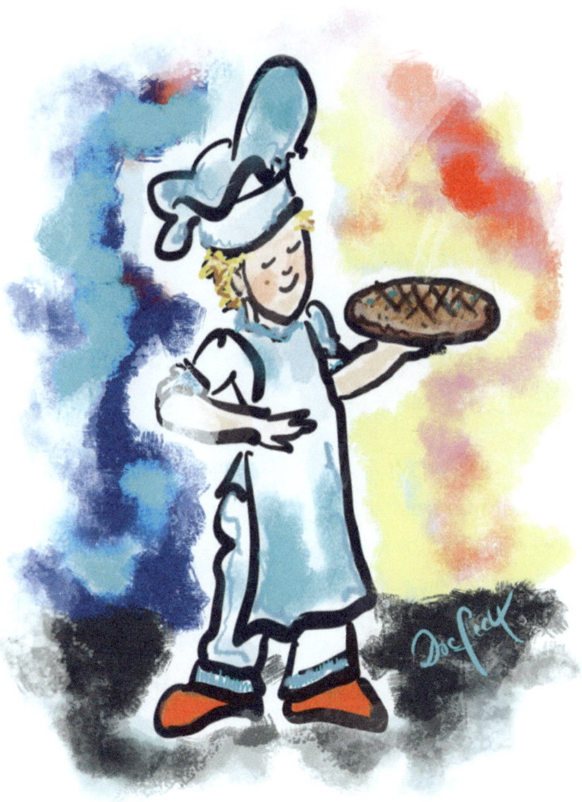

Innovative Brotrezepte stärken die Darmgesundheit und heben den Energielevel.

Beispiele
Spätstück, Abendbrot, Eiweißdrink und Gemüsepaste

zuckerfrei, glutenfrei, milchfrei, sojafrei, vegan

ENERGY!-BROT MIT VEGANEM »FRISCHKÄSE« UND HIMBEEREN

3 Scheiben (100 g) Doc-Fleck-ENERGY!-Brot mit **50 g veganem »Frischkäse«** bestreichen. **100 g Himbeeren** vorsichtig abbrausen, trocken tupfen und darauf verteilen.

1 Portion
5 Minuten

Nährwerte für 1 Portion: 442 kcal (33 g F, 21 g E, 8 g KH, 21 g B)

zuckerfrei, glutenfrei, milchfrei, sojafrei, vegan

ENERGY!-BROT MIT MANDELMUS UND VEGANEM »SCHNITTKÄSE«

3 Scheiben (100 g) Doc-Fleck-ENERGY!-Brot mit **30 g weißem Mandelmus** bestreichen. **Salzen, pfeffern** und mit **Chiliflocken** oder etwas **Currypulver** würzen. Mit **2 Scheiben veganem »Schnittkäse« à 19 g** (wie »Cheddar«) belegen.

1 Portion
5 Minuten

Nährwerte für 1 Portion: 552 kcal (43 g F, 24 g E, 12 g KH, 18 g B)

zuckerfrei, glutenfrei, milchfrei, sojafrei, vegan

ENERGY!-BROT MIT AVOCADO UND BLAUBEEREN

1 Portion
5 Minuten

Nährwerte für 1 Portion: 498 kcal (41 g F, 20 g E, 6 g KH, 25 g B)

Variante – Nährwerte für 1 Portion: 512 kcal (41 g F, 19 g E, 6 g KH, 23 g B)

100 g Avocado-Fruchtfleisch mit der Gabel zerdrücken, mit etwas **Salz** und **Pfeffer** würzen. Auf **3 Scheiben (100 g) Doc-Fleck-ENERGY!-Brot** verteilen. **50 g Blaubeeren** waschen, trocken tupfen und darauf verteilen.

Variante

Die Blaubeeren durch **50 g Papaya** (geschält und entkernt) ersetzen.

zuckerfrei, glutenfrei, milchfrei, sojafrei

ABENDBROT: ENERGY!-BROT MIT SPIEGELEI UND GURKE

1 Portion
10 Minuten

Nährwerte für 1 Portion: 528 kcal (40 g F, 32 g E, 5 g KH, 17 g B)

3 Scheiben (100 g) Doc-Fleck-ENERGY!-Brot in einer kleinen Pfanne trocken rösten. Gleichzeitig in einer zweiten Pfanne **2 TL Olivenöl** extra vergine erhitzen. **2 Eier (M)** als Spiegeleier darin braten, **salzen** und **pfeffern**. Auf dem Röstbrot anrichten. **100 g Gurke** waschen, trocknen, in Scheiben schneiden, salzen und pfeffern und mit Broten anrichten.

zuckerfrei, glutenfrei, milchfrei, sojafrei, vegan

DAS MILCH- UND GLUTENFREIE DOC-FLECK-FRÜHSTÜCK – DER »KLASSIKER«

1 Portion
10 Minuten + über Nacht quellen lassen

Nährwerte für 1 Portion: 453 kcal (35 g F, 9 g E, 18 g KH, 15 g B)

Dieses Frühstück/Spätstück kann jederzeit eines der anderen Spätstücke ersetzen!

- 20 g Chiasamen
- 150 ml Mandeldrink, Reisdrink, Kokosdrink, Cashewdrink (nach Belieben)
- 1–2 Spritzer Zitronensaft, optional
- 4 TL Ölmischung aus omega-geschützt hergestelltem Bioleinöl mit DHA/EPA und Weizenkeimöl, optional mit Vitamin-D3-Zusatz
- 1 Prise Salz
- Optional: »Frühstückgewürz«, zum Beispiel: 1 Msp. Vanillepulver, Kardamom und/oder Zimt (Bio-Qualität), Kurkuma, Koriander, Galgant etc.
- 100 g Blaubeeren
- 1 Handvoll Mandeln oder andere Nüsse, Kerne, Samen nach Belieben

1. Die Chiasamen in den Milchersatz einrühren und abgedeckt über Nacht im Kühlschrank quellen lassen. Am nächsten Morgen mit Zitronensaft und der Ölmischung verrühren. Nach Geschmack mit etwas Salz und Vanille oder Kardamom oder mit einem »Frühstücksgewürz« nach persönlichen Vorlieben würzen.
2. Die Blaubeeren abbrausen, trocken tupfen und darauf verteilen. Die Nüsse, Mandeln etc. hacken und darüberstreuen.

zuckerfrei, glutenfrei, milchfrei, sojafrei, vegan

ENERGY!-EIWEISSDRINK

Für alle, die Sport machen und etwas mehr Eiweißzufuhr brauchen. Je nach individuellem Kalorienbedarf kann dieser gesunde Drink zusätzlich zu den 3 Mahlzeiten vor oder nach dem Sport getrunken werden – oder eine Mahlzeit ersetzen. Das Kokoswasser ist basisch und isotonisch, und der Limettensaft bringt ein Extra an Vitamin C.

1 Portion
5 Minuten

Nährwerte für 1 Portion: 253 kcal (14 g F, 22 g E, 10 g KH, 5 g B)

Variante – Nährwerte für 1 Portion: 263 kcal (14 g F, 22 g E, 10 g KH, 9 g B)

250 ml Bio-Kokoswasser mit **20 g Reisprotein**, **20 g weißem Mandelmus** und **4 TL Limettensaft** im Standmixer oder mit dem Stabmixer zu einem gleichmäßigen Drink aufmixen.

Variante mit mehr Ballaststoffen:
Zusätzlich noch **5 g Akazienfasern** mit reinmixen.

zuckerfrei, glutenfrei, milchfrei, sojafrei, vegan

WÜRZIGE GEMÜSEPASTE FÜR GEMÜSEBRÜHE ODER ALS WÜRZMITTEL ANSTELLE VON SALZ

- 50 g Zwiebeln
- 10 g Knoblauch
- 20 g Petersilienstiele
- 10 g Dillstiele
- 50 g Lauch
- 15 g Ingwer
- 50 g Petersilienwurzel
- 50 g Möhren
- 50 g Knollensellerie
- 10 g Kurkumawurzel
- ca. 60 g feines Steinsalz

375 g Gemüsepaste
20 Minuten

Nährwerte für 100 g:
38 kcal
(0 g F, 2 g EW,
6 g KH, 2,5 g B)

Nährwerte für 1 TL = 6 g: 2 kcal
(0 g F, 0,1 g EW,
0,4 g KH, 0,1 g B)

1. Zwiebeln und Knoblauch schälen und grob stückeln. Die Petersilienstiele abbrausen, trocken tupfen und grob hacken. Den Lauch putzen, längs halbieren und sehr gründlich waschen, dann trocken tupfen und grob stückeln. Den Ingwer nur abschaben und stückeln. Das restliche Gemüse möglichst nur unter fließendem Wasser gründlich sauber bürsten und klein schneiden. Anschließend das geputzte Gemüse abwiegen und danach die Salzmenge festlegen: pro 100 g Gemüse 20 g Salz – oder 20 Prozent Salz.
2. In 2–3 Portionen im Blitzhacker sehr fein hacken, bis es wie Grieß aussieht, dann mit dem Salz mischen und nochmals hacken. Das Gemüse zieht durch das Salz Wasser, der Gemüse-»Grieß« wird dadurch pastenartig.
3. Kleine Schraubgläser kochend heiß ausspülen, die Masse einfüllen, die Gläser fest verschließen und im Kühlschrank lagern. Durch das Salz ist die Paste monatelang haltbar.

Hinweis Die Paste ist kräftig salzig. Deshalb kein weiteres – oder nur wenig – Salz verwenden! Für 100 ml Gemüsebrühe 1–1 ½ TL Paste verwenden.

ENERGY!-**WOCHE 4**

Sie sind in ENERGY!-Woche 4 angekommen und haben die 14 Tage frei von Gluten- und Milchprodukten erfolgreich bewältigt. Großartig! Jetzt kommt der letzte Schritt: Ihre Detektivsuche nach müde machenden Lebensmitteln findet möglicherweise eine heiße Spur. Während Sie weiter Ihren Rhythmus und neue Rituale pflegen, können Sie jetzt »Übeltäter« auf frischer Tat ertappen. Wie? Sie integrieren Nahrungsmittel wieder in den Speiseplan!

In dieser Woche führen Sie alle gemiedenen Lebensmittel wieder ein, und zwar einzeln und nacheinander, *niemals* parallel. Sie erhalten so Klarheit über die Sie müde machenden Ursachen. Sie wissen: Ihr Körper ist Ihr bester Freund. Er wird Ihnen genau erzählen, ob Ihnen ein Nahrungsmittel guttut und Sie mit Energie versorgt oder ob es Ihnen den Boden unter den Füßen wegzerrt. Merken Sie nach dem Einführen keine gesundheitlichen Symptome, so führen die gemiedenen Lebensmittel eher nicht zu unerwünschten Effekten (beachten Sie dabei, dass manche Reaktionen bis zu 72 Stunden nach Verzehr auftreten können).

Ihren persönlichen Energieräubern auf der Spur

Während Sie in dieser Woche Nahrungsmittel wieder einführen, hören Sie in Ihren Körper hinein. Achten Sie auf Symptome. Vielleicht spüren Sie einen Energieabfall, Kopfschmerzen, oder Sie schlafen schlecht? Fehlt es an Symptomen, könnte das ein Hinweis darauf sein, dass bei Ihnen kein Zusammenhang besteht. Ein Selbsttest hat nicht das breite Kreuz einer breit angelegten Studie, die Ursache und Wirkung noch valider herausfiltern oder transparent machen kann. Dennoch kann und wird Ihnen der folgende Selbsttest auf die Sprünge helfen.

Selbsttest

NAHRUNGSMITTEL

Tragen Sie in die Felder ein, welche Nahrungsmittel Sie gegessen haben. Warten Sie insgesamt ganze drei Tage ab und notieren Sie, wenn Symptome auftreten. Vermerken Sie auch die Stärke der Reaktion, das heißt, bewerten Sie den Schweregrad Ihrer Symptome mit 0 (= keine Reaktion) bis 10 (= maximal heftige Reaktion).

Symptom	**Gluten**	**Milch(-produkte)**
	z. B. Brot, Brötchen, Nudeln (aus Dinkel, Weizen, Roggen, Gerste, auch Bio-Qualität)	*z. B. Joghurt, Quark, Käse aus Kuh-, Schaf-, Ziegenmilch*
Müdigkeit, Energiemangel – reproduzierbar nach Nahrungsaufnahme		
Gedächtnis- und Konzentrationsstörungen		
Verdauungsbeschwerden (z. B. Blähungen, Bauchschmerzen, Aufstoßen, Durchfall)		

Gelenkschmerzen, -schwellungen, Muskelschmerzen		
Verstopfte Nase und Gefühl der »Verschleimung« von Bronchien oder Atemwegen, z. B. nach Milchkonsum (unabhängig von einem echten viralen oder bakteriellen Infekt)		
Kopfschmerzen, Migräne		
Hautveränderungen, z. B. unruhige Haut, Akne		
Flush (»roter Kopf«)		
Ihr(e) Symptom(e) • .... • .... •		

Die Tabelle ist für Sie auch als Download auf meiner Webseite verfügbar: **www.docfleck.com**.

Ich empfehle, erst glutenhaltige Produkte und dann Milch und Milchprodukte einzuführen. Zu Zucker halten Sie zunächst möglichst weiter Abstand. Wichtig: Damit diese Provokation funktioniert, muss der »Reiz« aus der Nahrung groß genug sein. Verzehren Sie daher das eingeführte Lebensmittel *zwei Tage* hintereinander und dreimal täglich. »Feuer frei«! Am dritten Tag pausieren Sie mit dem eingeführten Nahrungsmittel. Beobachten Sie sich bereits von Tag 1 an intensiv. Spüren Sie nach dem Verzehr Symptome, notieren Sie alles in der Tabelle oder in Ihrem Notizheft, damit Sie kein noch so winziges Symptom vergessen. Erst wenn mögliche Beschwerden komplett abgeklungen sind, führen Sie das nächste Lebensmittel wieder für zwei Tage ein und beobachten in derselben Weise Ihr Befinden.

Bei nicht wenigen Menschen kommt es zu Symptomen. Das sollte Ihnen keine Sorgen bereiten, es ist eine »normale Erfahrung« für viele Menschen und sogar eine heilsame. Denn die Symptome zeigen an, dass Ihr Körper dabei ist, sich neu auszurichten. Er erkennt unerwünschte Nahrungsmittel schneller als früher und schickt Ihnen jetzt ein eindeutiges, lautes Veto. Ärgern Sie sich nicht über die Symptome, sondern betrachten Sie sie als einen diagnostischen Volltreffer, der Ihnen hilft, die beste Gesundheit zu schnitzen.

Sie sollten vor allem herausfinden, ob Sie mit Gluten klarkommen oder nicht. Falls sich absolut kein Symptom nach dem Konsum von glutenhaltigen (Bio-)Produkten wie Dinkelbrötchen, Weizennudeln etc. zeigt und Sie *nicht* unter einer Autoimmunkrankheit wie zum Beispiel Diabetes Typ 1, Rheuma, Hashimoto-Thyreoiditis[323] leiden, können Sie Gluten wieder in Ihren Alltag aufnehmen (in Maßen, nicht in Massen, versteht sich). Vermutlich sind dann nicht wenige von Ihnen erleichtert. Aber: Wenn Sie reagieren, sollten Sie stark sein und Gluten möglichst meiden. Falls Sie durch weiterführende Tests absichern, dass Sie unter einer Glutenunverträglichkeit oder Autoimmunkrankheit leiden, gilt das genauso.[324]

Vielleicht haben Sie mit hochgezogenen Augenbrauen festgestellt, dass Sie auf beide Nahrungsgruppen reagieren. Bleiben Sie entspannt. Das ist nicht selten. Häufig erlebe ich Fälle, die nach Milchkonsum durch die Zufuhr von Kasein, dem Milcheiweiß, eine verschleimte Nase oder einen verschleimten Rachen haben oder sich nach glutenhaltigen Nahrungsmitteln am nächsten Tag komplett vernebelt fühlen oder an eine durchzechte Nacht erinnert. Je mehr Sie langfristig Ihre eigene Großwetterlage im Blick behalten und auf den ganzheitlichen Ansatz meiner Heilmethode setzen, umso weniger werden Sie unter lästigen Beschwerden leiden und umso besser werden Sie Krankheiten vorbeugen. Falls Sie sich bei den Resultaten dieses Selbsttests unsicher sind oder zeitnah Gewissheit haben wollen, können Sie als zusätzliche Hilfe kostenpflichtige Blut- und Stuhluntersuchungen, zum Beispiel auf Gluten- und Milcheiweißunverträglichkeit über Ihren Arzt auf den Weg bringen.

Sie können so stolz auf sich sein! Sie haben in den letzten 30 Tagen nicht nur Ihren Lebensrhythmus verbessert und Ihren Umgang mit Stress verändert, sondern mit diesem Schritt womöglich die größten Energieräuber aus der Ernährung für sich entschärft und damit den Grundstein für ein starkes Immunsystem und lange Gesundheit gelegt. Genießen Sie den Gipfel und die großartige Aussicht!

WIE ES **WEITERGEHT**

»Und jetzt?«, fragen Sie sich vielleicht. Jetzt klopft Ihre Zukunft an: Sie können Ihren Rhythmus, Ihre Ernährung und eventuelle Nahrungsergänzungen so ausrichten, wie sie zu Ihnen als einzigartigem Individuum passen. Wenn Ihnen die ENERGY!-Ernährung gutgetan hat, halten Sie sich weiter an das Prinzip, setzen Sie auf die große Vielfalt von zeitlos gesunden Lebensmitteln, Heilkräutern und Gewürzen, und steigern Sie so auf natürliche Weise Ihre Nährstoffbilanz. Vielleicht haben Sie etwas von Ihren gewohnten Nahrungsmitteln vermisst? Ich hoffe, nicht unbedingt die Chipstüte oder die Tiefkühlpizza ... Sie können Ihren Speiseplan jederzeit ergänzen, nur bitte ohne Ihren Körper erneut mit Zucker- und Süßstoffen oder dem neuesten Hype aus der Fertigproduktwelt zu quälen. Pflegen Sie am besten dauerhaft Ihre Freude am einfachen Genuss. Falls das Verlangen nach einem Nahrungsmittel groß ist, probieren Sie es aus, achten Sie aber auf die Reaktion Ihres Körpers. Sie sind der Boss. Falls Sie allerdings unter Autoimmunprozessen leiden, sollten Sie meine Empfehlungen beherzigen. Apropos, meine diagnostischen und therapeutischen Empfehlungen werden immer an den neuesten Stand der Forschung angepasst. Über relevante Inhalte halte ich Sie über meine Webseite **www.docfleck.com** auf dem Laufenden.

Jetzt, nach Ablauf der 30 Tage, können Sie auch langsam wieder mehr Hülsenfrüchte und Nachtschattengewächse (Tomaten, Paprika, Auberginen und Kartoffeln) nacheinander ausprobieren. Durch die geringen Mengen am Anfang konnte sich Ihre Verdauung regenerieren. Und noch etwas: Auch Ihr Geschmacksnerv hat sich nun erholt. Falls Sie sich nach Kaffee sehnen oder nach einem Glas Wein mit Ihrem Partner, wenn Sie außer Haus oder bei einer Feier sind: Genießen Sie! Aber halten Sie sich an Paracelsus' Worte: »Die Dosis macht das Gift!« Achten Sie auch hier darauf, was Ihnen Ihr bester Freund, Ihr Körper, zuraunt. Er wird Ihnen ehrlich erzählen, was Ihnen Energie schenkt und guttut – oder eben nicht. Und das Schöne: Nachdem Sie das 30-Tage-ENERGY!-Programm absolviert haben, verstehen Sie Ihren Körper besser denn je.

Wir sind noch nicht am Ende der faszinierenden Reise. Nicht ohne Grund habe ich Ihnen im ersten Teil dieses Buches – Sie erinnern sich an die etwas anstrengende Bergtour – von den relevanten, heimlichen Müde- und Krankmachern im Detail erzählt. Und ebenfalls nicht ohne Grund habe ich dort alle aktuellen Tests für Sie als »Spickzettel« für Ihren Arztbesuch aufgelistet, die Sie nach dem 30-Tage-Programm durchführen lassen können, um versteckte Ursachen weiter zu enthüllen und Krankheiten vorzubeugen.

LUPE RAUS! DIE MOTIVATION, INS DETAIL ZU GEHEN

Auch wenn es Ihnen bereits deutlich besser geht, empfehle ich Ihnen, entspannt, aber konsequent weitere Ursachen aufzudecken. Überstürzen Sie nichts, aber bleiben Sie dran. Eins ist gewiss: Das ENERGY!-Programm nimmt einen immensen Teil der Lösung dieser Probleme durch innovative Veränderung Ihres Lebensstils bereits vorweg. Aber: Falls Sie in der Tat unter einer nicht diagnostizierten Ursache leiden, fehlt Ihnen vielleicht das i-Tüpfelchen zur besten Energie und Gesundheit, die Sie in Ihrem Leben erreichen können. Entscheiden Sie selbst! Vielleicht denken Sie: »Das Buch hat mich schon jetzt weitergebracht – was ich nicht weiß, macht mich nicht heiß. Ich mache erstmal so weiter und schaue, wie es mir geht!« Das ist eine Option. Eine andere Option besteht darin, den Dingen weiter auf den Grund zu gehen. Wichtig: Die soliden diagnostischen Möglichkeiten der modernen, klassischen Medizin sollten ausgeschöpft werden, auch um ernsthafte Erkrankungen auszuschließen.

Entscheiden Sie sich dafür, das Beste für Ihren Energielevel und Ihr Immunsystem zu erreichen. Denn: Das Leben ist schön und kurz. Sie wollen noch viele Jahre Kraft und Energie für die wertvollen Dinge des Lebens haben: für Ihre Familie, Ihre Freunde, Begegnungen, wohlwollenden Austausch mit anderen Menschen, das Spielen und Lachen mit Ihren Kindern und Enkelkindern. Sie wollen Ihr Alter mit größtmöglicher Lebensqualität genießen und nicht müde, ausgelaugt und, von Krankheiten drangsaliert, das Leben an sich vorüberziehen lassen. Wenn Sie so denken, dann rate ich Ihnen: Putzen Sie für den weiteren Durchblick Ihre Detektivlupe.

Nutzen Sie dazu die umfassenden Empfehlungen, die ich Ihnen für die Spurensuche mit Ihrem Arzt und die Therapie an die Hand gebe. Vergessen Sie dabei nie die ENERGY!-Regel: *Bleiben Sie locker und entspannt!* Sie handeln nicht hektisch oder wie ein Panikhase. Mit einem Gefühl der entspannten Umsicht setzen Sie die geputzte Lupe ein und erforschen die letzten Ecken des Labyrinths mit konzentriertem Blick.

DER GESUNDE WEG AUS DEM MÜDIGKEITS-LABYRINTH – EIN LEITFADEN

Der folgende Leitfaden stellt Ihnen konkrete Ansätze meiner Heilmethode vor, mit deren Hilfe Sie versteckte Ursachen Ihrer Müdigkeit weiter abklären und überwinden können.

1. Schritt: Drehen Sie die Zeit zurück

Für die Detektivarbeit ist jedes noch so winzige Detail, an das Sie sich erinnern, wertvoll. In meiner Praxis gehe ich deshalb mit meinen Patienten auf eine oft fesselnde Zeitreise. Und dasselbe sollten Sie jetzt auch tun. Drehen Sie in Gedanken die Zeit zurück, und entwickeln Sie Ihre individuelle »Zeitschiene«. Es gab einmal eine Zeit, in der Sie sich nicht erschöpft durch den Alltag kämpften. Wann war das? Denken Sie scharf nach! Erinnern Sie sich an Lebensereignisse, emotionale Schocks, Höhen und Tiefen, plötzliche Krankheiten, Operationen, Zahnextraktionen oder Unfälle, die Sie erlebten. Blenden Sie auf keinen Fall die guten Ereignisse aus, wie Hochzeiten etc., die Wohlbefinden und Energie beflügelt haben. Notieren Sie sich in Ihrem Notizbuch den ungefähren Zeitpunkt der Schlüsselerlebnisse. Die Zeitschiene ist eine glänzende Methode, um Auslösern auf die Schliche zu kommen.

Selbsttest

ZEITSCHIENE

Notieren Sie den groben Zeitpunkt, an dem Sie sich fit fühlten, und skizzieren Sie danach wie ein Kriminalkommissar detailliert alle wichtigen Geschehnisse. Vielleicht sehen Sie anfangs noch keinen Zusammenhang zwischen Ereignissen und Ihrem aktuellen Zustand, trotzdem bitte ich Sie: Schreiben Sie die Dinge auf, die geschehen sind, und bringen Sie sie zum Schluss in die chronologische Reihenfolge. Gehen Sie dann zeitlich zurück, und betrachten Sie Höhen und Tiefen Ihres Gesundheitsverlaufs sowie Veränderungen Ihres Lebensstils, und markieren Sie die Momente, die Ihnen fest im Gedächtnis kleben. Ungefähr zu wissen, was Sie wann aus der emotionalen und körperlichen Balance geschleudert haben kann, hilft Ihnen, Ihre Situation zu verstehen, den Ausweg zu erkennen und intensiver an Ihrer Heilung arbeiten zu können.

Hier ein Beispiel für Ihre Zeitschiene, die sich aus meiner Erfahrung sehr bewährt hat.

Ereignisse im Leben	Datum (Jahr)
Ausgangspunkt: Es geht mir gut! Ich bin weitgehend energiegeladen und ohne Symptome.	*Wann ging es mir gut?*
Krankheiten *(schwere Krankheiten, Grippe, Covid-19, Halswirbelsäulen-Trauma, Unfälle, Krebs, Autoimmunkrankheiten, Schmerzsyndrome)* • .... • .... • .... •	

Operationen • …… • …… • ……	
Zahnbehandlungen *(Zahnextraktionen, Amalgam-, Goldfüllungen, Implantate, Wurzelkanalbehandlungen)* • …… • …… • ……	
Emotionale Momente: *(Trauerfall, Unfälle, Trennung, Scheidung, Hochzeit, Umzug, Verlust des Arbeitsplatzes, Sorgen, Traumata, Missbrauch)* • …… • …… • …… • ……	
Medikamente *(Einnahmezeitpunkt, längere Therapie, Nebenwirkungen, Wechselwirkungen)* • …… • …… • …… • ……	
Sonstiges • …… • …… • …… • ……	

Die Tabelle ist zum Download verfügbar unter **www.docfleck.com**.

2. Schritt: Holen Sie Ärzte und Therapeuten ins Boot

Jetzt ist spätestens der Zeitpunkt gekommen, den Arzt Ihres Vertrauens ins Boot zu holen. Arbeiten Sie zusammen. Verheimlichen Sie nichts. Denken Sie daran: Praktisch arbeitende Ärzte wünschen sich, den Menschen bestmöglich helfen zu können, sonst würden sie sich das lange Studium, den Druck der Verantwortung für Menschenleben, den beruflichen Stress mit Nacht-, Wochenend- und Feiertagsdiensten nicht freiwillig antun. Leider verhindern Zeit- und Budgetdruck der Gesundheitsbürokratie oft das geduldige Zuhören und Hinterfragen, die es für eine Ursachensuche und die bestmögliche Therapie braucht. Bei der Suche des geeigneten Arztes ist ein Blick auf das Leistungsspektrum der Praxis hilfreich. Im Internet finden sich Hinweise auf Ärzte, die sich der Vorsorge, das heißt Präventivmedizin widmen und darin ausgebildet sind, den Lebensstil in die Therapie miteinzubeziehen.

Tipp: Holen Sie Ihren Hausarzt ins Boot. Das ist vor allem sinnvoll, wenn er oder sie für Sie eine wertvolle Person des Vertrauens ist. Suchen Sie sich einen Arzt, der Sie als Mensch begleiten möchte, sich für neues Wissen interessiert und Sie ernst nimmt. Am wichtigsten sind Menschlichkeit, Kompetenz und Wille zur Veränderung. Im Zweifel seien Sie bereit, einen langen Anfahrtsweg und Wartezeiten in Kauf zu nehmen. Ich habe außerdem einen Brief für Ihre Ärzte geschrieben. Sie können ihn nutzen, falls Sie ihn brauchen sollten, um Ihre behandelnden Ärzte für die weiterführende Spurensuche zu begeistern. Der Brief steht Ihnen als Download auf meiner Webseite **www.docfleck.com** zur Verfügung.

Auch wenn Sie sich dessen vielleicht noch nicht richtig bewusst sind, haben Sie den Gipfel Ihrer neuen Energie und Gesundheit bereits erreicht. Genießen Sie die Aussicht, und bleiben Sie neugierig!

INNOVATIVE **DIAGNOSTIK-** UND **THERAPIEMETHODEN**

Wenn Sie sich weiter mit dem Arzt Ihres Vertrauens auf die Spurensuche begeben, gilt es, die richtigen Fragen zu stellen. Dafür habe ich für Ihren Arztbesuch kompakte Checklisten zur Spurensuche zusammengestellt. Die dort aufgelisteten Tests liefern aufschlussreiche Ergebnisse, aus denen sich therapeutische Empfehlungen ableiten. Lassen Sie sich durch die Fachbegriffe in den Listen nicht abschrecken. Die Checklisten sind als hilfreicher »Schnittmusterbogen« für Ihren Arzt gedacht, der Ihre Gesundheit maßschneidert.

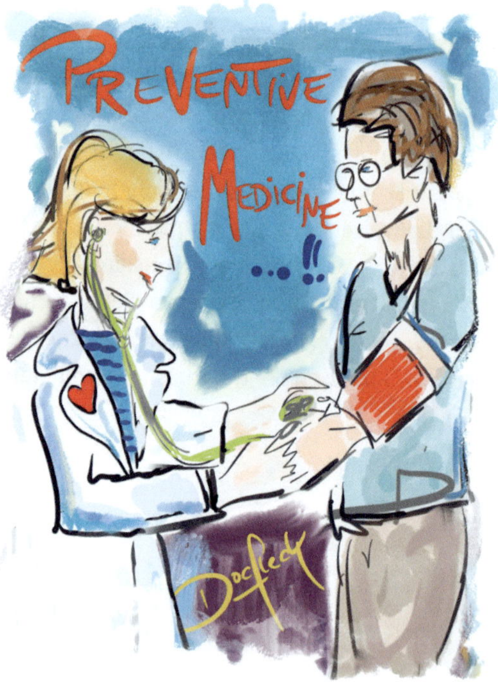

Die innovative Präventiv- und Ernährungsmedizin ist individuell und sieht den Menschen als Ganzes.

Bitten Sie Ihren Arzt, entsprechende Tests auf den Weg zu bringen. Seien Sie sich aber bewusst, dass viele Tests und lange Beratungen nicht im Budget des Arztes enthalten sind und bisher nicht von Krankenkassen getragen werden. Innovative Labortests helfen Ihnen und Ihrem Arzt, das »Gras wachsen zu hören«, lange bevor die klassischen Normwerte aus dem Rahmen fallen.

Doch bei aller Begeisterung für innovative Tests: Verlassen Sie sich auch auf Ihr »Bauchgefühl«. Greifen Sie eventuell erneut auf die Selbsttests im Buch zurück. Die Zukunft wird uns hoffentlich feinere diagnostische Methoden schenken, die uns zu noch sensibleren Spürnasen werden lassen, um unentdeckte Ursachen zu erschnuppern. In der Praxis veranlasse ich eine Stufendiagnostik, die ich an aktuelle Kenntnisse der Präventivmedizin anpasse. Falls sich in der Zukunft auch hier neuere Ansätze aus aktuellen Forschungen ergeben, halte ich Sie dazu auf meiner Webseite **www.docfleck.com**, in meinen Kursen und Seminaren und in meinem Podcast auf dem Laufenden.

ENERGY!-BASISDIAGNOSTIK

Um Ihren aktuellen Gesundheitszustand einzuschätzen, empfiehlt sich zunächst eine pragmatisch gehaltene ENERGY!-Basisdiagnostik. Falls Sie durch Selbsttests oder die »Zeitschiene« in diesem Buch bestimmte Ursachen vermuten, sollten Sie Ihren Arzt um weiterführende Diagnostik bitten. Dabei kann es notwendig sein, dass Blut-, Stuhl- oder Urinuntersuchungen an Speziallabore geschickt werden müssen (siehe Anhang: *So bleiben Sie informiert*). Einige der Untersuchungen werden von vielen Krankenversicherungen bezahlt. Moderne Analysen der Darmflora haben sich leider noch nicht in den Leistungskatalogen etabliert, was ich bedauere. Aber Sie sollten bei Ihrer Krankenkasse nachfragen. Sie können selbstverständlich die Untersuchungen in einem Labor auf eigene Kosten durchführen lassen. Viele Labore bieten einen »Walk-in«-Service an, bei denen Sie sich einen Termin zur Blutabnahme geben lassen können. Auch gibt es die Möglichkeit, Untersuchungsmaterial direkt bei Laboren oder im Internet zu bestellen. Hier gibt es einen großen Markt, achten Sie auf seriöse Seiten und Angebote. Durch einen Labor-Lupenblick lassen sich tiefere Ursachen Ihres Energiemangels ausschließen oder auf frischer Tat ertappen. Ist der Auslöser endlich erkannt, habe ich Ihnen die bewährten Therapie-Empfehlungen zusammengestellt, mit denen Sie langfristig Ihre Energie zurückerobern und den Weg zu neuer Gesundheit bahnen können.

Suchen Sie Auslöser Ihres Energiemangels und Ihrer Beschwerden
Falls noch nicht geschehen, skizzieren Sie kurz die *Zeitschiene* Ihrer Beschwerden in Ihrem Notizbuch oder in diesem Buch und nehmen Sie sie immer zu Ihrem Arztbesuch mit. Diese so banal aussehende Zeitschiene liefert Ihrem Arzt entscheidende Hilfe bei der Spurensuche und wichtige Angriffspunkte für die weitere Diagnostik (siehe oben den Selbsttest *Zeitschiene*, Seite 377).

CHECKLISTE FÜR IHREN ARZTBESUCH

Labordiagnostik
Hier sind empfehlenswerte Laborparameter für eine Basisuntersuchung aufgelistet. Es empfiehlt sich, die Werte im Verlauf zu kontrollieren (z. B. nach drei bis sechs Monaten), um Heilerfolge zu erfassen.

Labortests für Ihren nächsten Arztbesuch:
- Großes Blutbild
- Leberwerte (GOT, GPT, Gamma-GT)
- Nierenwerte (Creatinin, Harnstoff)
- Nüchtern-Glukose
- HbA1C (Blutzucker-Langzeitgedächtnis)
- Elektrolyte: Kalium, Calcium, Natrium und Magnesium (Vollblut, nicht Serum!)

- Blutfette: Triglyzeride, Gesamt-Cholesterin, HDL, LDL-Cholesterin, möglichst auch oxidiertes LDL (zeigt oxidativen Stress an)
- BSG oder (hs = hochsensitives) CRP, Calprotectin (Abklärung stille Entzündung)
- Ammoniak: Hinweis auf zu hohe Eiweißzufuhr und schwelende Leberfunktionsstörungen
- Mikronährstoffstatus: Eisen, Ferritin (Eisenspeicher), Vitamin D3 (25-OH), Vitamin B12, Holotranscobalamin (Vitamin-B12-Speicher), Folsäure
  Falls möglich: Vitamin B6, Coenzym Q10 sowie Zink und Magnesium

Frühzeitig empfohlen ist auch folgende Diagnostik (bei Verdacht)
- Schilddrüsenprofil (siehe unten)
- Störungen des Magen-Darm-Traktes (siehe unten)
- Test auf Glutenunverträglichkeit: Anti-Gliadin-Antikörper (AGA) und Desaminierte Gliadin-Antikörper (DGA) in Blut und Stuhl. Es empfiehlt sich, diese Tests nach sechs Monaten zu wiederholen.

Weiter empfehlen sich folgende Untersuchungen
- Ultraschall-Untersuchung der Bauchorgane (Abdomensonographie): zum Ausschluss einer nicht-alkoholischen Fettleber, fokaler Leberbelastungen, Leber- und Milzvergrößerung.
- Fatty-Liver-Index (FLI): Die nicht-alkoholische Fettleber zeigt sich erst im Ultraschall, wenn über 10 Prozent der Leberzellen verfettet sind. Die Leberwerte können normal sein, obwohl eine Verfettung vorliegt (in etwa 80 Prozent der Fälle). Deshalb empfiehlt sich die Bestimmung des FLI. Er wird berechnet aus Gamma-GT, Triglyzeriden, Body-Mass-Index und Bauchumfang. FLI-Rechner finden sich im Internet als FLI-Calculator. Werte über 60 sprechen mit hoher Wahrscheinlichkeit für eine (nicht-alkoholische) Fettleber. Dieser sehr hilfreiche Test ist leider noch nicht in der gängigen Behandlungspraxis etabliert und ein echter Tipp für Kollegen.
- Schilddrüsen-Ultraschall (Schilddrüsensonographie): zur Bestimmung der Organgröße und Frühdiagnostik struktureller Veränderungen.

WEITERFÜHRENDE DIAGNOSTIK

Müdigkeit und Energiemangel als Leitsymptome

Autoimmunkrankheiten

Diabetes mellitus (Typ 1)

- Nüchternblutzucker, -Insulin, C-Peptid, HbA1C (Blutzuckerlangzeitgedächtnis).
- Antikörper gegen Glutamatdecarboxylase (GAD65): für Differentialdiagnose zu Typ-2-Diabetes.

Hashimoto-(Schilddrüsen)-Erkrankung

- Als solide »Normwerte« zur Einschätzung der Schilddrüse gelten:
  - TSH 1–2 mU/l
  - Freies T4 > 1 ng/dl
  - Freies T3 > 2,6 pg/ml (ein Wert von > 3,2 gilt als ideal)
  - Reverses T3
  - Antikörper gegen Thyreoglobulin (TAK) und Antikörper gegen Thyreoidale Peroxidase (TPO)
- Das Verhältnis von freiem T3 zu reversem T3 ist aufschlussreich.
- Der Antikörpernachweis sichert die Diagnose.
- **Tipp:** Ergänzend könnte auch Selen im Serum/Vollblut und Jod im 24-Stunden-Sammelurin bestimmt werden.

Rheumatoide Arthritis / Entzündlich-rheumatische Erkrankungen (Screening)

- Rheumafaktor IgG, IgM, IgA
- Anti-CCP Autoantikörper (cyklisch-citrulliniertes Peptid)
- C-reaktives Protein (besser hs-CRP, hoch sensitives CRP)

- ANA-Screening (Antinukleäre Antikörper = besondere Form von Autoantikörpern, die gegen körpereigene Strukturen des Zellkerns gerichtet sind)
- HLA B27: Eiweiß aus der Gruppe der Humanen Leukozyten Antigene (HLA), genetischer Marker hilfreich für die Differentialdiagnose von rheumatischen Krankheiten

Zöliakie

- Anti-Gliadin-Antikörper (AGA) und Desaminierte Gliadin-Antikörper (DGA) als Suchtest und mit wiederholter Abnahme (optimal sechs Monate nach dem ersten Test).
- Antikörpertest gegen Gluten im Stuhl. Ist er positiv, sollte lebenslang auf Gluten verzichtet werden.
- Diagnostik auf Mikronährstoffdefizite sinnvoll: Folsäure, Eisen, Vitamin B12, Vitamin D, Zink, Vitamin K und Omega-3-Fettsäure-Versorgung (HS Omega-3-Index).
- Therapie-Empfehlungen: 1. Gluten- und milchfreie ENERGY!-Ernährung; 2. Kleines Heil-ABC-der Verdauung, Ausheilen der Verdauung mit langfristiger Darmsanierung und Leberstärkung (siehe Teil 2, Kapitel: *Gesunde Verdauung – Kleines Heil-ABC*); 3. Stressabbau mit Achtsamkeit, Regeneration und Schlafhygiene; 4. Andenken einer soliden Entgiftung (siehe Teil 2, Kapitel: *Entgiften – aber richtig*).

Bei Autoimmunkrankheiten empfiehlt sich eine Kontrolle der Antikörperspiegel im Abstand von ein bis drei Monaten, so lässt sich der Erfolg der zusätzlichen, multimodalen ENERGY!-Maßnahmen aufzeigen. Die Therapie zur Darmsanierung, vor allem die Einnahme von Glutamin, Pro- und Präbiotika, sollte langfristig umgesetzt und von einem erfahrenen Arzt angeleitet werden.

Entgiftungs-Kapazität, Störungen

Nicht notwendige Diagnostik, aber aufschlussreich:

- Gentest auf MTHFR (Methylentetrahydrofolat-Reduktase-Gen): Dieses Gen codiert das Enzym Methylentetrahydrofolat-Reduktase. Das Enzym baut die Aminosäure Homocystein ab. Bei verringerter Enzymaktivität kann der Homocysteinspiegel erhöht sein. Das fördert das Entstehen von Entzündungen und sich daraus potenziell entwickelnden Herz-Kreislauf-Krankheiten.[325] Erhöhte Homocysteinspiegel gehen außerdem mit einem Mangel an Folsäure, Vitamin B6 und B12 einher.
- Therapie-Empfehlung: Falls Nachweis einer schwachen körpereigenen Entgiftung oder Verdacht auf eine erhöhte toxische Last: 1. ENERGY!-Ernährung; 2. Darmsanierung über mindestens sechs Monate, anfangs Einnahme von Huminsäuren (Apotheke) über vier Wochen, Leberstärkung im Zeitraum der Darmsanierung oder langfristig; 3. Mikronährstofftherapie zur Verbesserung der Entgiftungsleistung: normales Multivitaminpräparat, aktivierte Folsäure, Vitamin-B-Komplex und aktiviertes Vitamin B12, Alpha-Liponsäure, MSM, Taurin, Vitamin C; 4. Förderung der körpereigenen Entgiftung durch tägliche Maßnahmen (siehe Teil 2, Kapitel: *Entgiften – aber richtig* und *Toxische Energiestaubsauger im Alltag – und wie wir sie loswerden*)

Infektionen

Wichtig ist es, überhaupt an chronische Infektionen zu denken und bei Verdacht Antikörper gegen Viren, Bakterien und Parasiten zu bestimmen. Zum Beispiel:

- Toxoplasmose: Bei Verdacht auf akute Infektion: IgM-Marker für eine therapiebedürftige Erkrankung; IgG als immunologisches Langzeitgedächtnis. Diese Antikörpertests sind bei Erstinfektionen verlässlich, als Ergänzung empfiehlt sich ein Lymphozytentransformationstest (LTT)
- Chronische virale Belastungen, häufig z. B. Epstein-Barr-Virus, Herpes simplex, Varizella-Zoster-Viren (Gürtelrose), Parvovirus-B19 etc. Beispieldiagnostik bei Epstein-Barr-Virus: EBV-VCA-IgG Antikörper (VCA = Virales Capsid Antigen), EBV-VCA-IgM Antikörper, EBV-EA-IgG Anti-

körper (EA = »Early Antigen«), EBV-EBNA-IgG Antikörper (NA = Nukleäres Antigen). (Siehe auch Teil 1, Kapitel: *Heimliche Untermieter – Infektionen.*)

- Bei klinischem Verdacht: Screening auf Parasitosen im Stuhl. Falls der Test unauffällig ist und weitere Verdachtsmomente bestehen, empfiehlt sich eine spezielle Blutdiagnostik, zum Beispiel über ein Institut für Mikrobiologie und Tropenmedizin. Therapie-Empfehlung: 1. ENERGY!-Ernährung; 2. Darmsanierung über mindestens 9 bis 24 Monate, anfangs Einnahme von Huminsäuren (Apotheke) zum Ausscheiden von Giftstoffen über vier bis acht Wochen, parallel Leberstärkung im Zeitraum der Darmsanierung; 3. Mikronährstofftherapie zur Immunstärkung: mit Spermidin, Vitamin D, Zink, Vitamin C, Magnesium, B-Komplex, Omega-3-Fettsäuren; 4. Stressabbau; 5. Schlafhygiene; 6. Entgiftung (siehe Teil 2, Kapitel: *Entgiften – aber richtig*)

Mastzellaktivierungssyndrom (MCAS)

- Tryptase im Serum (wichtig: kann unauffällig sein, trotz Vorliegen eines MCAS)
- Histamin (erster stabilisierter Morgenurin)
- N-Methylhistamin (24-Stunden-Sammelurin)
- Chromogranin A im Serum
- Diaminooxidase im Serum
- Ultraschall Bauchorgane (Leber/Milz: Ausschluss einer Vergrößerung)
- Eventuell: Magenspiegelung (Gastroskopie) und Darmspiegelung mit Biopsie: zum Nachweis von Mastzellen/Mastzellnestern
- Therapie-Empfehlung: 1. Anbindung an einen auf diesem Gebiet erfahrenen Arzt; 2. ENERGY!-Ernährung angepasst an individuelle Verträglichkeiten und Empfehlungen zur Histaminintoleranz; 3. Kleines Heil-ABC der Verdauung, Empfehlungen zur Darmsanierung und Leberstärkung; 4. Einnahme von Vitamin C 1–4 g pro Tag, Diaminooxidase (z. B. Daosin) vor den Mahlzeiten, Quercetin 500 mg und Tulsi-Tee regelmäßig (Präparate erhältlich in Apotheken und Internet); 5. Stressabbau und positive Affirmation besonders wichtig; 6. Schlafhygiene; 7. Sanfte Bewegung

Mitochondriopathie (sekundär z. B. nach HWS-Trauma oder bei unklarer Müdigkeit)

- Oxidativer Stress: Lipidperoxidation, oxidiertes LDL; Gamma-GT: erhöhter Wert zeigt bei fehlendem übermäßigen Alkoholkonsum oxidativen Stress an; eventuell: Superoxiddismutase, Glutathionperoxidase
- Nitrosativer Stress: Citrullin im ersten Morgenurin, Nitrotyrosin (EDTA-Blut), Holotranscobalamin, Methylmalonsäure (Urin)
- ATP-Konzentration (Blut) und/oder Mitochondrienfunktion (in Speziallaboren, siehe Anhang: *So bleiben Sie informiert*)
- Lactat und Pyruvat im Urin: Verhältnis Lactat/Pyruvat – Verhältnis normal 15–20:1, ein erhöhter Quotient spricht für einen Defekt im mitochondrialen Stoffwechsel
- Therapie-Empfehlung: 1. ENERGY!-Ernährung; 2. Mikronährstofftherapie (vor allem mit Vitamin-B-Komplex, Folsäure, Coenzym Q10, Zink, Mangan, Magnesium, Omega-3-Fettsäuren); 3. Bewegung, z.B. HIIT – High Intensive Intervall Training; 4. Sauerstofftherapie

Nahrungsmittelintoleranzen

- Test auf Leaky-Gut-Syndrom, d.h. gestörte Darmschleimhautbarriere: Zonulin, alpha-1-Antitrypsin, sIgA im Stuhl
- Antikörper-Test auf Gluten im Stuhl, Anti-Gliadin-Antikörper (AGA) und Desaminierte Gliadin-Antikörper (DGA)
- Eventuell Atemtests bei Verdacht auf Laktose-, Fruktoseintoleranz oder andere (z.B. Sorbitintoleranz)
- Sofort-Allergie-Ausschluss (RAST-Test) im Serum, Spätallergie IgG (Serum)
- Histaminintoleranz: Diaminooxidase im Blut
- Selbsttest: Eliminations-Test mit mindestens 14-tägigem Auslassen von Triggern, z.B. Gluten, Milch, eventuell langfristig weitere Elimination ausprobieren mit Ei, Soja, Nachtschattengewächsen (Tomaten, Paprika, Aubergine, Kartoffeln), Hülsenfrüchten
- Therapie-Empfehlung: 1. ENERGY!-Ernährung angepasst an individuelle Verträglichkeiten (bei Verdacht können weitere Eliminationen in-

dividuell umgesetzt werden); 2. Kleines Heil-ABC-der Verdauung, Empfehlungen zur Darmsanierung mindestens neun bis zwölf Monate und parallele Leberstärkung; 3. Bei Histaminintoleranz: Histaminarme Ernährung und Zubereitung (siehe Teil 2, Kapitel: *Die Kraft der Ernährung, Ernährung bei Histaminintoleranz),* dauerhafte Einnahme von Pro- und Präbiotika empfohlen, zudem Einnahme von Vitamin C 1–4 g pro Tag, Diaminooxidase (z. B. Daosin) vor den Mahlzeiten, Quercetin 500 mg und Tulsi-Tee regelmäßig (Präparate erhältlich in Apotheken und Internet); 4. Stressabbau; 5. Schlafhygiene; 6. Sanfte Bewegung

Nebennieren-Insuffizienz

- Neurostressprofil (Hormontest): Dabei werden mehrmals am Tag Proben entnommen, um das Gesamtcortisol und die Tagesrhythmik der Cortisolspiegel zu bestimmen. Ggf. ein erweiterter Test mit Adrenalin, Noradrenalin, Dopamin, Serotonin in Speichel/Urin
- Bei klinischem Verdacht: Bestimmung der Nebennieren-Autoantikörper
- Therapie-Empfehlung: 1. Optimierung des Tagesablaufs (regelmäßige Mahlzeiten, Ruhepausen, ausreichend Schlaf); 2. Stressabbau; 3. ENERGY!-Ernährung, kein Fasten; 4. Kleines Heil-ABC-der Verdauung; 5. Einnahme von Nahrungsergänzung und Adaptogenen: z. B. Ginseng, Ashwagandha, Rhodiola rosea (siehe Teil 2, Kapitel: *Sanftes Doping aus der Natur* und Teil 3, *Plan zur Heilung einer Nebennierenschwäche,* Seite 392).

Stille Entzündungen

- Labordiagnostik durch Basis-Untersuchung abgedeckt
- Therapie-Empfehlung: 1. ENERGY!-Ernährung; 2. Kleines Heil-ABC-der Verdauung, Empfehlungen zur Darmsanierung und Leberstärkung; 3. Nahrungsergänzung mit hochdosiertem Vitamin C und Algenöl; 4. Stressabbau; 5. Bewegung und Sport

Toxikologische Untersuchungen

- Toxinnachweise sind aktuell oft schwierig. Hier ist eine Diagnostik durch einen auf diesem Gebiet erfahrenen Arzt, z.B. für Umweltmedizin oder funktionelle Medizin, ratsam.
- Als Alternative zu Blut und Urindiagnostik eignet sich die Multielementanalyse (MEA) von Gewebeproben in spezialisierten Umweltlaboren (siehe Anhang: *So bleiben Sie informiert*).
- Bei entsprechender Anamnese empfiehlt sich das Screening auf Schimmelpilzbelastung. Eine Schimmelpilz-Sensibilisierung ist mittels spezifischem IgE- oder IgG-Nachweis oder durch einen Lymphozytentransformationstest (LTT) nachweisbar.
- Therapie-Empfehlung: 1. ENERGY!-Ernährung; 2. Darmsanierung über mindestens neun bis zwölf Monate und parallele Leberstärkung; 3. Sorgsame Entgiftungstherapie nach Darmsanierung (siehe Teil 2, Kapitel: *Entgiften – aber richtig*); 4. Nahrungsergänzung u.a. mit Spermidin, Vitamin C, Vitamin D, Zink, Magnesium; 5. Bei anhaltenden Beschwerden Anbindung an erfahrenen Arzt, z.B. für Umweltmedizin unter exakter Indikationsstellung und Begleitung durch Experten; 6. Bei Nachweis einer Schimmelpilzbelastung sorgsame, sachgemäße Sanierung empfohlen.

Verdauungstrakt, Störungen

- Beurteilung der Darmschleimhautbarriere: Zonulin, alpha-1-Antitrypsin im Stuhl (Zonulin im Stuhl ist deutlich aussagekräftiger als im Blutserum); sIgA im Stuhl
- Test der Darmflora: Dysbiose-Test (molekulargenetische Bestimmung der Stuhlflora)
- Therapie-Empfehlung: 1. ENERGY!-Ernährung; 2. Kleines Heil-ABC-der Verdauung, Empfehlungen zur Darmsanierung und Leberstärkung; 3. Stressabbau

Zahngesundheit

- Bei Belastung durch z.B. alte Wurzelkanalfüllungen und tote Zähne Labortest auf Thioether und Mercaptane, RANTES (Entzündungsbotenstoff) bei Verdacht auf entzündliche Herde und zur Verlaufskontrolle
- Bildgebung durch dentales Computertomogramm (dCT), stellt vor allem das Umfeld von Wurzelspitzen gut dar; digitales Volumentomogramm (DVT) ermöglicht dreidimensionale Darstellung des Kieferknochens; wichtig: erfahrener Untersucher entscheidend für die Beurteilung der Bilddiagnostik
- Therapie-Empfehlung: 1. Vorstellung bei erfahrenem Zahnarzt bzw. Kieferchirurg (Umweltzahnmedizin); 2. ENERGY!-Ernährung und Darmsanierung etwa vier bis acht Wochen vor Behandlungstermin empfohlen; 3. Mikronährstofftherapie, vor allem mit Vitamin D, Magnesium, Zink, B-Komplex, Vitamin C 1–4 g, Coenzym Q10; 4. Anregen der körpereigenen Entgiftung (siehe Teil 2, Kapitel: *Entgiften – aber richtig*).
- **Tipp:** Eine Entfernung von Amalgam sollte nur unter adäquatem Schutz erfolgen. Etwa eine Stunde vor Entfernung von Amalgam empfiehlt sich die Einnahme von Heilerde oder Chlorella-Algen[326] (»Giftstaubsauger«) in Wasser, um ggf. verschluckte Amalgampartikel abzubinden. Direkt nach Entfernung empfiehlt sich die Spülung des Mundraums mit Natriumthiosulfat (ausspucken! Bezugsquelle: Apotheke). Außerdem empfiehlt es sich, die körpereigene Entgiftung nach den ENERGY!-Empfehlungen zu fördern und die Einnahme von Chlorella-Algen (15 g täglich) für etwa vier Wochen fortzusetzen. Als Alternative zu Chlorella-Algen empfehlen sich Bio-Flohsamenschalen gemahlen, 3-mal täglich 1 TL in 250 ml Wasser.

PLAN ZUR HEILUNG EINER NEBENNIERENSCHWÄCHE

Falls Sie nach dem Selbsttest den Verdacht auf eine Nebennierenschwäche als Ursache Ihrer Energielosigkeit aufgespürt haben, empfehle ich Ihnen zusätzlich zu den Empfehlungen zur ENERGY!-Ernährung und Nahrungsergänzung (vor allem Magnesium, Zink, Vitamin C, B-Vitamine, Coenzym Q10, Omega-3-Fettsäuren sowie in den ersten Wochen auch Ginseng, Ashwangandha und Rosenwurz) diesen erprobten Heilungsplan, der Ihnen dabei hilft, Ihre Nebennierenschwäche erfolgreich zu überwinden. Sehen Sie diesen Tagesplan als grobe, flexible Grundlage, die Sie Ihren individuellen Bedürfnissen und Ihrem Alltag anpassen.

Morgens: Versuchen Sie, wann immer es geht, so lange wie möglich durchzuschlafen.

Morgenritual: Trinken Sie zwei große Gläser Wasser auf nüchternen Magen, und geben Sie einen halben Teelöffel Salz (ohne Rieselhilfen) und, falls Sie mögen, etwas Zitronensaft dazu. Führen Sie ein paar Entspannungs- und Atemübungen aus.

Frühstück: Lassen Sie kein Frühstück aus! Verzichten Sie auf raffinierte Weißmehlprodukte. Optimal ist eine Kombination aus Eiweiß und gesunden Fetten (z. B. *Doc-Fleck-Frühstück*, siehe *ENERGY!-Rezepte*, Seite 366). Verzichten Sie auf Koffein, auch auf entkoffeinierten Kaffee. Nehmen Sie Nahrungsergänzungen, vor allem Magnesium (200–300 mg), Vitamin C (500 mg – 1 g), B-Vitamine, Coenzym Q10 und Omega-3-Fette. Am Anfang empfiehlt sich die morgendliche Einnahme von Ginseng und Rosenwurz über etwa drei Monate.

Mittagessen: Essen Sie immer zu Mittag! Wählen Sie dabei ENERGY!-Kombinationen aus gesundem Eiweiß, ballaststoffreichen Salaten oder gedünstetem Gemüse, gesunde Öle, zum Beispiel Olivenöl extra vergine und etwas Algenöl, frische Kräuter und Gewürze, falls zur Hand. Auch eine kleine Portion nicht raffinierte Kohlenhydrate ist willkommen.

Kauen Sie gut! Verzichten Sie auf Espresso und Süßkram nach dem Essen. Nehmen Sie nach dem Mittagessen zusätzlich 1 g Vitamin C und das Stressmineral Magnesium (200–300 mg) ein, um das Tief am Nachmittag auszugleichen.

Snacks am Vormittag und Nachmittag: Die Heilung der Nebennieren bedarf der *regelmäßigen* Energiezufuhr über mehrere kleinere Mahlzeiten. In diesem Fall sind ausnahmsweise solche Zwischenmahlzeiten sogar indiziert. Ein gesunder Snack sollte Protein, gesundes Fett und nichtraffinierte Kohlenhydrate liefern, zum Beispiel ein Apfel oder ein anderes Stück Obst mit einer Handvoll Nüsse, Mandeln, Samen oder Kerne, Staudensellerie mit Sesam- oder Mandelmus. Essen und trinken Sie nichts zwischendurch, was eine negative Wirkung auf Ihr Energieniveau hat, egal, wie sehr es Ihnen schmeckt oder wie groß das Verlangen danach ist (z. B. Softdrinks, Diät-Cola, Süßigkeiten, Kekse, Kuchen, Chips etc.)

Abendessen: Essen Sie immer zu Abend! Verzehren Sie auch hier Protein, ballaststoffreiches Gemüse, gute Fette und ein paar hochwertige Kohlenhydrate, zum Beispiel aus Reis, Hirse, Quinoa und Kartoffeln, als Energielieferanten für die Nebennieren über Nacht. Peppen Sie Ihre Mahlzeiten mit Nüssen, Mandeln oder Kernen, Kräutern und Gewürzen auf. Nehmen Sie Ihre Nahrungsergänzungen, vor allem Magnesium (200–300 mg) und Zink (15 mg) am Abend. Am Anfang der Umstellung empfiehlt sich aus der Erfahrung die abendliche Einnahme von Rosenwurz (drei Monate) und Ashwagandha für etwa vier Wochen (siehe Teil 2, Kapitel: *Sanftes Doping aus der Natur*).

Abendritual: Erschaffen Sie sich ein schönes Abendritual: Pflegen Sie Atem- und Entspannungsübungen, führen Sie ein Tagebuch oder Dankbarkeitstagebuch, hören Sie entspannende Musik oder genießen eine abendliche Tee-Zeremonie.

Bettruhe: Versuchen Sie, nicht länger als bis 23 Uhr aufzubleiben, besser noch: um 22 Uhr zu Bett zu gehen.

Und sonst? Seien Sie positiv. Meiden Sie Energieräuber aus sozialem Umfeld und Ernährung (zuckerreiche und kohlenhydratdichte Nahrungsmittel mit starkem Blutzuckerreiz). Wenn Sie zwischendurch am Vormittag oder am Nachmittag Müdigkeit überkommt und Sie eine Gelegenheit dazu haben: Legen Sie sich kurz hin (am besten vor 15 Uhr, um den Nachtschlaf nicht negativ zu beeinflussen). Lieben Sie das, was Sie tun, und erledigen Sie Ihre Arbeit mit Hingabe und Freude. Aber seien Sie sich bewusst: Arbeit ist »gasförmig« – den Raum, den Sie Ihr geben, nimmt sie sich auch. Setzen Sie sich selbst, der »Gedanken-Kakophonie« im Kopf und unnötigen Terminen Grenzen.

NACHWORT

Es ist nicht genug, zu wissen,
man muss es auch anwenden.
Es ist nicht genug, zu wollen,
man muss es auch tun.

Johann Wolfgang von Goethe

Die Grundlage eines erfüllten Lebens sind Gesundheit und die nötige Energie, um unsere Herzensangelegenheiten auf den Weg zu bringen.

Chronischer Energiemangel ist immer ein Warnsignal des Körpers, das uns auf ein geheimnisvolles Defizit der gesunden Abläufe von Körper, Geist und Seele hinweist. Diese Defizite aufzudecken, sie auszubalancieren, nach versteckten Ursachen der gestörten Abläufe im Körper zu suchen und Ihnen wirkungsvolle Hilfe an die Hand zu geben ist eine wichtige Aufgabe dieses Buches.

Sie können die Zeit nicht zurückdrehen, aber Sie können Ihre Gesundheit in die Hand nehmen. Die gute Nachricht: Mit dem Wissen und den bewährten Heilansätzen aus *ENERGY!* halten Sie den passenden Schlüssel in den Händen, um Ihre Energie und Kontrolle über Ihre Gesundheit zurückzuerobern. Nutzen Sie diesen Schlüssel, um Ihr Leben mit neuer Energie und Begeisterung zu gestalten. Verlieren Sie nie den Blick auf sich selbst und Ihren Lebenszweck.

Für mich gibt es neben meiner Liebe zur Kreativität, zum Schreiben und zur Malerei beruflich nichts Schöneres, als Menschen zu Gesundheit zu verhelfen, für eine moderne Präventivmedizin zu kämpfen und Innovationen auf den Weg zu bringen. Ich hoffe sehr, dass *ENERGY!* viele Ärzte und Menschen in medizinischen Berufen inspiriert und auch Politiker zu einem Umdenken in unserem Gesundheitssystem motiviert. Mit diesem Buch will ich auch die Diskussion um die große Bedeutsamkeit von Ursachenforschung, ganzheitlicher Vorsorge- und Individualmedizin anregen. Sehr freue ich mich über ein Feedback.

Schieben Sie Ihren Aufbruch nicht auf. Es lohnt nicht, auf ein anderes Gesundheitssystem zu warten, das entsprechende Untersuchungen und Therapien der innovativen Ernährungs- und Präventivmedizin fördert. Legen Sie los, in Ihrem Tempo. Sie sind es sich selbst schuldig und den Menschen, die an Sie glauben, Sie schätzen und lieben.

Herzlich
Ihre

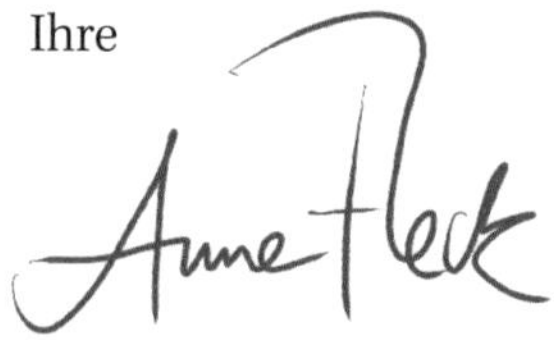

ANHANG

ANMERKUNGEN

1 Berger, M et al.: The Expanded Biology of Serotonin. Annu Rev Med. 2009; 60.

2 Lyte, M: Microbial Endocrinology in the Microbiome-Gut-Brain Axis: How Bacterial Production and Utilization of Neurochemicals Influence Behavior. Plos Pathogens. 2013; Vol. 9.11: e1003726.

Cryan, J et Dinan, TG: Mind-altering microorganisms: the impact of the gut microbiota on brain and behaviour. Nature Reviews Neuroscience. 2012; Vol. 13, 701–712.

3 Maes, M et al.: The Gut-brain Barrier in Major Depression: Intestinal Mucosal Dysfunction with An Increased Translocation of LPS from Gram Negative Enterobacteria (Leaky-Gut) Plays a Role in The Inflammatory Pathophysiology of Depression. Neuro Endocrinol Lett. 2008; 29.

4 Hawrelak, JA et Myers, SP: The Causes of Intestinal Dysbiosis. A Review. Alternative Medicine Review. 2004; 9(2): 180–197.

5 Fasano, A et Shea-Donohue, T: Mechanisms of Disease: The Role of the Intestinal Barrier Function in the Pathogenesis of Gastrointestinal Autoimmune Disease. Natur Clinical Practice: Gastroenterology and Hepatology. 2005; 2(9): 416–422.

Smith, MD et al.: Abnormal Bowel Permeability in Ankylosing Spondylitis and Rheumatoid Arthritis. J Rheumatol. 1985; 12.

6 Gibson, RJ et Bowen, JM: Biomarkers of Regimen-related Mucosal Injury. Cancer Treat Rev. 2011; 60.

7 Sturgeon, C et Fasano, A: Zonulin, a regulator of epithelial and endothelial barrier functions, and its involvement in chronic inflammatory diseases. Tissue Barriers. 2016; Oct 21;4(4).

8 Ometto, F et al.: Calprotectin in rheumatic diseases. Exp Biol Med (Maywood). 2017; Apr; 242(8): 859–873.

9 Ayling, RM et Kok, K: Fecal Calprotectin. Adv Clin Chem. 2018; 87: 161–190.

10 Schofield, WB et Palm, NW: Gut Microbiota: IgA Protects the Pioneers. Curr Biol. 2018; Sep 24;28(18): 1 117–1 119.

11 Maes M et al.: Increased IgA Responses to the LPS of Commensal Bacteria Is Associated with Inflammation and Activation of Cell-mediated Immunity in Chronic Fatigue Syndrome. J Affect Disord. 2012; 136.

12 Medzihtov R: Origin and Physiological Roles of Inflammation. Nature. 2008; 454.

13 Egger, G et Dixon, J: Inflammatory Effects of Nutritional Stimuli: Further Support for the Need for a Big Picture Approach to Tackling Obesity and Chronic Disease. Obes Rev. 2010; 11.

14 Levine, B et Kroemer, G: Biological Functions of Autophagy Genes: A Disease Perspective. Cell. 2019; Jan 10; 176(1–2): 11–42.

15 Galland, L: Diet and inflammation. Nutr Clin Pract. 2010; Dec. 25(6): 634–40.

16 Egger, G et Dixon, J: Non-Nutrient Causes of Low-grade, Systemic Inflammation: Support for a ›Canary in the Mineshaft‹ View of Obesity in Chronic Disease. Obes Rev. 2011; 12.

17 Morris, G et al.: Central pathways causing fatigue in neuro-inflammatory and autoimmune illnesses. BMC Med. 2015; Feb 6; 13:28.

18 Maes, M et al.: Increased IgA Responses to the LPS of Commensal Bacteria Is Associated with Inflammation and Activation of Cell-mediated Immunity in Chronic Fatigue Syndrome. J Affect Disord. 2012; 136.

19 Abu-Shakra, M et al.: The Mosaic of Autoimmunity: Hormonal and Environmental Factors Involved in Autoimmune Disease. Israel Medical Association Journal. 2008; 10(1): 8–12.

20 Wu, Q et al.: Low Population Selenium Status is associated with Increased Prevalence of Thyroid Disease. Journal of Clinical Endocrinology and Metabolism. 2015; 100 (11): 4037–4047.
Sanna, A et al.: Zinc Status and Autoimmunity: A Systematic Review and Meta-Analysis. Nutrients. 2018; Jan 11;10(1): 68.

21 Fasano, A et Shea-Donohue, T: Mechanisms of Disease: The Role of the Intestinal Barrier Function in the Pathogenesis of Gastrointestinal Autoimmune Disease. Natur Clinical Practice: Gastroenterology and Hepatology. 2005; 2(9): 416–422.

22 Shivaraj, G et al.: Thyroid function tests: a review. European Review of Medical and Pharmacological Sciences. 2009; 13: 341–349.

23 Diana, T et al.: Prevalence and clinical relevance of thyroid stimulating hormone receptor-blocking antibodies in autoimmune thyroid disease. Clin Exp Immunol. 2017; (9) 189(3): 304–309.

24 Ragusa, F et al.: Hashimotos' thyroiditis: Epidemiology, pathogenesis, clinic and therapy. Best Pract Res Clin Endocrinol Metab. 2019; Dec 33(6): 101367.

25 Bennani, HN et al.: Treatment of refractory myasthenia gravis by double-filtration plasmapheresis and rituximab: A case series of nine patients and literature review. J Clin Apher. 2020; Dec 21. doi: 10.1002/jca.21868.
Jambon, F et al.: Efficacy of plasmapheresis and semi-selective immunoadsorption for removal of anti-HLA antibodies. J Clin Apher. 2020; Nov 30. doi: 10.1002/jca.21858.

26 Ochoa-Repáraz, J et al.: The Gut Microbiome and Multiple Sclerosis. Cold Spring Harb Perspect Med. 2018; Jun 1; 8(6): a 029017. doi: 10.1101/cshperspect.a029017.

27 Etemadifar, M et al.: Soil heavy metals are associated with the distribution of multiple sclerosis in Isfahan, Iran. Acta Neurol Scand. 2016 Oct; 134(4): 292–9.
Hachim, MY et al.: The Beneficial and Debilitating Effects of Environmental and Microbial Toxins, Drugs, Organic Solvents and Heavy Metals on the Onset and Progression of Multiple Sclerosis. Toxins (Basel). 2019 Mar 5; 11(3): 147.

28 Ludvigsson, J: Diagnostics of type 1 diabetes must be improved]. Lakartidningen. 2018; Jan 26; 115.

[29] https://www.deutsche-diabetes-gesellschaft.de/fileadmin/user_upload/05_Behandlung/01_Leitlinien/Evidenzbasierte_Leitlinien/2018/S3-LL-Therapie-Typ-1-Diabetes-Auflage-2-Langfassung-09042018.pdf. Abruf 07.12.2020.

[30] Haak, T et al.: Therapy of Type 1 Diabetes. Exp Clin Endocrinol Diabetes. 2019; Dec. 127(S 01): 27–38.

[31] Katz, P: Causes and consequences of fatigue in rheumatoid arthritis. Curr Opin Rheumatol. 2017; May; 29(3): 269–276.

[32] Fasano, A: Leaky gut and autoimmune diseases. Clin Rev Allergy Immunol. 2012; Feb;42(1): 71–8.

[33] Kay, J et Upchurch, KS: ACR/EULAR 2010 rheumatoid arthritis classification criteria. Rheumatology (Oxford). 2012; Dec; 51 Suppl 6: vi5–9.

[34] Arbuckle, MR et al.: Development of Autoantibodies before the Clinical Onset of Systemic Lupus Erythematodes. New England Journal of Medicine. 2003; 349, 16. (10): 1526–1533.

[35] Ebd.

[36] De Molon, RS et al.: Linkage of Periodontitis and Rheumatoid Arthritis: Current Evidence and Potential Biological Interactions. Int J Mol Sci. 2019; Sep 13; 20(18): 4541.

[37] Lebwohl, B et al.: Coeliac disease. Lancet. 2018; Jan 6; 391(10115): 70–81.

[38] Claßen, M: Hafer bei Zöliakie wohl unbedenklich. Fortschr Med. 2018; Sep; 160(16): 33.

[39] Thompson, T: Gluten Contamination of Commercial Oat Products in the United States. New England Journal of Medicine. 2004; 351, 19, (11): 2021–2022.

[40] Leffler, DA et al.: Extraintestinal manifestations of coeliac disease. Nat Rev Gastroenterol Hepatol. 2015; Oct; 12(10): 561–71.

[41] Al-Toma, A et al.: European Society for the Study of Coeliac Disease (ESsCD) guideline for coeliac disease and other gluten-related disorders. United European Gastroenterol J. 2019; Jun; 7(5): 583–613.

[42] Schiepatti, A et al.: Seronegative coeliac disease: clearing the diagnostic dilemma. Curr Opin Gastroenterol. 2018; May; 34(3): 154–158.

[43] Carroccio, A et al.: Self-Reported Non-Celiac Wheat Sensitivity in High School Students: Demographic and Clinical Characteristics. Nutrients. 2017; Jul 19;9(7): 771. doi: 10.3390/nu9070771.

[44] Leonard, MM et al.: Celiac Disease and Nonceliac Gluten Sensitivity: A Review. JAMA. 2017; Aug 15; 318(7): 647–656.

[45] Cardoso-Silva, D et al.: Intestinal Barrier Function in Gluten-Related Disorders. Nutrients. 2019; Oct 1; 11(10): 2325.

[46] Biagi, F et al.: A Milligram of Gluten a Day Keeps the Mucosal Recovery Away. A Case Report. Nutrition Reviews. 2004; 62 (9): 360–363.

[47] Duntas, LH: Does Celiac Disease Trigger Autoimmune Thyreoiditis? Nature Reviews: Endocrinology. 2009; (5) no. 4: 190–191.

[48] Naseri, H et al.: Evaluating the relationship between dietary intake with inflammatory factors, lipid profile and clinical symptoms in patients with rheumatoid arthritis. Clin Nutr ESPEN. 2020; Dec; 40: 138–143. doi: 10.1016/j.clnesp.2020.09.215. Epub 2020 Oct 20.

[49] De Kloet, ER et al.: Stress and the Brain: From Adaption to Disease. Nat Rev Neurosci. 2005; 6.

[50] Chrousos, GP: Stress and Disorders of the Stress System. Nat Rev Endocrinol. 2009; 5.

[51] Rohleder, N et al.: Hypocortisolism and Increased Glucocorticoid Sensitivity of Pro-Inflammatory Cytokine Production in Bosnian War Refugees with Posttraumatic Stress Disorder. Biological Psychiatry. 2004; 55(7): 745–751.

[52] Glaser, R: Stress-associated Immune Dysregulation and its Importance for Human Health: A Personal History of Psychoneuroimmunology. Brain, Behav and Immun. 2005; 19: 3–11.

[53] Gárate, I et al.: Stress-induced Neuroinflammation. Role of Tole-like-Receptor-4-Pathway. Biol Psychiatry 2013; 73.

[54] Furth, A et Harding, J: Why Sugar is Bad for You. New Scientist. 1989; Sept 23; 44.
Yudkin, J: Sweet and Dangerous. 1974; Bantam Books. 129.
Donnini, D et al.: Glucose May Induce Cell Death through a Free Radical-Mediated Mechanism. Biochemical and Biophysical Research Communications. 1996; 219 (2): 412–417.

[55] Gallo, M et al.: Relationships between food and diseases: What to know to ensure food safety. Food Res Int. 2020; Nov; 137: 109414. doi: 10.1016/j.foodres.2020.109414. Epub 2020 Jun 9.

[56] Milan, AM: Comparison of the impact of bovine milk beta-casein variants on digestive comfort in females self-reporting dairy intolerance: a randomized controlled trial. Am J Clin Nutr. 2020; Jan 1; 111(1): 149–160. doi: 10.1093/ajcn/nqz279.

[57] Mishra, SP et al.: New horizons in microbiota and metabolic health research. J Clin Endocrinol Metab. 2020; Oct 31: dgaa769. doi: 10.1210/clinem/dgaa769. Online ahead of print.

[58] Pruimboom, L et de Punder, K: The opioid effects of gluten exorphins: asymptomatic celiac disease. J Health Popul Nutr. 2015; Nov 24; 33:24. doi: 10.1186/s41043-015-0032-y.

[59] Grand, E: Food Allergies and Migraine. Lancet. 1979; 1 no 8123 (5): 955–959.

[60] Kleine-Tebbe, J et al.: Nahrungsmittelallergie und -unverträglichkeit: Bewährte statt nicht evaluierte Diagnostik. Dtsch Arztebl. 2005; 102(27): A-1965 / B-1660 / C-1564.

[61] Frieling, T et al.: Evidence for mast cell activation in patients with therapy-resistant irritable bowelsyndrome. Z Gastroenterol. 2011; 49: 191–194.

[62] Lucas, HJ et al.: Fibromyalgia – new concepts of pathogenesis and treatment. Int J Immunopathol Pharmacol. 2006; 19: 5–9.

[63] Afrin, LB: Never Bet against Occam. Mast Cell Activation Disease and the Modern Epidemics of Chronic Illness and Medical Complexity. 2016; Sisters Media LLC.

[64] Molderings, GJ et al.: Systemische Mastzellaktivierungserkrankung: Ein praxisorientierter Leitfaden zu Diagnostik und Therapie. Dtsch Med Wochenschr. 2014; 1390: 1523–1538. doi 10.1055/s-0034-1370055. Online Publikation: 06.05.2014.

[65] Unter www.mastcellresearch.com weitere Informationen zur aktuellen Forschung. Abruf 07.12.2020.

[66] Hamilton, MJ et al.: Mast cell activation syndrome: A newly recognized disorder with systemic clinical manifestations. J Allergy Clin Immunol 2011; 128: 147–152.

[67] Afrin, L: Presentation, diagnosis, and management of mast cell activation syndrome. In: Mast Cells: Phenotypic features, biological functions, and role in immunity. Happauge, NY, Nova Science Publishers. 2013; 155–231.

[68] Frieling, T et al.: Das Reizdarmsyndrom – eine Fehlbezeichnung? Z Gastroenterol. 2011; 49: 577–578.

[69] Blanco, I et al.: Abnormal overexpression of mastocytes in skin biopsies of fibromyalgia patients. Clin Rheumatol. 2010; 29: 1403–1412.

[70] Yeom, JS et al.: Relationship between headache and mucosal mast cells in pediatric Helicobacter pylori-negative functional dyspepsia. Cephalalgia. 2013; 33: 323–329.

[71] Liu, R et al.: Mast cell-mediated hypersensitivity to fluoroquinolone is MRGPRX2 Dependent. International Immunopharmacology. 2019; Volume 70, (5): 417–427.

[72] Hengartner, MO: The Biochemistry of Apoptosis. Nature. 2000; 407 (6805): 770–776.

[73] Joza, N et al.: Essential Role of the Mitochondrial Apoptosis-Inducing Factor in Programmed Cell Death. Nature. 2001; (3); 410 (6828): 549–554.

[74] Mihyll, S et al.: Chronic Fatigue Syndrome and Mitochondrial Dysfunction. Int J Clin Exp Med. 2009; 1–16.

[75] Duchen, MR: Mitochondria in Health and Disease: Perspectives on a New Mitochondrial Biology. Mol Aspects Med. 2004; 25: 365–451.

[76] Vitamin B12 enthält Kobalt und dient deshalb als Abwehrrakete gegen nitrosativen Stress. Ein Vitamin-B-12-Mangel ist daher auch immer ein versteckter Hinweis auf nitrosativen Stress.

[77] Kuklinski, B: Das HWS Trauma. 2006, Aurum Verlag.

[78] Ebd.

[79] Ebd.

[80] Kuklinski, B: Mitochondrien. Symptome, Diagnose und Therapie. 2016, Aurum Verlag.

[81] Lagouge, M et Larsson NG: The Role of Mitochondrial DNA Mutations and Free Radicals in Disease and Ageing. J Intern Med. 2013; Jun; 273, (6): 529–543.

[82] Smith, RA et al.: Mitochondria-Targeted Antioxidants in the Treatment of Disease. Ann NY Acad Sci. 2008; (12); 1147: 105–111.

83 Kuklinski, B et van Lunteren, I: Gesünder mit Mikronährstoffen. 8. Auflage 2017, Aurum Verlag.

84 Lane, N: Power, Sex, Suicide. Mitochondria and the Meaning of Life. 2005, Oxford University Press.

85 Als vertiefende Literatur empfiehlt sich Gröber, U: Arzneimittel und Mikronährstoffe, Medikationsorientierte Supplementierung. 2018, 4. Auflage, Wissenschaftliche Verlagsgesellschaft Stuttgart.

86 Maggini, S et al.: Immune Function and Micronutrient Requirements Change over the Life Course. Nutrients. 2018; Oct 17; 10(10): 1531. doi: 10.3390/nu10101531.

87 https://www.wwf.de/2021/januar/mythos-mikroplastik.

88 Ramanjuk, A et al.: The Role of Heavy Metal Salts in Pathological Biomineralization of Breast Cancer Tissue. Adv Clin Exp Med. 2016; Sep-Oct; 25(5): 907–910.
Khanjani, N et al.: Arsenic and breast cancer: a systematic review of epidemiologic studies. Rev Environ Health. 2017; Sep 26; 32(3): 267–277.
Byrne, C et al.: Metals and breast cancer. J Mammary Gland Biol Neoplasia. 2013; Mar; 18(1): 63–73.
Wang, Y et al.: Long-term cadmium exposure promoted breast cancer cell migration and invasion by up-regulating TGIF. Ecotoxicol Environ Saf. 2019; Jul 15; 175: 110–117.

89 Branca, JJV et al.: Cadmium-induced neurotoxicity: still much ado. Neural Regen Res. 2018; Nov; 13(11): 1879–1882.
Movahedian, A et al.: Serum Mercury Level and Multiple Sclerosis. Biological Trace Elem Res. 2012; 146: 150–153.
Aliomrani, M et al.: Correlation between heavy metal exposure and GSTM1 polymorphism in Iranian multiple sclerosis patients. Neurol Sci. 2017; Jul; 38(7): 1271–1278.
Dehghanifiroozabadi, M et al.: Blood lead levels and multiple sclerosis: A case-control study. Mult Scler Relat Disord. 2019; Jan; 27: 151–155.

90 Fournié, GJ et al.: Induction of Autoimmunity through bystander Effects: lessons from Immunological Disorders induced by Heavy Metals. J Autoimmun. 2001; 16: 319–326.

91 Gallagher, CM et Meliker, JR: Mercury and Thyroid Autoantibodies in US Women. NHANES 2007–2008. Environ Int. 2012; 40: 39–43.

92 Mutter, J: Lass dich nicht vergiften. 2012, 9. Auflage, Gräfe & Unzer.

93 https://www.bfr.bund.de/de/fragen_und_antworten_zu_arsengehalten_in_reis_und_reisprodukten-194346.html. Abruf 07.12.2020.

94 https://www.bfr.bund.de/de/suche.html?search%5Bquery%5D=BLEI. Abruf 07.12.2020.

[95] Mirza, A et al.: Aluminium in brain tissue in familial Alzheimer's disease. J Trace Elem Med Biol. 2017; Mar; 40:30–36. doi: 10.1016/j.jtemb.2016.12.001. Epub 2016 Dec 9.

Huat, TJ et al.: Metal Toxicity Links to Alzheimer's Disease and Neuroinflammation. J Mol Biol. 2019; Apr 19; 431(9): 1843–1868. doi: 10.1016/j.jmb.2019.01.018. Epub 2019 Jan 18.

[96] Swandulla, D et al.: Bisphenol A inhibits voltage-activated Ca2+ Channels in vitro: Mechanisms and Structural Requirements. Molecular Pharmacology. 2013; (b) 83 (2). doi: 10.1124/.mol.112.081372.

[97] De Coster, S et van Larebeke, N: Endocrine-Disrupting Chemicals: associated Disorders and Mechanisms of Action. J Environ Public Health. 2012; 713696. Epub 6. Sept; 2012.

Graceli, JB et al.: The impact of endocrine-disrupting chemical exposure in the mammalian hypothalamic-pituitary axis. Mol Cell Endocrinol. 2020; Dec 1; 518: 110997. doi: 10.1016/j.mce.2020.110997. Epub 2020 Aug 22.

[98] Sabino, R et al.: The role of occupational Aspergillus exposure in the development of diseases. Med Mycol. 2019; Apr 1; 57(Supplement_2): 196–205. doi: 10.1093/mmy/myy090.

[99] Degen, GH: Mycotoxins in food: Occurrence, importance and health risk. Bundesgesundheitsblatt Gesundheitsforschung Gesundheitsschutz. 2017; Jul; 60(7): 745–756. doi: 10.1007/s00103-017-2560-7.

[100] Grehn, C et al.: Urban Life as Risk Factor for Aspergillosis. Front Cell Infect Microbiol. 2020; Nov 2; 10: 601834. doi: 10.3389/fcimb.2020.601834. eCollection 2020.

[101] Choi, MA et al.: Identification and Characterization of Fungi Contaminated in the Built-In Furniture of an Apartment Home. Mycobiology. 2019; Dec 26; 47(4): 430–440. doi: 10.1080/12298093.2019.1703529.

[102] Reich et Schiffner, 1999, aus Artikel: https://www.zm-online.de/archiv/2016/24/zahnmedizin/stoffwechsel-und-toxizitaet-von-fluorid/seite/alle. Abruf 07.12.2020.

[103] http://www.fluoridealert.org/faq. Abruf 07.12.2020.

[104] Pontigo-Loyola, A et al.: Dental Fluorosis in 12- and 15-Year Olds at High Altitudes in Above-Optimal Fluorated Communities in Mexico. Journal of Public Health Dentistry. 2008; 68(3): 163–166.

[105] Nabrzyski, M et Gajewska, R: Aluminium and Fluorid in Hospital Daily Diets and in Teas. Z Lebensm Unters Forsch. 1995; 201(4): 307–310.

[106] Graf, K: Störfeld Zahn. Der Einfluss von Zähnen und zahnärztlichen Werkstoffen auf die Gesundheit. 2010, Urban & Fischer Elsevier.

[107] von Baehr, V et al.: Histologie und Immunologie der kavitätenbildenden Osteolysen des Kieferknochens. 2015, 1. Auflage, MDV Maristen Druck und Verlag.

Lechner, J: Kavitätenbildende Osteolysen des Kieferknochens. 2011, 1. Auflage, MDV Maristen Druck und Verlag.

[108] https://www.imd-berlin.de/spezielle-kompetenzen/zahnmedizin/belastung-mit-metallen.html. Abruf 07.12.2020.
Zimmer, H et al.: Determination of mercury in blood, urine and saliva for the biological monitoring of an exposure from amalgam fillings in a group with self-reported adverse health effects. Int. J. Envirom Health. 2002; 205(3): 205–211.

[109] Vázquez, M et al.: In vitro evaluation of inorganic mercury and methylmercury effects on the intestinal epithelium permeability. Food Chem Toxicol. 2014; Dec; 74:349–59. doi: 10.1016/j.fct.2014.10.022. PMID: 25445761.
Assefa, S et Köhler, G: Intestinal Microbiome and Metal Toxicity. Curr Opin Toxicol. 2020; Feb; 19:21–27. doi: 10.1016/j.cotox.2019.09.009. Epub 2019 Sep 30. PMID: 32864518.

[110] Ajith, TA et al.: Effect of palladium α-lipoic acid complex on energy in the brain mitochondria of aged rats. Altern Ther Health Med. 2014; May-Jun; 20(3): 27–35. PMID: 24755568.

[111] Weingart, D et al.: Titanium Deposition in Regional Lymph Nodes After Insertion of Titanium Screw Implants in Maxillofacial Region. International Journal of Oral and Maxillofacial Surgery. 1994; 23: 6,2: 450–452.

[112] FDA. US Food and Drug Administration. Center of Devices and Radiological Health. Biological Response to Metal Implants, September 2019.

[113] Ebd.

[114] Graf, K: Störfeld Zahn. Der Einfluss von Zähnen und zahnärztlichen Werkstoffen auf die Gesundheit. 2010, Urban & Fischer Elsevier.

[115] Claesson, R et al.: Production of Volatile Sulfur Compounds by Various Fusobacterium Species. Oral Microbiol Immuno. 1990; 5: 137–142.
Langendijk, PS et al.: Sulfate-Reducing Bacteria in Association with Huma Periodontitis. J Clin Periodontol. 2000; 27(12): 943–950.

[116] Lechner, J: Kavitätenbildende Osteolysen des Kieferknochens. 2011, MDV Maristen & Verlag.

[117] Mori, F et al.: RANTES correlates with inflammatory activity and synaptic excitability in multiple sclerosis. Mult Scler. 2016; Oct; 22(11): 1405–1412. doi: 10.1177/1352458515621796. Epub 2016 Jan 5.

[118] Agere, SA et al.: RANTES/CCL5 Induces Collagen Degradation by Activating MMP-1 and MMP-13 Expression in Human Rheumatoid Arthritis Synovial Fibroblasts. Front Immunol. 2017; Oct 18; 8: 1341. doi: 10.3389/fimmu.2017.01341. eCollection 2017.
Pavkova Goldbergova, M et al.: RANTES, MCP-1 chemokines and factors describing rheumatoid arthritis. Mol Immunol. 2012; Oct; 52(3–4): 273–8. doi: 10.1016/j.molimm.2012.06.006. Epub 2012 Jun 29.

[119] Fonk, I: Darmparasitose, die zentrale Immunstörung. 2000, Medizinisch Literarische Verlagsgesellschaft.
Theel, ES et Pritt, BS: Parasites. Microbiol Spectr. 2016; Aug; 4(4). doi: 10.1128/microbiolspec.DMIH2-0013-2015.

[120] https://www.who.int. Abruf 07.12.2020.

[121] Theel, ES et Pritt, BS: Parasites. Microbiol Spectr. 2016; Aug; 4(4). doi: 10.1128/microbiolspec.DMIH2-0013-2015.

[122] https://www.who.int. Abruf 07.12.2020.

[123] https://www.aerzteblatt.de/archiv/208347/Toxoplasmose-in-Deutschland. Abruf 07.12.2020.

[124] Ein faszinierendes altes Lehrbuch: Medizinische Praxis. Sammlung für Ärztliche Fortbildung. Herausgeber: Fromme, A et al. Band 39: Klinik Parasitäre Erkrankungen von Prof. Dr, René Schubert und Dr. Herbert Fischer. 1959, Dr. Dietrich Steinkopff Verlag.

[125] Montoya, JM et Liesenfeld, O: Toxoplasmosis. Lancet. 2004; 363: 1965–1976.

[126] Flegr, J et al.: Toxoplasmosis – A Global Threat. Correlation of Latent Toxoplasmosis with Specific Disease Burden in a Set of 88 Countries. PloS One. 2014; Mar 24; 9(3): e90203. doi: 10.1371/journal.pone.0090203. eCollection 2014.

[127] Flegr, J et Escudero, DQ: Impaired Health Status and Increased Incidence of Diseases in Toxoplasma-seropositiv Subjects – an explorative Cross-Sectional Study. Parasitology. 2016; 143: 1974–1989.

[128] Watts, E et al.: Novel Approach Reveal that Toxoplasma gondii Bradyzoites within Tissue Cysts are Dynamic and Replicatin Entities in Vivo. Microbiology, Immunology and Molecular Genetics Faculty Publications. 2015; Paper 67.

[129] Auf der Straße, U: Das Toxoplasmose Handbuch. Ein Parasit täuscht die Medizin und macht uns krank – Toxoplasma gondii erkennen und behandeln. 2019; 2. Auflage, BoD.

[130] Ho-Yen, DO et al.: Use of Polymerase Chain Reaction to Detect Toxoplasma gondii in Human Blood Samples. J Clin Pathol. 1992; 45: 910–913.

[131] Auf der Straße, U: Das Toxoplasmose Handbuch. Ein Parasit täuscht die Medizin und macht uns krank – Toxoplasma gondii erkennen und behandeln 2019; 2. Auflage, BoD; 54–59.

[132] Weiss, L et Dubey, JP: Toxoplasmosis: A history of Clinical Observation. Int J Parasitol. 2009; Jul 1: 39(8): 895–901.

[133] Nowalk, A et Green, M: Epstein-Barr Virus. Microbiol Spectr. 2016; Jun; 4(3). doi: 10.1128/microbiolspec.DMIH2-0011-2015.

[134] Toussirot, E et Roudier, J: Epstein-Barr-Virus in Autoimmune Diseases. Best Pract Res Cl Rh. 2008; 22(5): 883–896.

[135] https://www.aerzteblatt.de/nachrichten/77972/Epstein-Barr-Virus-erhoeht-MS-Risiko-in-allen-Ethnien. Abruf 07.12.2020.

[136] https://www.aerzteblatt.de/nachrichten/93550/Epstein-Barr-Virus-schaltet-Risikogene-fuer-Autoimmunerkrankungen-an. Abruf 07.12.2020.

[137] Pender, MP: Review Article: CD8+ T-Cell-Deficiency; Epstein-Barr-Virus Infection, Vitamin D Deficiency and Steps to Autoimmunity: A unifying Hypothesis. Autoimmune Dis. 2012; doi: 10.1155/2012/189096.

Balandraud, N et al.: Epstein-Barr-Virus and Rheumatoid Arthritis. Autoimmunity Rev. 2004; 3: 362–367.

Zivadinov R et al.: Epstein-Barr virus is associated with grey matter atrophy in multiple sclerosis. J Neurol Neurosurg Psychiatry. 2009; Jun; 80(6): 620–5. doi: 10.1136/jnnp.2008.154906. Epub 2009 Jan 23.

Toussirot, E et Roudier, J: Epstein-Barr-Virus in Autoimmune Diseases. Best Pract Res Cl Rh. 2008; 22(5): 883–896.

[138] https://link.springer.com/article/10.1007/s15006-016-8556-7.

[139] Reinke, H et Asher, G: Crosstalk between metabolism and circadian clocks. Nat Rev Mol Cell Biol. 2019; Apr; 20(4): 227–241. doi: 10.1038/s41580-018-0096-9. PMID: 30635659 Review.

[140] Evans, JA: Collective timekeeping among cells of the master circadian clock. Endocrinol. 2016; Jul;230(1): R27–49. doi: 10.1530/JOE-16-0054. Epub 2016 May 6.

[141] Dong, D et al.: Circadian rhythm in pharmacokinetics and its relevance to chronotherapy. Biochem Pharmacol. 2020; Aug; 178: 114045. doi: 10.1016/j.bcp.2020.114045. Epub 2020 May 22.

[142] Potter, GD et al.: Nutrition and the circadian system. Br J Nutr. 2016; Aug; 116(3): 434–42. doi: 10.1017/S0007114516002117. Epub 2016 May 25.

[143] Vitale, JA et Weydahl, A: Chronotype, Physical Activity, and Sport Performance: A Systematic Review. Sports Med. 2017; Sep; 47(9): 1859–1868. doi: 10.1007/s40279-017-0741-z.

[144] Firsov, D et Bonny, O: Circadian rhythms and the kidney. Nat Rev Nephrol. 2018; Oct; 14(10): 626–635. doi: 10.1038/s41581-018-00489. PMID: 30143787 Review.

[145] Amaral, FGD et Cipolla-Neto, J: A brief review about melatonin, a pineal hormone. Arch Endocrinol Metab. 2018; Aug; 62(4): 472–479. doi: 10.20945/2359-3997000000066.

[146] De Cabo, R et Mattson, MP: Effects of Intermittent Fasting on Health, Aging, and Disease. MP N Engl J Med. 2019; Dec 26; 381(26): 2541–2551. doi: 10.1056/NEJMra1905136.

[147] Ichimiya, T et al.: Autophagy and Autophagy-Related Diseases: A Review. Int J Mol Sci. 2020; Nov 26; 21(23): E8974. doi: 10.3390/ijms21238974.

[148] Madeo, F et al.: Spermidine in health and disease. Science. 2018; Jan 26; 359(6374): eaan2788. doi: 10.1126/science.aan2788.

[149] Cipolla-Neto, J et Amaral, FGD: Melatonin as a Hormone: New Physiological and Clinical Insights. Endocr Rev. 2018; Dec 1; 39(6): 990–1028. doi: 10.1210/er.2018-00084.

[150] Potter, GD et al.: Nutrition and the circadian system. Br J Nutr. 2016; Aug; 116(3): 434–42. doi: 10.1017/S0007114516002117. Epub 2016 May 25.

[151] Myung, J et al.: The Kidney Clock Contributes to Timekeeping by the Master Circadian Clock. Int J Mol Sci. 2019; Jun 5; 20(11): 2765. doi: 10.3390/ijms20112765.

[152] Vitale, JA et Weydahl, A: Chronotype, Physical Activity, and Sport Performance: A Systematic Review. Sports Med. 2017; Sep; 47(9): 1859–1868. doi: 10.1007/s40279-017-0741-z.

[153] Witasek, A: Lehrbuch der F.X. Mayr-Medizin; 2019, Springer Verlag.

[154] Trefts, E et al.: The liver. Curr Biol. 2017; Nov 6; 27(21): R1147-R1151. doi: 10.1016/j.cub.2017.09.019.

[155] Sen, S et al.: Ultradian feeding in mice not only affects the peripheral clock in the liver, but also the master clock in the brain. Chronobiol Int. 2017; 34(1): 17–36. doi: 10.1080/07420528.2016.1231689. Epub 2016 Sep 26.

[156] https://www.aerztezeitung.de/Medizin/Das-Risiko-fuer-einen-Asthma-Anfall-ist-nachts-am-hoechsten-392975.html. Abruf 07.12.2020.

[157] Aus meiner Familientradition bin ich seit meiner Kindheit mit der Kneipp-Medizin vertraut. Sie wurde von dem Naturheilkundler und Priester Sebastian Kneipp (1821–1897) begründet. Kneipp kannte meinen Urgroßvater Karl und hat ihn von einem Lungenleiden geheilt. Er war sogar bei meinem Urgroßvater als Gast im Hause und infizierte die ganze Familie mit der Begeisterung über die Heilkraft der Natur. Mein Urgroßvater hat in meiner Heimat die Kneipp-Bewegung mit auf den Weg gebracht. Ich würde mir wünschen, dass dieser bewährte und etwas vergessene Zweig der Naturmedizin wieder aufblüht. Weil ich die Kneipp-Medizin so wertschätze, fließen viele ihrer Anwendungen in meine Heilmethode ein.

[158] Locher, C et Pforr, C: The legacy of Sebastian Kneipp: linking wellness, naturopathic, and allopathic medicine. J Altern Complement Med. 2014; Jul;20(7): 521–6. doi: 10.1089/acm.2013.0423. Epub 2014 Apr 28.

[159] Flanagan, A et al.: Chrono-nutrition: from molecular and neuronal mechanisms to human epidemiology and timed feeding patterns. J Neurochem. 2020; Nov 22. doi: 10.1111/jnc.15246.

[160] Wenn Sie das Thema »versteckter, emotionaler Hunger« vertiefen wollen, empfehle ich Ihnen als weiterführende Literatur das Buch *Schlank! und gesund mit der Doc Fleck Methode*. Darin gehe ich detailliert auf die verschiedenen Arten des Hungers ein (Magen-, Augen-, Nasen-, Mund-, Herzenshunger) und gebe umfassende verhaltenstherapeutische Strategien an die Hand, mit denen Sie Ihr Essverhalten erfolgreich umprogrammieren können.

[161] Paoli, A et al.: The Influence of Meal Frequency and Timing on Health in Humans: The Role of Fasting. Nutrients. 2019; Mar 28; 11(4):719. doi: 10.3390/nu11040719.

[162] D'Anci, KE: Hydration and Brain Function. Diet, Brain, Behavior: Practical Implications. 2012.

[163] Esch, T et Stefano, GB: The Neurobiology of Stress Management. Neuro Endocrinol Lett. 2012; 31.

[164] Olzewski, PK et al.: Oxytocin as Feeding Inhibitor: Maintaining Homeostasis in Consummatory Behavior. Pharmacol Biochem Behav. 2010; 97.

[165] Valeix, M et al.: Interference Competition and Temporal Niche Shifts: Elephants and Herbivore Communities at Waterholes. Oecologia. 2007; 153.

[166] Ebd.

[167] Petersson, M et al.: Oxytocin Decreases Corticosterone and Nociception an Increases Motor Activity in OVX Rats. Maturitas. 2005; 51.

[168] Olzewski, PK et al.: Oxytocin as Feeding Inhibitor: Maintaining Homeostasis in Consummatory Behavior. Pharmacol Biochem Behav. 2010; 97.

[169] Volkert, D et al.: ESPEN guideline on clinical nutrition and hydration in geriatrics. Clin Nutr. 2019; Feb; 38(1): 10–47. doi: 10.1016/j.clnu.2018.05.024. Epub 2018 Jun 18.

[170] Jagannath, A et al.: The genetics of circadian rhythms, sleep and health. Hum Mol Genet. 2017; Oct 1; 26(R2): R128-R138. doi: 10.1093/hmg/ddx240.

[171] Jessen, NA et al.: The Glymphatic System: A Beginner's Guide. Neurochem Res. 2015; Dec; 40(12): 2583–99. doi: 10.1007/s11064-015-1581-6. Epub 2015 May 7.

[172] Rasmussen, MK et al.: The glymphatic pathway in neurological disorders. Lancet Neurol. 2018; Nov; 17(11): 1016–1024. doi: 10.1016/S1474-4422(18)30318-1.

[173] Beurer Schlafatlas, 2017. www.schlafatlas.de. Abruf 07.12.2020.

[174] Walker, M: Das große Buch vom Schlaf. 2018, 2. Auflage, Goldmann Verlag.

[175] Jniene, A et al.: Perception of Sleep Disturbances due to Bedtime Use of Blue Light-Emitting Devices and Its Impact on Habits and Sleep Quality among Young Medical Students. Biomed Res Int. 2019; Dec 24; 2019: 7012350. doi: 10.1155/2019/7012350. eCollection 2019.

[176] Walker, M: Das große Buch vom Schlaf. 2018, 2. Auflage, Goldmann Verlag.

[177] Esaki, Y et al.: Wearing blue light-blocking glasses in the evening advances circadian rhythms in the patients with delayed sleep phase disorder: An open-label trial. Chronobiol Int. 2016; 33(8): 1037–44. doi: 10.1080/07420528.2016.1194289. Epub 2016 Jun 20.

[178] Nagai, N et al.: Suppression of Blue Light at Night Ameliorates Metabolic Abnormalities by Controlling Circadian Rhythms. Invest Ophthalmol Vis Sci. 2019; Sep 3; 60(12): 3786–3793. doi: 10.1167/iovs.19-27195.

[179] Yuan, L et al.: Chronobiology – 2017 Nobel Prize in Physiology or Medicine. 2018; Jan 20; 40(1): 1–11. doi: 10.16288/j.yczz.17-397.

[180] Voigt, RM et al.: Circadian Rhythm and the Gut Microbiome. Int Rev Neurobiol. 2016; 131: 193–205. doi: 10.1016/bs.irn.2016.07.002. Epub 2016 Sep 6.
Kantermann, T et al.: Fibromyalgia Syndrome and Chronotype. Late Chronotypes are more affected. J Biol Rhythms. 2012; 27.
Roenneberg, T et al.: Social Jetlag and Obesity. Curr Biol. 2012; 22.
Vetter, C et al.: Association Between Rotating Night Shift Work and Risk of Coronary Heart Disease Among Women. JAMA. 2016; Apr 26; 315(16): 1726–34. doi: 10.1001/jama.2016.4454.

Sulli, G et al.: Interplay between Circadian Clock and Cancer: New Frontiers for Cancer Treatment. Trends Cancer. 2019; Aug; 5(8): 475–494. doi: 10.1016/j.trecan.2019.07.002. Epub 2019 Aug 3.

181 Walker, M: Das große Buch vom Schlaf. 2018, 2. Auflage, Goldmann Verlag.

182 Feld, M: Dr. Felds große Schlafschule. 2018, 1. Auflage, Gräfe & Unzer.
Walker, M: Das große Buch vom Schlaf. 2018, 2. Auflage, Goldmann Verlag.

183 Chakravorty, S et al.: Alcohol Dependence and Its Relationship With Insomnia and Other Sleep Disorders. Alcohol Clin Exp Res. 2016; Nov; 40(11): 2271–2282. doi: 10.1111/acer.13217. Epub 2016; Oct 5.

184 Als weiterführende Literatur zum Thema schlaffördernde Naturheilmittel empfiehlt sich zum Beispiel das Buch *Schlank! und gesund mit der Doc Fleck Methode*. 2017, BJV Verlag.

185 Hollon, J et al.: Effect of Gliadin on Permeability of Intestinal Biopsy Explants from Celiac Disease Patients and Patients with Non-Celiac Glutensensitivity. Nutrients. 2015; 7 no 3. Feb 27.: 1565–1576.

186 Fasano, A: All disease begins in the (leaky) gut: role of zonulin-mediated gut permeability in the pathogenesis of some chronic inflammatory diseases. F1000Res. 2020; Jan 31; 9: F1000 Faculty Rev-69. doi: 10.12688/f1000research.20510.1. eCollection 2020. PMID: 32051759.

187 Boyd Eaton, S: The Ancestral Human Diet. What was it and should it be a Paradigm of Contemporary Nutrition? Proceedings of the Nutrition Society. 2006; 65(19) 1–6.

188 Thompson, T: Gluten Contamination of Commercial Oat Products in the United States. N Engl J of Medicine. 2004; 351, no. 19: 2021–2022.

189 Knip, M et al.: Dietary Intervention in Infancy and Later Signs of Beta-Cell-Autoimmunity. N Engl J of Med. 2010; 363, no. 20: (Nov 11, 2010): 1900–1908.

190 Jenkins, H et al.: Evolutionary Distance from Human Homologs Reflects Allergenicity of Animal Food Proteins. J Allergy Clin Immunol. 2007; 120. no. 6: 1399–1405.

191 Messina, M et Redmond, G: Effects of soy protein and soybean isoflavones on thyroid function in healthy adults and hypothyroid patients: a review of the relevant literature. Thyroid. 2006; Mar; 16(3): 249–58. doi: 10.1089/thy.2006.16.249.

192 Massey, RG et al.: Oxalate Content of Soybean Seeds. (Glycine Max: Leguminosae), Sovfoods and Other Edible Legumes. J of Agriculture and Food Chemistry. 2001; 49. no. 9: 4262–4266.

193 Hogervorst, E et al.: High Tofu Intake Is associated with Worse Memory in Elderly Indonesian Men and Women. Dementia and Geriatric Cognitive Disorders. 2008; 26. no 1. 50–57. Doi: 10.1159/000141484.

194 Johnson, RK et al.: Dietary Sugars Intake and Cardiovascular Health: A Scientific Statement from the American Heart Association. Circulation. 2009; 120(11): 1011–1020.

195 Furth, A et Harding, J: Why Sugar is Bad for You. New Scientist. 1989; Sept 23: 44.

[196] Freeman, CR et al.: Impact of sugar on the body, brain, and behavior. Front Biosci (Landmark Ed). 2018; Jun 1; 23: 2255–2266.

[197] Lemann, J: Evidence That Glucose Ingestion Inhibits Net Renal Tubular Reabsorption of Calcium and Magnesium. J of Clinical Nutrition. 1976; 236–245.

[198] Michaud, D: Dietary Sugar, Glycemic Load and Pancreatic Cancer Risk in a Prospective Study. J of National Cancer Institute. 2002; 94, no. 17: 1232–1300.
Liao, WC et al.: Blood glucose concentration and risk of pancreatic cancer: systematic review and dose-response meta-analysis. BMJ. 2015; Jan 2; 350: g7371. doi: 10.1136/bmj.g7371.

[199] Moldogazieva, NT et al.: Oxidative Stress and Advanced Lipoxidation and Glycation End Products (ALEs and AGEs) in Aging and Age-Related Diseases. Oxid Med Cell Longev. 2019; Aug 14; 2019:3085756. doi: 10.1155/2019/3085756. eCollection 2019.

[200] Appleton, N: Lick the Sugar Habit. 1988; Avery Penguin Putnam.

[201] Moldogazieva, NT et al.: Oxidative Stress and Advanced Lipoxidation and Glycation End Products (ALEs and AGEs) in Aging and Age-Related Diseases. Oxid Med Cell Longev. 2019; Aug 14; 2019:3085756. doi: 10.1155/2019/3085756. eCollection 2019.

[202] Ebd.

[203] Grand, E: Food Allergies and Migraine. Lancet. 1979; 1, no. 8123: 955–959.

[204] Darlington, L et al.: Placebo-Controlled, Blind Study of Dietary Manipulation Therapy in Rheumatoid Arthritis. Lancet. 1986; 1, no. 8475: 236–238.
Freeman, CR et al.: Impact of sugar on the body, brain, and behavior. Front Biosci (Landmark Ed). 2018; Jun 1; 23:2255–2266.

[205] Feehley, T et Nagler, CR: Health: The Weightly Costs of Non-Caloric Sweeteners. Nature. 2014; 514, no. 7521: 176.177. doi: 10.1038/nature13752.

[206] Bokulich, NA et Blaser, MJ: A Bitter Aftertaste: Unintended Effects of Artificial Sweeteners on the Gut Microbiome. 2014; Cell Metabolism. 20, no. 5: 701–703.

[207] Kim, Y et Giovannucci, EL: Association between dietary fat intake and mortality from all-causes, cardiovascular disease, and cancer: A systematic review and meta-analysis of prospective cohort studies. Clin Nutr. 2020; Jul 14: S0261-5614(20)30355-1. doi: 10.1016/j.clnu.2020.07.007.

[208] De Alzaa, F et al.: Evaluation of Chemical and Physical Changes in Different Commercial Oils During Heating. Acta Scientific Nutritional Health. 2018; Vol 2; Jun 218: 2–11.

[209] Falls Sie das Thema Heilen mit gesunden Fetten vertiefen möchten, empfiehlt sich als weiterführende Literatur das Buch *Ran an das Fett*, 2019, Rowohlt Verlag, und *Ran an das Fett – das Praxisbuch*, 2020, Rowohlt Verlag.

[210] Naylor, R et al.: The Relationship between Lifestyle, Metaflammation and Chronic Pain. A Systematic Review. American J of Lifestyle Medicine. 2013; 7.
Manning, PJ et al.: Postprandial Cytokine Concentrations and Meal Composition in Obese and Lean Woman. Obesity. Silver Spring. 2008; 16.

[211] Aune, D et al.: Fruit and vegetable intake and the risk of cardiovascular disease, total cancer and all-cause mortality – a systematic review and dose-response meta-analysis of prospective studies. Int J Epidemiol. 2017; Jun 1; 46(3): 1029–1056. doi: 10.1093/ije/dyw319. PMID: 28338764.

[212] Patek, AJ: Chlorophyll and Regeneration in the Blood: Effect of Administration of Chlorophyll Derivates to Patients with chronic Hypochromic Anemia. Archives of Internal Medicine. 1936; 57(1): 73.

[213] Deghan, M et al.: Associations of Fats and Carbohydrate Intake with Cardiovascular Disease and Mortality in 18 Countries from five Continents (PURE). A Prospective Cohort Study. Lancet. 2017; 390 (10107): 2050–2062.

[214] Faghihnia, N et al.: Effects of Dietary Saturated Fat on LDL Subclasses and Apolipoprotein CIII in Men. Eur J Clin Nutr. 2012; 66 (11): 1229–1233.

[215] Calder, PC: Omega-3 fatty acids and inflammatory processes: from molecules to man. Biochem Soc Trans. 2017; Oct 15; 45(5): 1105–1115. doi: 10.1042/BST20160474. Epub 2017 Sep 12. PMID: 28900017.

[216] Liao, Y et al.: Efficacy of omega-3 PUFAs in depression: A meta-analysis. Transl Psychiatry. 2019; Aug 5; 9(1): 190. doi: 10.1038/s41398-019-0515-5. PMID: 31383846.

[217] Yajima, K et al.: Meal rich in rapeseed oil increases 24-h fat oxidation more than meal rich in palm oil. PLoS One. 2018; Jun 14; 13(6): e0198858. doi: 10.1371/journal.pone.0198858. eCollection 2018. PMID: 29902225.

[218] De Alzaa, F et al.: Evaluation of Chemical and Physical Changes in Different Commercial Oils During Heating. Acta Scientific Nutritional Health. 2018; Vol 2; Jun 218: 2–11.

[219] Ebd.

[220] Obst – vor allem die zuckerarmen und bitteren Sorten – ist Ihr ENERGY! Freund. Alle puren Fruchtsäfte und Nektare jedoch jagen den Blutzucker rasch nach oben und sind deswegen Feinde Ihrer gesunden Energie.

[221] Die »geklärte Butter« bezeichnet man auch als Ghee. Sie ist in der ayurvedischen Küche weit verbreitet. Das Fett von tierischer Milch wird von den meisten Menschen exzellent vertragen, problematisch ist bekanntlich in erster Linie das Milchprotein Kasein. Ghee enthält nur noch das Fett der Butter, die immunologischen »Provokateure« der Eiweiße sind entfernt. Außerdem enthält geklärte Butter Butyrat, eine kurzkettige Fettsäure mit hervorragend antientzündlichen Eigenschaften, die die Immunzellen im Darm stärkt. Deswegen ist Ghee in der ENERGY!-Ernährung ein gern gesehener Gast und punktet auch als sicheres und wohlschmeckendes Bratfett.

[222] https://www.codecheck.info/news/Diese-12-Obst-und-Gemuesesorten-stecken-voller-Pestizide-375492. Abruf 07.12.2020.

[223] Comas-Basté, O et al.: Histamine Intolerance: The Current State of the Art. Biomolecules. 2020; Aug 14;10(8): 1181. doi: 10.3390/biom10081181.

[224] Jafarinia, M et al.: Quercetin with the potential effect on allergic diseases. Allergy Asthma Clin Immunol. 2020; May 14; 16:36. doi: 10.1186/s13223-020-00434-0. eCollection 2020.
Ding, Y et al.: Quercetin inhibits Mrgprx2-induced pseudo-allergic reaction via PLCγ-IP3R related Ca2+fluctuations. Int Immunopharmacol. 2019; Jan; 66: 185–197. doi: 10.1016/j.intimp.2018.11.025. Epub 2018 Nov 21.

[225] Ishii, K et al.: Medium-chain triglycerides enhance mucous secretion and cell proliferation in the rat. J Gastroenterol. 2009; 44(3): 204–11. doi: 10.1007/s00535-008-2308-0. Epub 2009 Feb 13.

[226] Blasbalg, TL: Changes in consumption of omega-3 and omega-6 fatty acids in the United states during the 20th century. American Journal of Clinical Nutrition. 2011; (93): 950–62.

[227] Richter, M et al: Vegan Diet. Position of the German Nutrition Society (DGE): Ernährungs-Umschau. 2016; 63: 92–102.

[228] Lerner, A et al.: Adverse effects of gluten ingestion and advantages of gluten withdrawal in nonceliac autoimmune disease. Nutr Rev. 2017; Dec 1; 75(12): 1046–1058. doi: 10.1093/nutrit/nux054.

[229] Fasano, A: All disease begins in the (leaky) gut: role of zonulin-mediated gut permeability in the pathogenesis of some chronic inflammatory diseases. F1000Res. 2020; Jan 31; 9: F1000 Faculty Rev-69. doi: 10.12688/f1000research.20510.1. eCollection 2020.

[230] Leitzmann, C et Keller, M: Vegetarische Ernährung. 2013, Verlag Eugen Ulmer.
Herrmann, W et Obeid, R: Ursachen und frühzeitige Diagnostik von Vitamin-B12-Mangel. Dt. Ärzteblatt. 2008; 105(40): 680–686.
Keller, M: Vitamin B12: Manchmal wird es knapp. UGB-Forum. 2009; 2/09: 58–61.
Herrmann, W et Obeid, R: Utility and limitations of biochemical markers of vitamin B12 deficiency. European Journal of Clinical Investigation. 2013; 43(3): 231–237.

[231] Herrmann, W et Obeid, R: Ursachen und frühzeitige Diagnostik von Vitamin-B12-Mangel. https://www.aerzteblatt.de/pdf.asp?id=61696. Abruf 07.12.2020.

[232] Ebd.

[233] Ebd.

[234] von Schacky, C: Omega-3 index in 2018/19. Proc Nutr Soc. 2020; May 11: 1–7. doi: 10.1017/S0029665120006989. Online ahead of print.

[235] https://www.oekotest.de/essen-trinken/Vegane-Burger-im-Test-Knapp-die-Haelfte-mit-Mineraloel-verunreinigt_10922_1.html. Abruf 07.12.2020.

[236] George Kerry, R et al.: Benefaction of probiotics for human health: A review. J Food Drug Anal. 2018; Jul; 26(3): 927–939. doi: 10.1016/j.jfda.2018.01.002. Epub 2018 Feb 2.

[237] Swartz-Basile, DA et al.: Vitamin A deficiency inhibits intestinal adaptation by modulating apoptosis, proliferation and enterocyte migration. Am J Physiol Gastrointest Liver Physiol. 2003; 285(2): G424–32.

[238] Fernández-Villa, D et al.: Tissue Engineering Therapies Based on Folic Acid and Other Vitamin B Derivatives. Functional Mechanisms and Current Applications in Regenerative Medicine. Int J Mol Sci. 2018; Dec 16; 19(12): 4068. doi: 10.3390/ijms19124068.

[239] Constantini, L et al.: Impact of Omega-3 Fatty Acids on the Gut Microbiota. Int J Mol Sci. 2017; Dec 7; 18(12): 2645. doi: 10.3390/ijms18122645.

[240] George Kerry, R et al.: Benefaction of probiotics for human health: A review. J Food Drug Anal. 2018; Jul; 26(3): 927–939. doi: 10.1016/j.jfda.2018.01.002. Epub 2018 Feb 2.

[241] Graham, DY et al.: Enzyme therapy for functional bowel disease-like post-prandial distress. J Dig Dis. 2018; Nov; 19(11): 650–656. doi: 10.1111/1751-2980.12655. Epub 2018 Sep 21.

[242] Schütz, K et al.: Taraxacum – a review on its phytochemical and pharmacological profile. Ethnopharmacol. 2006; Oct 11; 107(3): 313–23. doi: 10.1016/j.jep.2006.07.021. Epub 2006 Jul 22.

[243] Ebd.

[244] Al-Howiriny, T et al.: Gastric antiulcer, antisecretory and cytoprotective properties of celery (Apium graveolens) in rats. Pharm Biol. 2010; Jul, 48(7): 786–93.

[245] Haniadka, R et al.: A review of the gastroprotective effects of ginger (Zingiber officinale Roscoe). Food Funct. 2013; Jun; 4(6): 845–55. doi: 10.1039/c3fo30337c. Epub 2013 Apr 24.

[246] Leech, B et al.: Treatment Interventions for the Management of Intestinal Permeability: A Cross-Sectional Survey of Complementary and Integrative Medicine Practitioners. J Altern Complement Med. 2019; Jun; 25(6): 623–636. doi: 10.1089/acm.2018.0374. Epub 2019 Apr 29.

[247] Pattel, B et al.: Potato Glycoalkaloids Adversly Affect Intestinal Impermeability and Aggravate Intestinal Bowel Disease. Inflamm Bowel Dis. 2002; 8.

[248] Keshavarzian, A et al.: Evidence that Chronic Alcohol Exposure promotes Intestinal Oxidative Stress, Intestinal Hyperpermeability and Endotoxemia Prior to Development of Alcohol Steatohepatitis in Rats. J Hepatol. 2009; 50.
Amin, PB et al.: Dose-Dependent Effects of Ethanol and E. coli on Gut Permeability and Cytokine Production. J of Surgical Research. 2009; 157.

[249] Campanella, C et Jamali, F: Influence of Prolonged Exposure of Short Half Life Non-Steroidal Antiinflammatory Drugs on Gastrointestinal Safety. Inflammopharmacology. 2009; 17.

[250] Lammers, KM et al.: Gliadin Induces and Increases in Intestinal Permeability and Zonulin Release by Binding to the Chemokine Receptor CXCR3. Gastroenterology. 2008; 135.

[251] Francis, G et al.: The Biological Action of Saponins in Animal Systems: A Review. Br J Nutr. 2002; 88.
Cheeke, PR: Nutritional and Physiological Implications of Saponins. A Review. Canadian Journal of An Science. 1971; 51.
[252] Belmonte, L et al.: Effects of glutamine supplementation on gut barrier, glutathione content and acute phase response in malnourished rats during inflammatory shock. World J Gastroenterol. 2007; 13(20): 2833–40.
[253] Biesalski, HK et al.: Vitamine, Spurenelemente und Mineralstoffe: Prävention und Therapie mit Mikronährstoffen. 2002, 1. Auflage, Georg Thieme Verlag KG.
[254] Peterson, CT et al.: Effects of Turmeric and Curcumin Dietary Supplementation on Human Gut Microbiota: A Double-Blind, Randomized, Placebo-Controlled Pilot Study. Evid Based Integr Med. 2018; Jan-Dec; 23: 2515690X18790725. doi: 10.1177/2515690X18790725.
[255] Lobo de Sá, FD et al.: Curcumin Mitigates Immune-Induced Epithelial Barrier Dysfunction by Campylobacter jejuni. Int J Mol Sci. 2019; Sep 28; 20(19): 4830. doi: 10.3390/ijms20194830.
[256] Leech, B et al.: Treatment Interventions for the Management of Intestinal Permeability: A Cross-Sectional Survey of Complementary and Integrative Medicine Practitioners. J Altern Complement Med. 2019; Jun; 25(6): 623–636. doi: 10.1089/acm.2018.0374. Epub 2019 Apr 29.
[257] Watson, JL et al.: Green Tea Polyphenol – Epigallocatechin Gallate Blocks Epithelial Barrier Dysfunction Provoked by IFN-Gamma but Not by IL-4. Am J of Physiology. Gastrointestinal and Liver Physiology. 2004; 287, no. 5: 954–961.
Kuriyama, S et al.: Green Tea Consumption and Mortality due to Cardiovascular Disease, Cancer, and All Causes in Japan: The Ohsaki Study. J of the American Medical Association. 2006; 296, no. 10: 1255–1265.
[258] Ushiroda, C et al.: Green tea polyphenol (epigallocatechin-3-gallate) improves gut dysbiosis and serum bile acids dysregulation in high-fat diet-fed mice. J Clin Biochem Nutr. 2019; Jul; 65(1): 34–46. doi: 10.3164/jcbn.18-116. Epub 2019 Apr 6.
[259] Méabed, EMH et al.: Chemical analysis of aqueous extracts of Origanum majorana and Foeniculum vulgare and their efficacy on Blastocystis spp. cysts. Phytomedicine. 2018; Apr 1; 43: 158–163. doi: 10.1016/j.phymed.2018.04.017. Epub 2018 Apr 10.
[260] Fiallos, NM et al.: Antimicrobial effectiveness of grape seed extract against Enterococcus faecalis biofilm: A Confocal Laser Scanning Microscopy analysis. Aust Endod J. 2020; Aug; 46(2): 191–196. doi: 10.1111/aej.12390. Epub 2019 Dec 8.
Han, M et al.: Dietary grape seed proanthocyanidins (GSPs) improve weaned intestinal microbiota and mucosal barrier using a piglet model. Oncotarget. 2016; Dec 6; 7(49): 80313-80326. doi: 10.18632/oncotarget.13450.

[261] Ankri, S et Mirelman, D: Antimicrobial properties of allicin from garlic. Microbes Infect. 1999; Feb; 1(2): 125–9. doi: 10.1016/s1286-4579(99)80003-3.
Goncagul, G et Ayaz, R: Antimicrobial effect of garlic (Allium sativum). Recent Pat Antiinfect Drug Discov. 2010; Jan; 5(1): 91–3. doi: 10.2174/157489110790112536.

[262] Lu, M et al.: Bactericidal Property of Oregano Oil Against Multidrug-Resistant Clinical Isolates. Front Microbiol. 2018; Oct 5; 9: 2329. doi: 10.3389/fmicb.2018.02329. eCollection 2018.
Rodriguez-Garcia, I et al.: Oregano Essential Oil as an Antimicrobial and Antioxidant Additive in Food Products. Crit Rev Food Sci Nutr. 2016; Jul 26; 56(10): 1717–27. doi: 10.1080/10408398.2013.800832.

[263] Kooti, W: Phytochemistry, pharmacology, and therapeutic uses of black seed (Nigella sativa). Chin J Nat Med. 2016; Oct; 14(10): 732–745. doi: 10.1016/S1875-5364(16)30088-7. Epub 2016 Oct 31.

[264] Kajander, K et al.: Clinical trial: multispecies probiotic supplementation alleviates the symptoms of irritable bowel syndrome and stabilizes Intestinal microbiota. Alimentary Pharmacology & Therapeutics. 2008; 27(1): 48–57.

[265] Markowiak, P et Śliżewska, K: Effects of Probiotics, Prebiotics, and Synbiotics on Human Health.Nutrients. 2017; 15; 9(9). pii: E1021.

[266] Zaman, SA et Sarbini, SR: The potential of resistant starch as a prebiotic. Crit Rev Biotechnol. 2016; 36(6): 578–84.

[267] Markowiak, P et Śliżewska, K: Effects of Probiotics, Prebiotics, and Synbiotics on Human Health. Nutrients. 2017; 15; 9(9); pii: E1021.

[268] Seymur, GJ et al.: Relationship between Periodontal Infections and Systemic Disease. Clin Microbiol Infect. 2007; 13 Suppl 4.

[269] Gbinigie, O et al.: Effect of oil pulling in promoting oro dental hygiene: A systematic review of randomized clinical trials. Complement Ther Med. 2016; Jun; 26: 47–54. doi: 10.1016/j.ctim.2016.02.011. Epub 2016 Feb 20.

[270] Peedikayil, FC et al.: Effect of Coconut Oil in Plaque Related Gingivitis – A Preliminary Report. Nigerian Medical Journal. 2015; 56, no. 2: 143–147.

[271] Seminario-Amez, M et al.: Probiotics and oral health: A systematic review. Med Oral Patol Oral Cir Bucal. 2017; May 1; 22(3): e282-e288. doi: 10.4317/medoral.21494.

[272] Gröber, U: Orthomolekulare Medizin. Ein Leitfaden für Apotheker und Ärzte. 2002, Wissenschaftliche Verlagsgesellschaft.

[273] Palmieri, B et al.: Nutrition in wound healing: investigation of the molecular mechanisms, a narrative review. J Wound Care. 2019; Oct 2; 28(10): 683–693. doi: 10.12968/jowc.2019.28.10.683.

[274] Cline, JC: Nutritional aspects of detoxification in clinical practice. Altern Ther Health Med. 2015; May–Jun; 21(3): 54–62.

[275] Park, G et al.: Coriandrum Sativum L protects Humans Keratinocytes from Oxidative Stress by Regulating oxidative Defense Systems. Skin Pharmacol Physiol. 2012; 25: 93–99.
Prachayasittikul, V et al.: Coriander (Coriandrum sativum): A promising functional food toward the well-being. Food Res Int. 2018; Mar; 105: 305–323. doi: 10.1016/j.foodres.2017.11.019. Epub 2017 Nov 21.
Wei, JN et al.: Phytochemical and bioactive profile of Coriandrum sativum L. Food Chem. 2019; Jul 15; 286: 260–267. doi: 10.1016/j.foodchem.2019.01.171. Epub 2019 Feb 1.

[276] Mero, A et al.: Effects of far-infrared sauna bathing on recovery from strength and endurance training sessions in men. Springerplus. 2015; Jul 7; 4: 321. doi: 10.1186/s40064-015-1093-5. eCollection 2015.

[277] Brandani, JZ et al.: The hypotensive effect of Yoga's breathing exercises: A systematic review. Complement Ther Clin Pract. 2017; Aug; 28: 38–46. doi: 10.1016/j.ctcp.2017.05.002. Epub 2017 May 9.

[278] Merino, JJ et al.: The Long-Term Algae Extract (Chlorella and Fucus sp) and Aminosulphurate Supplementation Modulate SOD-1 Activity and Decrease Heavy Metals (Hg++, Sn) Levels in Patients with Long-Term Dental Titanium Implants and Amalgam Fillings Restorations. Antioxidants (Basel). 2019; Apr 16; 8(4): 101. doi: 10.3390/antiox8040101.

[279] Uchikawa, T et al.: Chlorella suppresses Methylmercury transfer to The Fetus in Pregnant Mice. J Toxicol Sci. 2011; Oct; 36(5): 675–680.

[280] Xu, H et al.: Effects of Chronic Voluntary Alcohol Drinking on Thiamine Concentrations, Endoplasmic Reticulum Stress, and Oxidative Stress in the Brain of Crossed High Alcohol Preferring Mice. Neurotox Res. 2019; Nov; 36(4): 777–787. doi: 10.1007/s12640-019-00032-y. Epub 2019 Apr 10.

[281] Khademi, F et al.: Nicotine-Induced Oxidative Stress in Human Primary Endometrial Cells. Int J Toxicol. 2019; May/Jun; 38(3): 202–208. doi: 10.1177/1091581819848081. Epub 2019 May 21.

[282] Romani, A et al.: Health Effects of Phenolic Compounds Found in Extra-Virgin Olive Oil, By-Products, and Leaf of Olea europaea L. Nutrients. 2019; Aug 1; 11(8): 1776. doi: 10.3390/nu11081776.

[283] Huber, R et al.: Effects of abdominal hot compresses on indocyanine green elimination – a randomized cross over study in healthy subjects. BMC Gastroenterology. 2007; 7:27. DOI: 10.1186/1471-230X-7-27.

[284] https://www.unibw.de/lrt7/entkeimungsgeraet.pdf. Abruf 07.12.2020.

[285] Weiterführender Link zur Deutschen Gesellschaft für Umweltzahnmedizin: https://www.deguz.de/de/startseite. Abruf 07.12.2020.

[286] https://www.bvl.bund.de/DE/Arbeitsbereiche/01_Lebensmittel/03_Verbraucher/09_InfektionenIntoxikationen/09_Schimmelpilzgifte/lm_Pilzgifte_Bakterien_node.html. Abruf 07.12.2020.

[287] Rautiainen, S et al.: Dietary supplements and disease prevention - a global overview. Nat Rev Endocrinol. 2016; Jul; 12(7): 407–20. doi: 10.1038/nrendo.2016.54. Epub 2016 May 6.

[288] Saito, T et al.: Micronutrient supplementation affects transcriptional and epigenetic regulation of lipid metabolism in a dose-dependent manner. Epigenetics. 2020; Dec 14. doi: 10.1080/15592294.2020.1859867. Online ahead of print.

[289] Grant, WB et al.: The Benefits of Vitamin D Supplementation for Athletes: Better Performance and Reduced Risk of COVID-19. Nutrients. 2020; Dec 4; 12(12): E3741. doi: 10.3390/nu12123741.

[290] EFSA: European Food Safety Authority = Europäische Behörde für Lebensmittelsicherheit.

[291] Omega-3-Index: labordiagnostische Messgröße zur Bestimmung eines Omega-3-Fettsäuremangels, die den prozentualen Anteil der langkettigen Fettsäuren am Gesamtfettsäuregehalt im Blut darstellt. Optimaler Wert > 8 %–10 %.

[292] European Food Safety Authority = Europäische Behörde für Lebensmittelsicherheit.

[293] Hoffmann, NB: Dehydration in the Elderly: Insidious and Manageable. Geriatrics. 1991; 46; no. 6: 35–38.

[294] Mariage, PA et al.: Efficacy of Panax ginseng Meyer Herbal Preparation HRG80 in Preventing and Mitigating Stress-Induced Failure of Cognitive Functions in Healthy Subjects: A Pilot, Randomized, Double-Blind, Placebo-Controlled Crossover Trial. Pharmaceuticals (Basel). 2020; Mar 29; 13(4): 57. doi: 10.3390/ph13040057.

[295] Liu, H et al.: Panax ginseng C. A. Meyer as a potential therapeutic agent for organ fibrosis disease. Chin Med. 2020; Nov 24; 15(1): 124. doi: 10.1186/s13020-020-00400-3.

[296] Shikov, AN et al.: Medicinal Plants from the 14th edition of the Russian Pharmacopoeia, recent updates. J Ethnopharmacol. 2020; Dec 10: 113685. doi: 10.1016/j.jep.2020.113685. Online ahead of print.

[297] Panossian, AG et al.: Evolution of the adaptogenic concept from traditional use to medical systems: Pharmacology of stress- and aging-related diseases. Med Res Rev. 2021; Jan; 41(1): 630–703. doi: 10.1002/med.21743. Epub 2020 Oct 25.

[298] Lin, X et al.: Amelioration of experimental autoimmune encephalomyelitis by Rhodiola rosea, a natural adaptogen. Biomed Pharmacother. 2020; May; 125: 109960. doi: 10.1016/j.biopha.2020.109960. Epub 2020 Feb 10.

[299] Panossian, A: Novel molecular mechanisms for the adaptogenic effects of herbal extracts on isolated brain cells using systems biology. Phytomedicine. 2018; Nov 15; 50: 257–284. doi: 10.1016/j.phymed.2018.09.204. Epub 2018 Sep 20.

[300] Singh, B et al.: Adaptogenic activity of a novel withanolide-free aqueous fraction from the roots of Withania somnifera Dun. (Part II). Phytother Res. 2003; 17(5): 531–6.

301 Zhu, H et al.: Macamides: A review of structures, isolation, therapeutics and prospects. Food Res Int. 2020; Dec; 138(Pt B): 109819. doi: 10.1016/j.foodres.2020.109819.
302 Brooks, NA et al.: Beneficial effects of Lepidium meyenii (Maca) on psychological symptoms and measures of sexual dysfunction in postmenopausal women are not related to estrogen or androgen content. Menopause. 2008; 15(6): 1157–62.
303 Lee, M et al.: The use of maca (Lepidium meyenii) to improve semen quality: A systematic review. Maturitas. 2016; 92: 64–69.
304 Ononamadu, CJ et al.: In vitro and in vivo anti-diabetic and anti-oxidant activities of methanolic leaf extracts of Ocimum canum. Caspian J Intern Med. 2019; Spring; 10(2): 162–175. doi: 10.22088/cjim.10.2.162.
305 Kelm, MA et al.: Antioxidant and cyclooxygenase inhibitory phenolic compounds from Ocimum sanctum Linn. Phytomedicine. 2000; 7.1: 7–13.
Prakash, P et Gupta, N: Therapeutic uses of Ocimum sanctum Linn (Tulsi) with a note on eugenol and its pharmacological actions: a short review. Indian J Physiol Pharmacol. 2005; 49, 2: 125–131.
306 Hartig, T et al.: Restorative Effects of Natural Environment Experiences. Environment and Behavior. 1991; 23 (19): 3–16.
307 Pretty, J et al.: Green Exercise in the UK Countryside: Effects on Health and Psychological Well-Being and Implications for Policy and Planning. J of Environmental Planning in Management. 2007; 50(2): 211–231.
308 Hansen, MM et al.: Shinrin-Yoku (Forest Bathing) and Nature Therapy: A State-of-the-Art Review. Int J Environ Res Public Health. 2017; Jul 28; 14(8): 851. doi: 10.3390/ijerph14080851. PMID: 28788101.
309 Qing, L et al.: A Forest Bathing Trip Increases Human Natural Killer Activity and Expression of Anti-Cancer Proteins in Female Subjects. J of Biological Regulators and Homeostatic Agents. 2008; 22(1): 45–55.
310 Zhao, SZ et al.: The Association between Electronic Device Use During Family Time and Family Well-Being: Population-Based Cross-Sectional Study. J Med Internet Res. 2020; Oct 14; 22(10): e20529. doi: 10.2196/20529.
311 https://dscout.com/people-nerds/mobile-touches.
312 Garcia, C et al.: Use of Cryotherapy for Managing Chronic Pain: An Evidence-Based Narrative. Pain Ther. 2020; Dec 14. doi: 10.1007/s40122-020-00225-w. Online ahead of print.
313 Zielińska-Nowak, E et al.: New Strategies for Rehabilitation and Pharmacological Treatment of Fatigue Syndrome in Multiple Sclerosis. J Clin Med. 2020; Nov 7; 9(11): 3592. doi: 10.3390/jcm9113592.
314 Bringmann, HC et al.: Meditation-Based Lifestyle Modification: Development of an Integrative Mind-Body Program for Mental Health and Human Flourishing. Complement Med Res. 2020; Dec 7: 1–11. doi: 10.1159/000512333. Online ahead of print.

[315] Mueller, PA et Oppenheimer, DM: The Pen is Mightier Than the Keyboard: Advantages of Longhand Over Laptop Note Taking. Psychological Science. 2014; 25 (6).

[316] Dalai Lama: Die Regeln des Glücks. 2012, 1. Auflage, Herder Verlag.

[317] Witaseck, A: Lehrbuch der F.X. Mayr Medizin. Grundlagen, Diagnostik und Therapie. 2019, 1. Auflage, Springer Verlag.

[318] Lally, P et al.: How are habits formed: Modelling habit formation in the real world. European Journal of Social Psychology. 2009; doi.org/10.1002/ejsp.674.

[319] Janson, M: Orthomolecular medicine: the therapeutic use of dietary supplements for anti-aging. Clin Interv Aging. 2006; 1(3): 261–5. doi: 10.2147/ciia.2006.1.3.261.

[320] Brenner, H et Schöttker, B: Vitamin D Insufficiency May Account for Almost Nine of Ten COVID-19 Deaths: Time to Act. Comment on: »Vitamin D Deficiency and Outcome of COVID-19 Patients«. Nutrients. 2020; 12: 2757. Nutrients. 2020; Nov 27; 12(12): E3642. doi: 10.3390/nu12123642.

[321] Annweiler, G et al.: Vitamin D Supplementation Associated to Better Survival in Hospitalized Frail Elderly COVID-19 Patients: The GERIA-COVID Quasi-Experimental Study. Nutrients. 2020; Nov 2; 12(11): 3377. doi: 10.3390/nu12113377.

[322] Kuklinski, B et Schemionek, A: Mitochondrientherapie – die Alternative. 2016, 5. Auflage, Aurum Verlag.

[323] Di Liberto, D et al.: Gluten Free Diet for the Management of Non Celiac Diseases: The Two Sides of the Coin. M. Healthcare (Basel). 2020; Oct 14; 8(4):400. doi: 10.3390/healthcare8040400.

[324] Ebd.

[325] Calim, A et al.: The Relation between Homocysteine Levels in Patients with Acute Coronary Syndrome and Grace Score. Sisli Etfal Hastan Tip Bul. 2020; Sep 10; 54(3): 346–350. doi: 10.14744/SEMB.2018.77864. eCollection 2020.

[326] Merino, JJ: The Long-Term Algae Extract (Chlorella and Fucus sp) and Aminosulphurate Supplementation Modulate SOD-1 Activity and Decrease Heavy Metals (Hg++, Sn) Levels in Patients with Long-Term Dental Titanium Implants and Amalgam Fillings Restorations. Antioxidants (Basel). 2019; Apr 16; 8(4): 101. doi: 10.3390/antiox8040101.

SO BLEIBEN SIE **INFORMIERT**

Bücher, die weiterhelfen

- **Feld, Michael:** *Dr. Felds große Schlafschule.* Gräfe und Unzer 2018
- **Fleck, Anne:** *Ran an das Fett. Das Praxisbuch.* Rowohlt 2020
- **dies.:** *Schlank! und gesund mit der Doc Fleck Methode.* BJV Verlag 2017
- **Gröber, Uwe:** *Arzneimittel als Mikronährstoffräuber. Was Ihr Arzt und Apotheker Ihnen sagen sollten.* Wissenschaftliche Verlagsgesellschaft Stuttgart 2017
- **ders.:** *Die wichtigsten Nahrungsergänzungsmittel. Das Plus für Ihre Gesundheit.* Südwest 2019
- **Kharrazian, Datis:** *Schilddrüsenunterfunktion und Hashimoto anders behandeln.* VAK 2016
- **Kuklinski, Bodo:** *Mitochondrien. Symptome, Diagnose und Therapie.* Aurum 2016
- **Mutter, Joachim:** *Lass dich nicht vergiften. Warum uns Schadstoffe chronisch krank machen und wie wir ihnen entkommen.* Gräfe und Unzer 2018

Hilfreiches und Nützliches

Weitere Informationen und vieles mehr auf **www.docfleck.com**:

- Downloads aller Checklisten aus Dr. Flecks Büchern
- Bezugsquellen, Links zu (Spezial-)Laboren und Organisationen
- wissenschaftliche Aktualisierungen
- Informationen zu Veranstaltungen und zur Doc-Fleck-Methode
- Kontakt zur Praxis von Dr. Anne Fleck: www.dr-anne-fleck.com
- Social Media (Facebook, Instagram): @docfleck
- Podcast: Dr. Anne Fleck

STICHWORT-VERZEICHNIS UND ABKÜRZUNGEN

Abkürzungen

AGE	Advanced Glycation Endproducts
ANA	Antinukleäre Antikörper
ATP	Adenosintriphosphat
BSG	Blutsenkungsgeschwindigkeit
CRP	C-reaktives Protein
CRP (hs)	high sensitive CRP
DAO	Diaminooxidase
dCT	Dentales Computertomogramm
DGE	Deutsche Gesellschaft für Ernährung
DHA	Docosahexansäure (Omega-3-Fettsäure)
DVT	Dentales Volumentomogramm
EBV	Epstein-Barr-Virus
EPA	Eicosapentaensäure (Omega-3-Fettsäure)
FLI	Fatty Liver Index
GERD	Gastro-Esophageale Reflux Disease (Refluxkrankheit)
HEPA	High Efficiency Particulate Airfilter
HGH	Human Growth Hormone (HGH) = Somatotropin
HSV	Herpes-Simplex-Virus (Pardon, liebe Fußballfans)
HWS	Halswirbelsäule
LDL	Low Density Lipoprotein
LPS	Lipopolysaccharide
LTT	Lymphozytentransformationstest
MCAS	Mastzellaktivierungssyndrom
MCT	Mittelkettige Triglyzeride (Medium Chain Triglycerides)
mg	Milligramm
ml	Milliliter
MRT	Magnetresonanztomographie
MS	Multiple Sklerose
ng	Nanogramm
NO	Stickstoffmonoxid
NSC	Nucleus Suprachiasmaticus
OGGT	Oraler Glukose-Toleranztest
ROS	Reactiv Oxygen Species (freie Sauerstoffradikale)
SAD	Seasonal Affective Disorder
VZV	Varizella-Zoster-Virus

DANKE!

Dieses Buch zu schreiben war ein von mir lang gehegter Wunsch. Es brauchte viel Zeit und Recherchearbeit, bis es zustande kam.

Danke an alle meine Patienten. Sie haben mir die Augen geöffnet und mich gelehrt, dass es immer lohnt, nach tieferen Ursachen zu forschen, und mich darin bestärkt, möglichst vielen anderen Menschen mit meiner Heilmethode zu helfen. Durch sie wurde ich ermutigt, auch mit diesem Buch für eine moderne Präventivmedizin zu kämpfen.

Mein herzlicher Dank gilt insbesondere Barbara Laugwitz, die mich zum Schreiben und zur Illustration meiner Bücher ermuntert hat.

Ein besonderer Dank geht an Andrea Löhndorf und Ellen Venzmer für das sorgfältige und sensible Lektorat und an das gesamte dtv-Team für die liebevolle Betreuung.

Danke an alle Wissenschaftler in der Medizin, die durch ihre Arbeit diesem Buch den Weg gewiesen haben.

Danke an alle Menschen in Heilberufen, die sich durch ihre Arbeit in der täglichen medizinischen Praxis für die Gesundheit ihrer Mitmenschen couragiert einsetzen.

Ein großes Danke auch an meine Familie, meine Freunde und mein Team für ihre wundervolle und motivierende Unterstützung.